全国中等医药卫生职业教育"十二五"规划教材

口腔疾病概要

（供口腔修复工艺技术专业用）

主　编　王新萍（安阳职业技术学院）

副主编　葛秋云（河南护理职业学院）
　　　　王龙春（汉中职业技术学院附属医院）

编　委　（以姓氏笔画为序）
　　　　王龙春（汉中职业技术学院附属医院）
　　　　王新萍（安阳职业技术学院）
　　　　李小英（安阳职业技术学院）
　　　　李昌荣（广东省湛江卫生学校）
　　　　郭艳玲（甘肃省卫生学校）
　　　　黄文荣（广东医学院附属医院）
　　　　葛秋云（河南护理职业学院）

中国中医药出版社

·北 京·

图书在版编目(CIP)数据

口腔疾病概要/王新萍主编. —北京:中国中医药出版社,2014.6
全国中等医药卫生职业教育"十二五"规划教材
ISBN 978 -7 -5132 -1813 -9

Ⅰ.①口… Ⅱ.①王… Ⅲ.①口腔疾病 - 中等专业学
校 - 教材 Ⅳ.①R78

中国版本图书馆 CIP 数据核字(2014)第 029708 号

中 国 中 医 药 出 版 社 出 版
北京市朝阳区北三环东路 28 号易亨大厦 16 层
邮政编码 100013
传真 010 64405750
北京市荣海印刷厂印刷
各地新华书店经销
*
开本 787×1092 1/16 印张 16.75 字数 371 千字
2014 年 6 月第 1 版 2014 年 6 月第 1 次印刷
书 号 ISBN 978 -7 -5132 -1813 -9
*
定价 38.00 元
网址 www.cptcm.com

全国中等医药卫生职业教育"十二五"规划教材
专家指导委员会

前　言

"全国中等医药卫生职业教育'十二五'规划教材"由中国职业技术教育学会教材工作委员会中等医药卫生职业教育教材建设研究会组织，全国120余所高等和中等医药卫生院校及相关医院、医药企业联合编写，中国中医药出版社出版。主要供全国中等医药卫生职业学校护理、助产、药剂、医学检验技术、口腔修复工艺专业使用。

《国家中长期教育改革和发展规划纲要（2010－2020年）》中明确提出，要大力发展职业教育，并将职业教育纳入经济社会发展和产业发展规划，使之成为推动经济发展、促进就业、改善民生、解决"三农"问题的重要途径。中等职业教育旨在满足社会对高素质劳动者和技能型人才的需求，其教材是教学的依据，在人才培养上具有举足轻重的作用。为了更好地适应我国医药卫生体制改革，适应中等医药卫生职业教育的教学发展和需求，体现国家对中等职业教育的最新教学要求，突出中等医药卫生职业教育的特色，中国职业技术教育学会教材工作委员会中等医药卫生职业教育教材建设研究会精心组织并完成了系列教材的建设工作。

本系列教材采用了"政府指导、学会主办、院校联办、出版社协办"的建设机制。2011年，在教育部宏观指导下，成立了中国职业技术教育学会教材工作委员会中等医药卫生职业教育教材建设研究会，将办公室设在中国中医药出版社，于同年即开展了系列规划教材的规划、组织工作。通过广泛调研、全国范围内主编遴选，历时近2年的时间，经过主编会议、全体编委会议、定稿会议，在700多位编者的共同努力下，完成了5个专业61本规划教材的编写工作。

本系列教材具有以下特点：

1. 以学生为中心，强调以就业为导向、以能力为本位、以岗位需求为标准的原则，按照技能型、服务型高素质劳动者的培养目标进行编写，体现"工学结合"的人才培养模式。

2. 教材内容充分体现中等医药卫生职业教育的特色，以教育部新的教学指导意见为纲领，注重针对性、适用性以及实用性，贴近学生、贴近岗位、贴近社会，符合中职教学实际。

3. 强化质量意识、精品意识，从教材内容结构、知识点、规范化、标准化、编写技巧、语言文字等方面加以改革，具备"精品教材"特质。

4. 教材内容与教学大纲一致，教材内容涵盖资格考试全部内容及所有考试要求的知识点，注重满足学生获得"双证书"及相关工作岗位需求，以利于学生就业，突出中等医药卫生职业教育的要求。

5. 创新教材呈现形式，图文并茂，版式设计新颖、活泼，符合中职学生认知规律及特点，以利于增强学习兴趣。

6. 配有相应的教学大纲，指导教与学，相关内容可在中国中医药出版社网站

（www.cptcm.com）上进行下载。本系列教材在编写过程中得到了教育部、中国职业技术教育学会教材工作委员会有关领导以及各院校的大力支持和高度关注，我们衷心希望本系列规划教材能在相关课程的教学中发挥积极的作用，通过教学实践的检验不断改进和完善。敬请各教学单位、教学人员以及广大学生多提宝贵意见，以便再版时予以修正，使教材质量不断提升。

中等医药卫生职业教育教材建设研究会

中国中医药出版社

2013 年 7 月

编写说明

　　本教材是由中国职业技术教育学会教材工作委员会中等医药卫生职业教育教材建设研究会组织编写的"全国中等医药卫生职业教育'十二五'规划教材"之一。为了更好地推进素质教育，适应我国中等医药卫生职业教育发展的需求，本教材的编写立足以育人为本、以服务人才培养为目标，突出其先进性和实用性。

　　口腔疾病概要是口腔修复工艺技术专业的相关课程，可供中等职业学校医药卫生类口腔修复工艺技术专业使用。在编写过程中，根据口腔修复工艺技术专业特点，在以往教材《口腔内科学》和《口腔颌面外科学》的基础上，精心斟酌，内容包括与专业密切相关的口腔内科学和口腔外科学范畴的常见病、多发病，既注重教材的整体优化，同时适应医学技术的飞速发展及知识不断更新的要求。本课程包括理论教学模块和实训教学模块，教学总学时为80学时，其中理论课为48学时，实训课为32学时。

　　本版教材在广泛征求使用该教材的教师、学生的意见和建议的基础上，由具有丰富教学和临床经验的教师精心编写而成。参与编写的有安阳职业技术学院王新萍、河南护理职业学院葛秋云、汉中职业技术学院附属医院王龙春、安阳职业技术学院李小英、甘肃卫生职业学院郭艳玲、广东省湛江卫生学校李昌荣、广东医学院附属医院黄文荣。本书在编写过程中得到了中等医药卫生职业教育教材建设研究会、中国中医药出版社及各院校领导的大力支持，在此谨致以衷心的感谢。

　　由于我们的水平有限，经验不足，本教材中难免存在不足之处，敬请广大师生提出宝贵意见，以便再版时修订提高。

《口腔疾病概要》编委会

2014 年 3 月

目　录

第一章　口腔检查

 本章导读

口腔疾病的诊断和治疗依据是口腔检查。口腔检查包括一般检查法和特殊检查法。通过本章学习，你会了解各种常用口腔检查方法，并能对检查结果加以综合分析和判断，对疾病作出正确的诊断，并用准确完整的病历记录疾病的诊断和治疗。

口腔检查是口腔医师通过病史采集，根据具体病情，重点对牙体、牙周组织、口腔黏膜、口腔颌面部组织进行检查，然后将病史和检查结果加以综合、分析和判断，作出正确诊断，制定出合理的治疗计划。因此，口腔检查是口腔疾病诊断和治疗的重要步骤。

医师在病史采集和口腔检查时要有爱伤观念、无菌观念和整体观念，思想要集中，细心热情、操作轻柔，并做好解释工作，避免给患者增加痛苦和造成医源性损伤。此外，还必须具有整体观念，必要时需进行全身检查，以防漏诊、误诊和延误治疗。

第一节　口腔检查前的准备

口腔检查前的准备包括工作环境的布置，检查器械的准备和消毒，椅位、光源的调节及医师本身的各项准备等。

一、环境

诊室环境应光线明亮、清洁整齐、通风良好、空气清新。诊室定期用紫外线消毒。优美的环境，有利于患者心情放松，若有条件可配置背景音乐，使患者在温馨的环境中接受治疗。

二、器械

口腔检查的基本器械有口镜、探针和镊子（图1-1）。用前应经过消毒灭菌，消毒与未消毒器械必须分开放置。为避免交叉感染，现多用一次性口腔检查器械。

1. 口镜　由口镜头与柄构成。镜面分平面和凹面两种，平面镜放映影像真实，临床上常用；凹面镜可以放大影像，医师根据需要选用。口镜主要有以下用途：牵拉或推压唇、颊、舌等软组织，以利于检查和治疗；反射并聚集光线于被检查部位，增加局部亮度；不能直视的部位（如磨牙远中面）可借助口镜反映被检查部位的影像；口镜柄还可作叩诊使用。

2. 探针 有尖头和钝头两种。尖头探针两端弯曲形状不同，均有锐利的尖端。尖头探针具有以下用途：检查牙面点隙、沟裂及邻面有无龋坏；检查牙本质暴露区的敏感性；探查牙周袋的位置及牙周袋内牙石的数量和分布；也可检查充填物有无悬突、与牙体组织的密合度。钝头探针为牙周探针，探针末端为球形，针柄有毫米刻度，用于探测牙周袋深度。

3. 镊子 反角式口腔科专用镊子尖端闭合严密。镊子的用途：夹持棉球和敷料，拭净窝洞或手术区；夹持药物，涂擦患处；夹去腐败组织和异物，使患处和手术区清洁；也可用于牙齿松动度检查；镊子柄端还可用于叩诊。

此外，口腔检查时，还有一些辅助器械，如挖匙，用于除去龋洞食物残渣和龋坏牙本质；水冲用于冲洗窝洞；气冲用于吹干牙面和窝洞；蜡片和咬合纸用于检查咬合关系；牙线用于检查牙邻接关系和清除嵌塞的食物等。

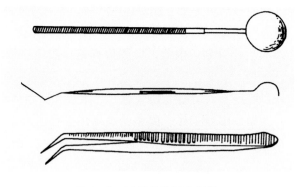

图1-1 口腔检查基本器械

三、椅位

口腔检查时，医师坐在治疗椅的右前方或右后方。为了便于检查，口腔检查前应先调节椅位。目前医院多使用综合治疗台，卧式手术椅为电动开关，易于操作。患者一般取仰卧位，调节椅位，使患者头、颈、背呈直线。检查上颌牙时，使上颌牙𬌗平面与地面呈45°；检查下颌牙时，张口时下颌牙𬌗平面与地面大致平行。

知识链接

　　双人四手操作法：医师操作时常有助手配合，即四手操作法。医师和助手均采用坐姿，其位置以时钟钟点号表示。医师位于9:30至12:30点间；助手位于12:30至2:30点间。

四、光源

检查时光线必须充足，最好利用能反映牙和口腔黏膜真实色泽的自然光。若自然光不足，用灯光辅助，以选用冷光源为宜。调整光源时，应将光线集中投射到口腔被检查的部位。

第二节　口腔检查方法

口腔检查包括一般检查法和特殊检查法。

一、一般检查法

（一）问诊

问诊是诊断口腔疾病最重要的依据。通过询问，可了解疾病发生的原因、时间和部位，也可了解疾病的发展和治疗经过。问诊时，要态度和蔼，条理清楚，用通俗易懂、简明扼要的语言进行询问，尽量不使用医学术语，切忌暗示或诱导，以免影响病史的真实性。

问诊内容包括主诉、现病史、既往史、家族史4项。

1. 主诉　是患者最明显、最痛苦的主观感觉，也是患者就诊的主要原因。询问内容包括主要症状、部位和患病时间，记录应简明扼要。

2. 现病史　围绕主诉按一定程序，有目的的详细询问，一般包括：

（1）疾病的发生情况，包括症状发生的部位、发病的时间、病因或诱因、症状的性质和程度等。

（2）疾病的发展过程，是初发还是再发，加重及缓解因素，有无间歇期及并发症。

（3）曾做过的检查和治疗以及其结果和效果。

3. 既往史　重点询问与主诉有关的疾病的既往史。例如对多发性牙周脓肿患者，应询问有无糖尿病病史；白斑患者，应询问有无烟酒嗜好。用药物之前要了解有无药物过敏史。

4. 家族史　主要询问家族中有无类似疾病的发生，有无影响后代的遗传性或传染性疾病，例如错𬌗畸形、额外牙、先天性梅毒牙等。

（二）视诊

视诊是用视觉对患者进行系统地检查。视诊时应按一定顺序进行，先检查主诉部位，再全面检查其他部位。

1. 颌面部　观察患者颌面部发育是否正常；观察患者双侧颌面部是否对称，有无肿胀、肿物及窦道。必要时，嘱患者做闭眼、皱眉、吹口哨等动作，观察患者眼睑能否闭合，鼻唇沟是否消失，口角有无歪斜，以了解面神经功能。

2. 牙齿 着重检测以下几项：

（1）牙体 首先检查与主诉有关的牙齿。着重观察牙体的色泽、龋洞、缺损、畸形、隐裂及磨损等；观察牙齿的排列、接触关系和牙列是否完整、有无缺失等。正常牙齿呈乳白色或微黄，半透明，有光泽。一般情况下，死髓牙呈暗黑色，斑釉牙为白垩色或黄褐色，四环素牙呈黄色或灰褐色，牙内吸收牙呈粉红色。

（2）牙龈及牙周组织 观察牙龈的色、形、质有无改变。正常牙龈呈粉红色，龈缘薄，沿牙颈部呈连续弧形，龈乳头充塞牙间隙，质地坚韧，表面有点彩。当牙龈有炎症时，牙龈色变鲜红或暗红，龈缘及龈乳头肿胀变圆钝，点彩消失。贫血时牙龈色苍白。慢性汞、铅中毒时，牙龈缘组织内有色素沉着线。此外还应观察牙龈有无增生或萎缩，有无溃疡、坏死、溢脓、窦道，有无龈上结石等。

3. 口腔黏膜 重点检查口腔黏膜色泽、外形、完整性和功能改变。需观察口腔黏膜有无溃疡、糜烂、疱疹、瘢痕、肿物，有无特殊的白色斑块或线纹状损害。

某些人在颊黏膜后部及下唇内侧，有许多针尖大小的黄色斑点或小颗粒，为皮脂腺异位，称为迷脂症或福代斯斑（Fordyce's spot），无临床意义。但某些口腔黏膜病变可能与全身疾病有关，如白血病或血小板减少性紫癜患者，口腔黏膜可出现出血点、瘀斑以及牙龈出血；麻疹患儿颊黏膜处出现 Koplik 斑。对口腔黏膜溃疡，视诊时应注意其部位、大小、形态、数目、边缘和基底。

4. 舌 应注意舌苔的颜色、厚薄，舌面有无裂纹、溃疡，舌乳头有无消失、肿胀，舌体有无畸形，舌缘有无齿痕，运动和感觉功能是否正常。

（三）探诊

探诊是利用探针进行检查和诊断的方法。探诊时应有支点，动作轻柔，防止损伤软组织和牙周组织，避免触及牙髓产生剧痛。探诊着重探查龋齿、牙周袋、窦道等病变的部位、范围和反应情况。

1. 龋齿 探查龋洞时，选用尖头探针，确定其范围、深度、敏感性、洞底软硬度及有无露髓；对于邻面颈部龋需仔细检查，以防遗漏。龋洞已行充填者，应检查充填物边缘密合度，有无悬突和继发龋。

2. 牙周袋 用有刻度的钝头牙周探针，探测牙龈和附着龈的关系；了解牙周袋的范围和深度；龈下牙石的部位和数量等。

3. 窦道 指一端有开口的通道。探查窦道的方向、深度及来源，以确定患牙。

（四）叩诊

用镊子或口镜柄端叩击牙齿，根据患者的感觉，判断根尖部牙周膜的反应。

叩诊分垂直叩诊和侧向叩诊。前者叩击方向与牙长轴一致，主要检查根尖周牙周膜反应；后者叩击方向与牙长轴垂直，用于检查根侧牙周膜反应。叩诊时应先叩正常牙作为对照，后叩患牙。叩击力量不宜过猛，先轻轻叩击，如无反应再逐渐加力。正常牙叩诊时无疼痛反应；根尖周及牙周膜有炎症时，叩诊可诱发程度不同的疼痛，如急性根尖周炎患牙，轻叩即可引起疼痛，叩诊时应避免重叩，以免增加患者痛苦。根据叩诊时有无疼痛及疼痛的轻重程度分别记录为：叩痛（－）、叩痛（＋）、叩痛（＋＋）、叩痛（＋＋＋）。

（五）扪诊

也称触诊，是利用医师手指的触觉和患者对触压的反应来进行诊断。借助扪诊，可了解病变的部位、大小、范围、形状、活动度、有无扪痛、有无波动感等。扪诊时操作应轻柔，以免给患者增加不必要的痛苦。

1. 根尖周组织 检查时用示指扪压患牙根尖部，如有疼痛则提示根尖周组织有炎症存在。

2. 牙周组织 嘱患者作叩齿和咬合运动，医师将手指置于可疑患牙龈缘处，手感震动较大表示有创伤性咬合存在。

3. 淋巴结 应检查下颌下、颏下和颈部的浅表淋巴结，注意其大小、数目、硬度、压痛、有无粘连。检查时，嘱患者头部略向下低，使组织松弛，以利于检查。

4. 颞下颌关节 医师站在患者前方，用双手示指和中指置患者耳屏前，嘱患者作开闭口、前伸和侧向运动，检查髁突运动是否协调，有无运动受限和开口偏斜，并触压关节及其周围组织，了解有无压痛。

（六）牙松动度检查

用镊子夹住前牙切端或闭合的镊尖抵住后牙𬌗面沟，轻轻向颊（唇）舌（腭）向或近远中向摇动，判断牙齿的松动度。常用的牙松动度记录方法为：

1. 以牙冠松动方向计算
Ⅰ度松动：颊（唇）舌（腭）方向松动。
Ⅱ度松动：颊（唇）舌（腭）方向松动，伴有近远中方向松动。
Ⅲ度松动：颊（唇）舌（腭）方向松动，伴有近远中方向松动和垂直方向松动。

2. 以松动幅度计算
Ⅰ度松动：松动幅度在 1mm 之内。
Ⅱ度松动：松动幅度在 1～2mm。
Ⅲ度松动：松动幅度大于 2mm。

（七）咬诊

咬诊用于检查患牙有无早接触和咬合创伤。常用的方法有：

1. 空咬法 嘱患者咬紧上下牙或作前伸、侧向咀嚼运动，询问患者有无疼痛，同时观察牙齿动度和牙龈颜色的改变。

2. 咬实物法 嘱患者咬棉签或其他实物，询问有无疼痛。如发生疼痛，表明根尖周组织或牙周组织有病变，或存在牙隐裂。有时，牙本质敏感者咬实物时也可感酸痛。

3. 咬脱色纸法 将咬合纸置于上、下牙之间，嘱患者作正中、前伸和侧向咬合运动，从牙面上所染色迹确定早接触部位。

4. 咬蜡片法 将蜡片烤软，置患牙咬合面，嘱患者作正中咬合，待蜡片冷却后取出，蜡片最薄或穿孔处即为早接触部位。

（八）嗅诊

通过嗅觉协助诊断。牙髓坏疽和坏死性龈口炎均有腐败性恶臭；感染根管有时亦有恶臭；牙周溢脓及多龋者口臭较明显；糖尿病患者，口腔有丙酮味；某些消化道和呼吸道疾病，口腔内均可发出异样臭味。因此嗅诊仅作为辅助诊断方法。

（九）染色法

染色法用以检查牙隐裂。用碘酊涂于可疑隐裂处，片刻后再用75%酒精棉球擦洗脱碘，如有隐裂，可因染料渗入而显色。

二、特殊检查法

（一）牙髓活力测试

正常牙髓组织对温度和电流刺激有一定的耐受性，当牙髓有病变时，刺激阈会发生改变，此时牙髓对外界刺激可产生不同程度的感觉反应。因此，利用温度和电流刺激检查牙髓的反应，可帮助诊断牙髓病变性质和确定患牙部位。

1. 冷热诊牙髓活力测试 正常牙髓对20℃～50℃的温度刺激有一定耐受性，无感觉变化；10℃～20℃冷水和50℃～60℃热水的刺激一般也不引起牙痛；低于10℃冷刺激或高于60℃的热刺激可引起牙髓反应。因此，温度测试常用低于10℃的冷刺激和高于60℃的热刺激测试牙髓反应，以判断牙髓情况。牙髓炎症时，对温度的耐受性降低，较为敏感；牙髓退变或坏死时，则对温度刺激反应迟钝或消失。由于存在个体差异，测试时需与对侧同名牙或邻牙对比。

（1）冷诊法 选用冷水、小冰棒、无水酒精、氯乙烷为冷刺激源，作用于牙面，观察患者反应。

进行冷诊测试时，应将冷刺激物置于测试牙的唇颊面颈1/3区。刺激源为冷水时，测试时应先调节椅位，使患者张口时后牙处于最低位。冷水喷注时，由低位牙开始缓慢向高位牙喷注，同时观察喷注部位和患者反应。

（2）热诊法 选用热牙胶、热水等热刺激，作用于牙面，进行牙髓活力测验。

（3）冷、热诊测试结果和临床意义 冷、热诊测试有反应，反应程度同对照牙，表示牙髓活力正常；冷、热诊出现疼痛反应，刺激去除后疼痛即刻消失，表示存在牙髓充血；冷刺激引起剧痛，并持续一段时间，表示处于牙髓炎浆液期；而化脓性牙髓炎，则热刺激引起疼痛，冷刺激反可缓解疼痛；冷、热诊如无反应，表示牙髓已坏死。

临床记录应写明测试的具体情况。如受侧牙反应正常，记录为"冷、热诊反应正常"；冷、热诊均引起患牙疼痛，记录为"冷热诊激发痛"；冷热诊均未引起患牙反应或持续一段时间才出现疼痛，记录为"冷热诊无反应"或"冷热诊反应迟钝"；冷诊缓解疼痛，热诊使疼痛加剧，记录为"冷诊疼痛缓解，热诊激发痛"。

2. 电诊牙髓活力测试　利用不同强度的电流，通过牙体硬组织刺激牙髓诱发反应，使患者感到牙齿有刺麻感。与对照牙比较，推测牙髓敏感度，判断牙髓活力。

电活力测试器种类很多，使用时应按说明书规范操作。

（二）局部麻醉法

急性牙髓炎产生的放射性疼痛，当无法确定患牙位于上颌还是下颌时，可用2%普鲁卡因作下牙槽神经阻滞麻醉。如疼痛停止，可确定患牙位于下颌。反之，表示患牙位于上颌。临床上难以定位三叉神经痛的神经支时，也可用局部麻醉法鉴别。

（三）X线检查

X线检查是一项重要的辅助检查方法，口腔科常用口内片和全景片两种。口内片分为根尖片、殆翼片和殆片。根尖片可同时检查牙冠和牙根，应用最广；殆翼片可同时观察上、下颌牙冠，用于检查邻面龋和修复体，但不能检查牙根；检查上颌骨、下颌骨病变和埋伏牙定位时，可用殆片。全景片可观察和了解全口牙和牙槽骨的病变。X线检查的应用范围如下：

1. 龋病诊断　隐匿性龋、邻面龋、龈下龋等在临床上难以发现的龋齿。

2. 牙髓病及根尖周病　髓石、牙内吸收、牙髓钙化、畸形中央尖、舌侧窝所致牙髓炎，充填物继发龋等。X线有助于发现上述疾病。此外，还可以观察髓腔及根管形态及分布情况，根尖周破坏情况。

3. 牙周病　牙槽骨吸收破坏程度及类型。

4. 治疗后效果判定　治疗后半年至一年，观察根尖周的恢复情况。

5. 口腔颌面外科疾病　阻生牙、先天性牙缺失、牙萌出状态等；颌骨炎症、囊肿、肿瘤等。

6. 治疗过程中监测　根管治疗过程中应充分运用X线片检查根管预备情况及根管充填是否完满。

（四）实验室检查

实验室检测如血液检查、细菌涂片及培养、肿瘤脱落细胞学检查、活体组织检查等，也适合口腔医学检查，可根据需要有选择地进行检查，以协助诊断和治疗。

1. 血液检查　需了解某些口腔疾病时机体的反应，确定某些口腔病变的性质时，可作血液检查。如急性化脓性炎症、较严重的口腔黏膜溃疡，应作血常规检查，包括白细胞计数及分类计数，以了解炎症程度。牙龈出血、口腔黏膜或皮肤上有出血点、瘀斑，应作血常规、出凝血时间、血小板计数检查，以排除其他血液病。

2. 细菌涂片及培养　有些口腔黏膜病变需作细菌学检查确定诊断，同时作药物敏感试验，以便选用有效药物提高疗效。

3. 肿瘤脱落细胞学检查 从病损表面刮下少许组织，做涂片固定染色后观察表面脱落细胞的形态。这种方法简便，损伤小，能在短时间内初步确定疾病为良性还是恶性，但若未发现癌细胞，也不能否定癌瘤的存在，需进一步做活体组织检查。

4. 活体组织检查 是从病变部位取一小块组织制成切片，镜下观察细胞形态及结构，作出病理组织学诊断，必要时也可采用冷冻切片检查。使用范围：①口腔肿瘤，判断其性质、浸润情况；②无法确诊的口腔黏膜病、长期不愈的口腔溃疡及疑为癌前病变的白斑；③术后标本检查以进一步明确诊断；④确定梅毒、结核等特殊感染。

5. 穿刺检查 穿刺可了解肿块或肿胀组织内容物的性质，是诊断和鉴别诊断的一种方法，穿刺方法如下：

（1）取得患者合作。常规消毒，铺无菌巾。

（2）局麻下，用左手示指和中指固定穿刺部位，右手持针管（8~9号注射针），穿入肿胀部位一定深度，回抽液体，拔出针头，压迫止血。

（3）肉眼观察抽出的液体；镜下观察抽出的液体。

（4）作出诊断。

知识链接

口腔内镜检查：口腔内镜又称口腔内摄像系统，是用于口腔科的视频影像系统。兴于20世纪80年代中期，其通过逼真的影像显示口腔内牙体、牙周组织和口腔黏膜的病变和治疗。多数口腔内镜可与X线数字图像系统配套使用，将图像在荧光屏上显示。主要用于医患间的交流与沟通，进行口腔健康教育和教学。

第三节 病历书写

病历既是疾病诊断和治疗的记录，也是检查医疗质量的重要依据。在一定情况下还具有法律效力，可作为判断医疗纠纷的原始资料。因此，医师必须严肃认真的书写病历，记录内容务求准确、清晰、完整、简明、扼要、重点突出。

一、病历记录一般项目

（一）一般项目

包括姓名、性别、年龄、民族、职业、工作单位、婚否、住址、门诊号及药物过敏史等。这些项目与疾病的发生率，职业病、流行病的发生有一定的关系，要准确记录在病历首页上。

（二）主诉

简明扼要记录就诊时的主要症状、部位及发生时间。例如：右下后牙疼痛 2 天。

（三）现病史

根据主诉，按症状发生的时间顺序，记录本次疾病的发生、发展过程，目前状况，曾做过的治疗及疗效，要求文字简洁，有逻辑性。

（四）既往史和家族史

记录与现有口腔疾病的诊断和治疗有关的既往史和家族史。如个别前牙变色，要了解有无外伤史，氟斑牙要记录生活史，牙颌畸形要记录家族史。此外，还应记录有无药物过敏史。

（五）口腔检查记录

首先重点记录主诉和现病史所反应的体征，按顺序记录口腔检查结果，注意常见病和多发病。记录顺序为先颌面，后口腔；先牙体，后牙周。记录主诉牙应先记录牙位；再记录一般检查结果，如视诊、探针、叩诊、扪诊及咬诊、牙松动度的情况；然后再描述所选择的特殊检查结果，如牙髓活力测试及 X 线片的表现。结合病史，也应记录有意义的阴性所见。

（六）诊断

根据病史和检查结果作出诊断，将主诉牙的牙位和疾病名称记录在病历右下方。不可将患者的主诉或症状，如牙痛、龋洞等作为诊断名称记录。

（七）会诊记录

当患者所患疾病超出某一专科范围时，就需与其他专科合作进行会诊。请他科会诊时，要书面写明患者所患疾病、本科检查结果和治疗情况，提出会诊目的和要求。会诊结果记录在病历上，以便诊治时参考。

（八）治疗计划

明确诊断后，根据病情的轻重缓急制定治疗计划，包括对症处理和根治疗法。但病情是发展变化的，故在整个治疗过程中，还应根据病情对治疗计划进行修改。

（九）治疗记录

应记录患牙牙位及龋洞或开髓的部位以及治疗过程中的关键步骤及其所见。复诊治疗记录项目应包括日期、牙位、前次治疗的反应、病情变化及检查结果，本次治疗措施、所用药物和剂量、下次复诊时间和拟采用的治疗方法。记录要完整清晰，内容应简明扼要。

（十）医师签名

医师应字迹清晰地签署全名，实习或进修医师书写的病历记录必须有指导医师签名，以示负责。

二、牙位记录格式

在病历记录中，牙位的记录要使用统一符号。常用部位记录法记录牙位。

部位记录法以"＋"符号将上下牙列分为 A、B、C、D 四个区，每区以阿拉伯数字 1~8 分别依次代表恒中切牙至第三磨牙；以罗马数字 Ⅰ~Ⅴ 分别依次代表每区的乳中切牙至第二乳磨牙。

恒牙式：

上颌

右 | 8 7 6 5 4 3 2 1 | 1 2 3 4 5 6 7 8 | 左
8 7 6 5 4 3 2 1 | 1 2 3 4 5 6 7 8

下颌

中切牙　侧切牙　尖牙　第一前磨牙　第二前磨牙　第一磨牙　第二磨牙　第三磨牙

例如：左上颌第二前磨牙记录为 ⌐5，右下颌切牙记录为 1⌐

乳牙式：

上颌

右 | Ⅴ Ⅳ Ⅲ Ⅱ Ⅰ | Ⅰ Ⅱ Ⅲ Ⅳ Ⅴ | 左
Ⅴ Ⅳ Ⅲ Ⅱ Ⅰ | Ⅰ Ⅱ Ⅲ Ⅳ Ⅴ

下颌

例如：右侧上颌第二乳磨牙记录为 Ⅴ⌐，右侧下颌乳尖牙记录为 Ⅲ⌐

巩固练习

一、名词解释

主诉　　牙髓活力测试

二、选择题

1. 牙髓炎时，牙髓活力测验（冷刺激）反应（　　　）

    A. 对冷刺激引起疼痛，并持续一段时间

    B. 反应迟钝   C. 对冷热刺激无反应

    D. 对冷刺激反应同正常对照牙   E. 以上均不是

2. 检查牙齿松动度选用的器械是（　　　）

    A. 口镜   B. 镊子   C. 探针

    D. 挖匙   E. 充填器

3. 口腔检查中，最理想的光源是（　　　）

    A. 自然光   B. 白色灯光   C. 有色灯光

    D. 紫外光   E. 红外光

4. 主诉是指（　　　）

    A. 患者最明显、最痛苦的主观感觉

    B. 疾病的发生情况

    C. 疾病的发展过程

    D. 药物过敏史

    E. 与现在疾病有关的治疗情况

5. 垂直叩诊主要检查（　　　）

    A. 牙本质过敏   B. 龋病   C. 牙髓病

    D. 牙根尖周病   E. 牙周病

6. 检查牙面敏感区选用的器械是（　　　）

    A. 口镜   B. 镊子   C. 探针

    D. 挖匙   E. 充填器

三、填空题

1. 口腔检查常用的器械包括_____、_____、_____。

2. 以毫米计算牙松动幅度，Ⅰ度松动：牙松动在_____；Ⅱ度松动：牙松动在_____；Ⅲ度松动：牙松动在_____。

3. 口腔检查分为_____法和_____法两类。

四、简答题

1. 口腔检查前椅位调节有哪些要求？

2. 叩诊的方法有哪几种？分别检查什么部位？

3. 简述牙髓活力测验，冷、热诊测试结果和临床意义。

第二章 龋 病

 本章导读

　　龋病是危害人类健康的最普遍的口腔疾病，世界卫生组织已将其列为危害人类健康的三大疾病之一。龋病容易被忽视，等到出现明显症状时，往往已不是单纯的龋病，而是发展成牙髓病或根尖周病。龋病的治疗方法主要是充填治疗。本章主要讲解了龋病的概念、病因及龋病的临床表现、诊断和充填治疗方法。

第一节 概 述

一、龋病的定义和特征

　　龋病（dental caries）是在以细菌为主的多因素作用下，牙齿的无机物脱矿，有机物分解，导致牙齿硬组织发生慢性进行性破坏的一种感染性疾病。龋病特征：

　　1. 龋病的发展过程缓慢　龋病在其发展的整个过程中，有相当长的一段时间不会引起主观症状，另外，龋病及其继发病通常不会直接威胁人们的生命安全。因此，不会受到重视，甚至在民间流传着"牙疼不是病"的谚语。

　　2. 龋病发生时其硬组织的色、形、质都会发生改变　首先，病变部位的牙釉质由半透明变为白垩色，以后逐渐变为黄褐色，牙釉质脱矿变软，以后渐渐形成肉眼可见的龋洞。

　　3. 龋病是一种很古老的疾病　据记载，早在 25 万年前的罗得西亚人头骨化石上，已经发现了龋齿。在我国古代，也有许多关于龋病的记录，古代殷墟发掘出的甲骨文（公元前 1324～1269 年）中"贞王疾齿""贞疾齿，告于丁"，就是有关龋齿的最早记录。

　　4. 龋病发生后可以治疗　我国唐代已有关于银膏补齿的记录，原文说"以白银和银箔及水银合成之，亦甚补牙齿缺落"，这与当今充填使用的银汞合金很相似。我国的银汞合金使用要比西方早一千多年，展示了我国古代劳动人民的聪明和智慧，以及对口腔医学的贡献。

5. 龋病是可以预防的疾病 唐代已可用柳枝制作成刷牙工具，宋代已有成品牙刷出售，元诗人郭钰诗中道"南州牙刷寄来日，去垢涤烦一金值"，元诗人忽思慧在《饮膳正要》中说："食讫温水漱口，令无齿疾口臭。"现代人类进一步了解了龋病的发病机制和发展过程，利用氟制剂有效地预防了龋病的发生和发展。

二、龋病危害

龋病是一种很常见的疾病，对人类口腔健康危害很大，在人类所患的全身疾病中，它的排名在第三，仅次于心血管疾病和肿瘤。龋病的损害不仅局限于牙齿硬组织，它的发展会引起牙髓病等一系列疾病。

1. 龋病发展的初期，不会引起明显的主观症状，探查时有粗糙感。如果未及时治疗，龋病会继续发展成牙髓病、根尖周病甚至骨髓炎，可出现高热、寒战、白细胞增多等败血症表现。

2. 如果因龋病而致残冠、残根，失去良好的充填时机而过早地拔除，就会丧失咀嚼功能，影响食物的消化和吸收，并可能使邻牙倾斜，对颌牙伸长，造成咬合创伤或咬合紊乱，继而形成牙周病或新的龋齿。残根、残冠会刺伤颊、舌黏膜，形成溃疡，甚至引起癌变。

3. 龋病及其并发症还可作为口腔病灶，引起心脏低热病、关节炎、肾炎、虹膜睫状体炎等多种疾病，影响全身健康，继而影响患者生活、工作、学习、社交等正常活动，对劳动力造成很大影响。

三、龋病的流行情况、好发牙位和好发部位

（一）龋病的流行状况

最近的流行病学调查显示，龋病的分布有显著的极性化，20% 的少年占有 60% 的龋齿，在许多国家也报道了同样的发现。龋病发病差异的相关因素主要包括社会经济地位、行为方式和种族。在发展中和贫穷国家，这种差异更为明显，贫穷国家的牙齿疾病的发病率更高。其流行有如下特点：

1. 性别差异 女性高于男性。据报道下乳牙龋患男性多于女性，而对恒牙则女性多于男性，一般认为与女性牙齿萌出早有关。

2. 地区差异 沿海高于内地，城市高于农村。在发展中国家患龋率高，而在发达国家则患龋率低。地区的差异与当地的饮水含氟、口腔健康水平、食物的精细程度、居民口腔卫生习惯、含氟牙膏的应用水平密切相关。

3. 民族差异 汉族高于少数民族，彝族最低。

4. 年龄差异 年龄因素在发病过程中占有重要地位，7 岁为发病高峰，25 岁平稳，中年以后增高（邻面龋、颈部龋造成）。

5. 时间差异 发达国家近 20 年来呈下降趋势，而发展中国家则呈上升趋势。这种

状况与发展中国家的饮食糖含量增加和龋病（蛀牙）预防措施未跟上有关。

（二）龋病的好发牙位及龋损部位

由于不同牙齿解剖形态和生长部位的特点，龋病在各牙的发生率存在着差别。大量流行病学调查资料表明：

1. 龋病的牙位分布是左右侧基本对称，下颌多于上颌，后牙多于前牙，下颌前牙患龋率最低。

2. 龋病好发于牙齿表面一些不易得到清洁，细菌、食物残屑易于滞留的场所，这些部位就是龋病好发部位，包括：殆面窝沟、邻接面和牙颈部。

3. 乳牙患龋率高低顺序为：

$$\frac{|}{V\,|\,V} > \frac{V\,|\,V}{|} > \frac{IV\,|\,IV}{IV\,|\,IV} > \frac{I\,|\,I}{|} > \frac{III\ II\,|\,II\ III}{III\,|\,III} > \frac{|}{II\ I\,|\,I\ II}$$

4. 恒牙患龋率高低顺序为：

$$\frac{|}{6\,|\,6} > \frac{|}{7\,|\,7} > \frac{6\,|\,6}{|} > \frac{7\,|\,7}{|} > \frac{5\,|\,5}{5\,|\,5} > \frac{4\,|\,4}{4\,|\,4} > \frac{321\,|\,312}{|} > \frac{|}{321\,|\,123}$$

第二节　龋病的病因

龋病是一种历史久远的疾病，人们对龋病病因的认识经历了一个漫长的过程，从19世纪开始，先后诞生了许多学说和理论，具有代表性的有以下几种。

一、龋病病因的早期学说

（一）化学细菌学说（chemo - bacterial theory）

Miller 认为，龋病是寄生在牙面上的细菌与口腔内的碳水化合物作用，产生酸，酸溶解牙齿内的无机物所致。这一学说在龋病病因发展史上具有划时代意义，因为它第一次肯定了细菌在龋病发生过程中的主导作用。正是在这一学说的基础上，到20世纪60年代才发展成为迄今人们所广泛接受的龋病病因现代理论——四联因素理论。

（二）蛋白分解学说（proteolysis theory）

1944 年，Gottlieb 等人总结前人研究认为：龋病的早期病变是细菌产生的蛋白分解酶将牙釉质内釉板、釉柱鞘、釉丛和牙本质小管壁的蛋白质破坏所致。Frisbie（1944年）认为：早期龋病变是牙釉质内的有机物发生分解和液化，以后才是无机盐解体，被产酸菌产生的酸所溶解。由于它存在许多缺陷，虽流行一时，但现在已不受人们重视，但应指出的是，在牙本质和牙根部的龋变过程中牙内有机质的溶解还是一个主要过程。

（三）蛋白分解 - 螯合学说（proteolysis - chelation theory）

这一学说是 Schatz、Martin 等人在 1955 年提出的。他们认为牙齿组织、获得性膜和食物经细菌的酶作用，发生蛋白分解，蛋白分解的产物具有螯合作用，将牙齿的钙溶解。

（四）糖原学说（glycogen theory）

这是一种内因论，1959 年由 Egyedi 提出，认为龋病的发生是由于进食糖类过多时，进入牙内的糖原不易被移走，因而牙齿的抵抗力降低了，这种情况在牙齿发育时期尤为严重。这一学说曾经一度引起人们注意，但未得到发展，因为他的学说只说明龋病病变的基础，对诱发龋病的原发因素却未阐明。

二、龋病病因的现代概念——四联因素论

四联因素论是 Keyes 根据 Miller 以及许多前人的研究成果在 20 世纪 60 年代初期提出来的，它比较全面地阐述了龋病发生的基础和根本原因。四联因素论把龋病的发生归结为细菌、宿主与牙齿、底物和时间共同作用造成的（图 2 −1）。

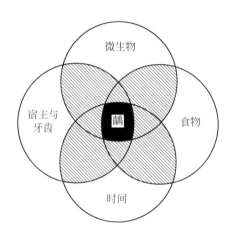

图 2 − 1　龋病病因四联因素论

（一）细菌

1. 牙菌斑　牙菌斑是附着在牙齿表面未矿化的细菌沉积物的膜样物质，即牙表面的生物膜。牙菌斑由细菌（菌斑容量的 60% ~70%）、基质和水组成，细菌是牙菌斑微生物中的主体。

（1）形成机制　牙菌斑的形成是一个复杂的动态过程。首先是获得性膜的形成，然后通过获得性膜使大量细菌黏附于牙面，如球菌、杆菌、丝状菌等。不同的菌种以不同的速率吸附至获得性膜上，细菌与细菌间进一步黏附可产生聚集，在局部可增至数十层，最后形成菌斑。

（2）致龋机制　牙菌斑的致龋作用与牙菌斑内致龋细菌的代谢活动紧密相关。

各种糖类（主要是蔗糖）在口腔内经水解成为单糖后，进入致龋细菌体内，进行无氧酵解糖代谢，结果产生大量乳酸及甲酸、乙酸、丁酸等。所产生的酸在致密的、凝

胶状的菌斑中不易扩散和清除，酸的局部持续作用可使 pH 下降至临界值以下，使釉质脱矿，形成龋损。

2. 致龋细菌

（1）链球菌属　该菌群多数为 G^+ 兼性厌氧菌。常见的口腔链球菌均与龋病发病有一定的关系，分别简述如下：

①变形链球菌：为革兰染色阳性的球菌，是口腔天然菌群中占比例最大的链球菌属中的一种。

变形链球菌有强的致龋性主要取决于其产酸性和耐酸性。在菌斑中生存的变形链球菌能迅速发酵多种碳水化合物产生大量酸，可使局部 pH 值下降至 5.5 以下。变形链球菌耐酸性强，在 pH 值 4.5 时仍能继续生活并产酸。局部 pH 下降维持相当长时间，避开唾液的缓冲作用，从而造成局部硬组织脱矿，龋病病变过程开始。

变形链球菌能以蔗糖为底物合成胞外葡聚糖、果聚糖及胞内多糖。葡聚糖介导细菌的黏附，促进菌斑的形成，是变形链球菌重要的致龋毒力因子。该菌合成的水溶性葡聚糖、果聚糖、胞内多糖还可作为代谢底物提供能量，增强致龋力。

②血链球菌与轻链球菌：是最早在牙面定居的细菌之一，这些细菌对牙菌斑形成和细菌在硬组织上聚集有重要作用，尚无充分证据表明是人类龋病的致龋细菌。

（2）乳杆菌属　乳杆菌是口腔的正常菌群，为革兰阳性兼性厌氧或专性厌氧杆菌。乳杆菌可分为两类：一类为同源发酵菌种，这组的代表为干酪乳杆菌和嗜酸乳杆菌，它们与龋病密切相关；另一类为异源发酵菌种，其代表为发酵乳杆菌。在唾液样本中最常分离到的菌种是嗜酸乳杆菌，在牙菌斑中最常见的是发酵乳杆菌。

（3）放线菌属　放线菌是人口腔正常菌丛中最常见的 G^+ 不具动力、无芽孢形成的杆状或丝状菌。所有放线菌均能发酵葡萄糖产酸，主要产生乳酸、少量乙酸和琥珀酸等。目前普遍认为：黏性放线菌促进变形链球菌定殖于根面，对根面菌斑形成及根面龋的发生可能有重要的协同作用。

（二）饮食因素

1. 糖（蔗糖与碳水化合物）　在龋病的发病过程中，饮食因素至关重要，尤其是蔗糖与碳水化合物的致龋作用早已被人们所认识，在代谢过程中为细菌生存提供营养，其终末产物又可造成牙的破坏。

（1）致龋机制
①发酵产酸作用。
②合成胞外多糖，促进菌斑形成。
③细菌可利用摄入的糖聚合为胞内多糖（主要是糖原），它们在细菌缺乏外源糖时可被利用，产生必要的能量，使致龋菌不断生长、繁殖、代谢。

（2）影响致龋因素
①进食糖量：食糖消耗与龋病的流行呈正相关关系，食糖量愈多，患龋的情况愈严重。

②糖的种类：各种糖由于分子量和化学结构的不同，产酸能力也不同。各种糖的致龋性排序为：蔗糖＞葡萄糖＞麦芽糖＞乳糖＞果糖＞山梨糖＞木糖醇。山梨糖和木糖醇基本上不能被致龋菌利用产酸，故常作为防龋的甜味替代剂。

③进食糖频率：摄糖频率高，可以持续地为口腔微生物提供代谢的底物和能量，长时间保持菌斑低 pH 的酸性环境。

④含糖食物的物理性状和摄入方式：含糖食物的硬度、精细度、黏稠度等物理性状与其在口腔中的溶解、停留的时间和在牙面上的黏附情况有密切关系。凡是精细的、黏稠的含糖食物致龋力大。

2. 氟化物

（1）全身作用 在发育期机体摄入适量氟，氟可进入骨和牙齿硬组织使其形成稳定的氟化磷酸钙晶体，增强釉质抗酸溶解性。

（2）局部作用 降低釉质羟基磷灰石溶解性、改善晶体结构以及促进脱钙矿物质的再矿化；对细菌酶产生抑制、抑制致龋菌生长；解除蛋白质和（或）细菌的吸附、降低表面自由能。

3. 磷酸盐 食物或饮水含磷酸盐多可使菌斑、唾液的磷酸盐浓度呈饱和状态，还可缓冲菌斑内有机酸，抑制脱矿作用；可降低或抑制釉质羟基磷灰石的溶解；对已脱矿的釉面可造成磷酸钙的再沉积。

（三）宿主

影响龋病发病的宿主因素主要包括牙和唾液。

1. 牙齿 牙齿是致龋微生物的宿主，其解剖结构、理化特性和排列与对龋病的易感性以及与细菌的黏附和菌斑的形成都有着密切关系。

（1）牙齿的排列 拥挤或排列不齐的牙齿的交界处以及正常牙列中两牙间的邻面，不易被唾液冲洗或自洁作用所清洁，容易首先发生龋损。

（2）牙齿结构 后牙咬合面有复杂的窝沟结构，食物碎片和微生物易于嵌入而不易被探针及牙刷毛清除，成为龋病易感区。牙对龋病的敏感性与窝沟深度呈正比。

（3）牙表面特性 由于形态学的原因，牙各表面对龋的敏感性不尽相同，某些表面易患龋，另一些表面很少波及。如下颌磨牙颊沟、上颌第一磨牙腭沟和上颌侧切牙舌窝形成的滞留区易患龋。

（4）牙齿的理化特性 牙齿所含成分的量和矿化程度都可以影响其对龋病的易感性。如釉质发育不全的牙齿容易患龋而且严重。

2. 唾液 唾液是牙齿的外环境，对牙齿的代谢有重要影响，唾液的分泌量、成分的改变、缓冲能力的大小以及抗菌系统的变化都与龋病发生过程有着密切的关系。另外，唾液对维持口腔正常 pH、保持牙面完整性和促进已脱矿牙体硬组织的再矿化方面有重要的影响。

3. 机体全身状态 儿童时期全身营养不足，出现钙、磷、维生素、蛋白质的缺乏及代谢紊乱，可严重地影响牙齿发育和矿化，从而增加对龋病的易感性，可显著地使龋病发病严重。

（四）时间

任何疾病在其发生发展过程中都包含了时间的因素，这是一个共同的问题。没有时间，疾病就无从发生。龋病发病的每一过程都需要一定的时间才能完成。从牙面上清除所有附着物到获得性膜开始产生；从获得性膜附着到菌斑形成；从致龋菌代谢碳水化合物产酸到釉质脱矿等过程均需要一定时间。

时间因素值得考虑的另一个问题是龋病的敏感年龄。一般说来，从2岁到14岁这一段时间是乳恒牙患龋的易感期。

知识链接

什么叫蛀牙

蛀牙又叫"虫牙"，是民间对龋齿的俗称。是发生在牙齿硬组织以细菌为主体的多因素造成的感染性疾病。表现在患牙硬组织变色、软化、崩解，最后形成龋洞，造成患牙牙体缺损，严重者可引起牙髓或根尖部感染。

第三节　龋病的分类和临床表现

基于科研、教学、预防和临床治疗的需要，常将龋病进行分类。目前，有几种常见的分类方法，实际应用中，常将几种分类法联合使用，如邻面中龋、𬌗面浅龋等。现将其分类及临床表现分述如下。

一、按龋病的发展速度分类

1. **急性龋（acute caries）**　多见于儿童或青年人，病变进行快，病变组织颜色较浅、质地较软而且湿润，很容易用挖器剔除，因此，又叫做湿性龋。患急性龋时，由于病变进展较快，牙髓组织常来不及形成修复性牙本质，或者形成的少，因而牙髓组织容易受到感染，产生牙髓病变。

2. **猛性龋（rampant caries）**　又叫猖獗龋，是急性龋的一种形式，表现为在短时间内全口多个牙发生较严重的龋损，龋损内有大量软化的牙本质，呈浅黄色或灰白色。猛性龋多见于全身性疾病或一些治疗影响到口腔健康，如患Sjogren综合征、结核性脑炎、佝偻病以及牙齿发育时期患高热病者，颌面及颈部接受放射治疗者。由于这类病人唾液分泌少，口腔卫生差，多数牙均受累。

3. **慢性龋（chronic caries）**　慢性龋病变发展速度缓慢，可持续数年而不累及牙髓。病变组织呈棕褐色或棕黑色，较干燥，因此，又叫做干性龋。用挖匙不易剔除干净，由于患牙成牙本质细胞长期受到刺激，修复性牙本质形成较多，多见于成年人和老年人。慢性龋在一定条件下可转化成急性龋。

4. 静止龋（arrested caries） 是慢性龋的一种特殊形式，指龋病发展到一定阶段，由于病变的环境发生了变化，原来隐蔽的部位变成了开放的了，原有致病条件发生了变化，龋病不再继续进行，原来的损害仍然保持原状。这种特殊的龋损叫做静止龋，例如邻面龋，由于相邻的牙被拔除，受损的表面容易清洁。又如咬合面的龋损，由于咀嚼作用，可能将龋损部位磨平，菌斑不易堆积，病变也就停止，变为静止龋。

二、按龋病的病变程度分类

这种分类的临床意义重大，因为龋病的治疗通常是根据病损的程度来决定治疗方案，不同程度的病损，所采取治疗手段不同，预后也不同。

1. 浅龋（superficial caries） 一般是指牙釉质龋和牙骨质龋。浅龋一般无明显的牙体缺损或仅有牙面局部色泽改变。

2. 中龋（intermediate caries） 指龋病发展到牙本质浅层，中龋通常可见到龋洞形成。由于牙齿组织的结构特点，龋损通常是沿釉牙本质界发展，中龋临床往往表现为病变部位表面范围很小，而实际深部龋损范围很广泛。

3. 深龋（deep caries） 指龋病病损已发展到了牙本质深层。深龋临床上多有明显的龋洞，洞内含有大量软化牙本质和食物残渣。

三、按龋病的好发部位分类

基于牙表面对龋病敏感性的分类是最常见和最简单的分类方法。根据牙面解剖形态可以分为若干类型，如窝沟龋、平滑面龋、根面龋等。还有一些特殊类型的非典型性损害。

1. 窝沟龋（pit and fissure caries） 限指磨牙、前磨牙咬合面，磨牙颊面沟和上颌前牙舌面的龋损。这些不规则的表面，由于先天性特征，缺少自洁作用，对龋病更具敏感性。

牙面窝沟是釉质的深通道，个体之间的形态差异很大，常影响龋病发生。窝沟的形态与龋病发病和进展速度密切相关，窝沟常见类型见图2－2。

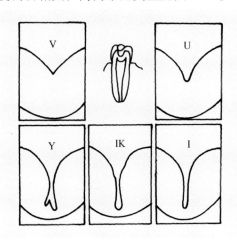

图2－2 殆面常见窝沟形态

在窝沟发生龋坏时，损害并非从窝沟基底部位开始，而是首先在窝沟侧壁产生损害，最后扩散到基底。龋损沿着釉柱方向发展而加深，达到牙本质，然后沿釉牙本质界扩散（图 2 - 3）。有的窝沟龋损呈锥形，底部朝牙本质，尖向釉质表面。但在龋病早期，釉质釉面无明显破坏，具有这类临床特征的龋损又称潜行性龋（图 2 - 4）。

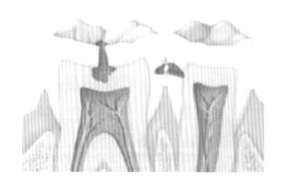 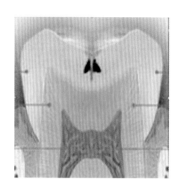

图 2 - 3　窝沟龋发生、发展示意图　　　　　图 2 - 4　潜行性龋示意图

2. 光滑面龋（smooth caries）　指发生在牙冠表面光滑部位的龋损，如磨牙的颊、舌面，前牙的唇、邻面等部位的龋损。其特点是龋损部口大底小，容易发现。

3. 根面龋（root caries）　指牙根部牙骨质发生的龋病损害。龋损过程大多从釉质表面开始，但亦有从牙骨质或直接从牙本质表面进入。这种类型的龋病损害主要发生于牙龈退缩、根面外露的老年人牙列。在 50～59 岁年龄组中约 60% 以上的受检者有根面龋损。

四、根据以往有无治疗分类

1. 原发性龋（primary caries）　指初发并未经过治疗的龋损，以病损程度不同，临床上又有不同的表现。

2. 继发性龋（secondary caries）　指曾经过充填治疗，但因不同原因，如治疗中龋损未去除干净或消毒失败、充填材料边缘发生微渗漏、充填后口腔卫生差等，原龋损部位又发生龋坏。这种龋损易引起原充填物脱落，有时龋损较隐匿，难以发现，常需借助 X 线片确诊。

第四节　龋病的诊断和鉴别诊断

一、龋病的诊断

（一）检查方法

临床上诊断龋病时，同其他全身疾病的诊断一样，需采集病史、临床检查，最后作出诊断。根据龋病的好发部位采取以下方法进行：

1. 问诊 询问患者牙齿疼痛或不适的部位、时间、性质等。如有无刺激痛或激发痛，疼痛的久暂，有无持续等。

刺激痛，是指患牙遇到刺激时，如冷、热、酸、甜，或进食等引起疼痛或不适，刺激去除后，疼痛立即消失。

激发痛，是指患牙遇到刺激（冷、热、酸、甜等）后引起疼痛或疼痛加重，而刺激去除后，疼痛仍持续一段时间才能缓解或消失。

早期龋病有的患者可能不会有刺激痛，所以容易被患者忽视，贻误治疗最佳时机，应提醒患者定期检查。

2. 视诊 观察牙面有无变黑褐和失去光泽的斑点，有无各种大小的洞形成，当怀疑有邻面龋时，观察殆面上邻近的边缘嵴有无变暗的黑晕出现。

3. 探诊 利用尖头探针探测龋损部位有无粗糙、勾拉或插入的情况。探测洞底或牙颈部的龋洞有无变软、酸痛或过敏的感觉，有无剧烈探痛。探诊还可探测龋洞的部位、深度、大小及有无穿髓孔。

对于邻面的早期龋损，有时探针不易进入，可用牙线自咬合面方滑向牙间隙，然后从颈部拉出，检查牙线有无变毛或撕断的情况。如有，可能有邻面龋损。

4. 冷、热、酸和甜刺激实验 当龋损达到一定深度，患者即可述说对冷、热或酸、甜刺激发生疼痛或不适，医生可用冷、热及酸、甜刺激来进行检查。

5. 牙髓活力测试 牙髓活力测试是判断牙髓活力状况的一种检查手段，有多种方法。过去常用改变温度刺激法，如冷热刺激，现在多用牙髓活力测试仪测试，临床可根据条件具体选择使用。

6. X 线检查 对邻面龋、继发龋或隐匿龋通常不易用探针探查出来，可用 X 线照片的方法进行检查。有时为了明确龋洞的深度或与髓腔的关系，也借助于 X 线片检查。

7. 投照检查 可采用激光照射、光纤透照法、紫外线照射法和激光荧光法等方法检查，临床医师可根据条件选择不同的方法。其中光纤透照法有助于牙隐裂和早期龋的诊断。检查时，光源置于前牙的舌侧，或后牙的颊侧，牙隐裂患牙因强光不能透过，故光源侧牙组织发亮，远离光源侧牙组织发暗。

（二）诊断方法

1. 浅龋 指发生于牙釉质层或牙骨质层的龋病。位于牙冠部的浅龋又可分为窝沟龋、光滑面龋、邻面龋，其临床表现不一样。

牙冠部的浅龋早期不会产生主观症状和痛苦，在有温度变化和酸甜刺激时也不会有痛苦，很容易被患者忽略。因此，在进行口腔卫生教育和宣传时，必须着重说明这个问题，提醒患者定期检查。位于牙颈部的浅龋很快就会破坏到牙本质或一开始就在牙本质，这种龋会表现出中龋症状。

诊断要点： ①窝沟浅龋早期表现为龋损部位有变黑的现象，仔细观察时，可见到不太透明的白垩色斑，用探针探察可以勾住探针。②光滑面浅龋通常呈白垩色斑或点，随着时间的延长和疾病的发展，可以变为黄褐色或褐色斑点。③邻面龋早期不易查出，探针探查时，有粗糙感或用前述的拉牙线的方法检查，但应注意与牙结石造成的粗糙相区别，最好进行 X 线片检查。

2. 中龋 中龋龋损已由牙釉质发展到牙本质浅层。因牙本质较牙釉质有机物成分多，且有许多牙本质小管，有利于细菌入侵，因此龋病进展较快，容易形成龋洞。中龋患者多有主观症状，但因个体的差异和病变进展速度不同，症状也不一定完全相同。当龋病进展缓慢，在相应髓腔壁上形成的修复性牙本质足以阻挡外界刺激的传入时，患者就可以完全没有主观症状。相反，急性龋因病变进展迅速，相应髓腔壁来不及形成修复性牙本质，外界刺激较易传入牙髓时，患者就会有较明显的自觉症状。

诊断要点：①患者遇酸甜饮食有酸痛感，对过冷、过热食物也有类似不适，冷刺激更敏感，但刺激去除后症状立即消失（一过性刺痛）。②检查可发现龋洞，呈棕黑色。龋洞内有软化牙本质、食物残渣、大量细菌及其产物等腐质，去净腐质后洞底位于牙本质层。③探查洞底时，患者可感觉酸痛。注意：邻面中龋症状不明显，探查不仔细时较易漏诊。故怀疑有邻面龋时，可借助 X 线片（患牙邻面有 X 线透射区）明确诊断。

3. 深龋 深龋龋损已进展到牙本质深层。临床上可见很深的棕黑色龋洞，即使是邻面深龋也可在患牙面边缘嵴的相应部位透出墨浸状黑色，较易探查到。洞内有大量腐质，机械去除腐质时，患者大多感觉酸痛难忍。

深龋患者主观症状明显，多有激发痛（比中龋更明显）和食物嵌塞痛。但某些慢性龋患者，因修复性牙本质较厚，对温度、化学刺激和探诊检查可无明显疼痛反应。

诊断要点：①患者大多遇冷、热、酸、甜饮食出现明显激发痛，尤其对冷刺激敏感。但刺激去除后疼痛立即消失，深龋不会产生自发性疼痛。②检查患牙有深达牙本质深层的棕黑色深洞，洞内有大量软化牙本质、食物残渣，易于探查。邻面隐匿性龋，临床检查较难发现，应结合患者主观症状，仔细检查。必要时可在处理过程中除去无基釉质后再行诊断。③探查洞底时患者极为敏感，但无露髓孔。④叩诊无不适。⑤牙髓活力测试，反应与正常对照牙相同。

二、龋病的鉴别诊断

1. 正常窝沟与窝沟浅龋 正常的窝沟色浅，表面光滑，探针探查无卡探针现象；窝沟浅龋呈黑色棕黑色，表面有粗糙感，探针尖可插入，回拉时有阻滞感。

2. 光滑面龋与牙釉质发育不全 牙釉质发育不全表现为同一时期发育的牙齿同时受累，一般左右对称。探诊时，表面粗糙不平，甚至有缺损，但质地坚硬，无卡探针现象。而光滑面龋探诊表面粗糙，质软，色素沉着呈灰黄色或黄褐色斑块，可卡住探针。

牙釉质发育不全往往累及整个牙冠或牙尖的周围，龋病则只累及牙齿的一个或两个面，严重时才造成多面受累。

3. 光滑面龋与牙釉质钙化不全 色泽上，早期龋的白垩斑表面较为粗糙，而钙化不全的白色斑块表面光洁；部位上，早期龋常发生在牙面的敏感部位，钙化不全则可发生在牙齿的任何部位。

4. 浅龋与氟斑牙或称斑釉症 氟斑牙的颜色自白垩色至深褐色不等，同一口腔内患牙呈对称性分布。质地较硬，整个牙冠均可受累。

5. 深龋与慢性牙髓炎 深龋的病损已发展到牙本质深层，临床检查时可发现明显的龋洞，患者对温度和化学刺激有敏感症状，对温度刺激尤为敏感，常有食物嵌塞痛，但没有自发性疼痛。探诊敏感，不露髓，牙髓活力测试正常或阈值偏低。

慢性牙髓炎常有自发性疼痛史，或有明显穿髓孔，探诊可有疼痛或出血。叩诊可有轻度疼痛，冷热刺激痛不明显，牙髓活力下降。

知识链接

龋齿一定会引起牙齿疼痛吗

从龋齿的发展过程来看，早期的龋齿不会引起疼痛，仅仅对冷热刺激有轻微不适或疼痛。随着病变的进一步发展，上述症状会加重，当龋损接近或进入牙髓时，出现剧烈的疼痛，甚至会出现全身症状，如发热、寒战等。尽管不是所有的龋齿都会引起疼痛，但是，一旦发现龋齿，及早充填至关重要。否则，任其发展，迟早会痛。

第五节 龋病的治疗

一、非手术治疗

非手术治疗是采用药物或再矿化等保守方法使龋病病变终止或消除的治疗方法。

（一）药物疗法

1. 适应证

（1）恒牙早期釉质龋，尚未形成龋洞者，特别是位于易清洁的平滑面病损。

（2）乳前牙邻面浅龋及乳磨牙咬合面广泛性浅龋，1 年内将被恒牙替换者。

（3）静止龋，如咬合面点隙龋损，由于咬合面磨耗，将点隙磨掉，成一浅碟状，使致龋环境消失。

2. 药物

（1）氟化物：常用的氟化物有 75% 氟化钠甘油糊剂、8% 氟化亚锡溶液、酸性磷酸氟化钠（APF）溶液、含氟凝胶及含氟涂料等。氟化物对软组织无腐蚀性，不使牙变色，前后牙均可使用。

（2）硝酸银：主要制剂有 10% 硝酸银和氨硝酸银。

3. 应用方法

（1）用球钻除尽龋损的腐质，暴露病变部位。

（2）清洁牙面，去除牙石和牙菌斑。

（3）隔湿、吹干牙面。

（4）涂布药物。将氟制剂涂于患区，用橡皮杯或棉球反复涂擦牙面1～2分钟。

用棉球蘸硝酸银溶液涂布患区，热空气吹后，再涂还原剂，如此重复几次，直至出现黑色或灰白色沉淀。硝酸银腐蚀性大，使用时应严格隔湿，防止与软组织接触。

（二）再矿化疗法

指用人工的方法使已经脱矿、软化的釉质发生再矿化，恢复硬度，使早期釉质龋终止或消除的方法。

1. 适应证

（1）光滑面早期釉质龋，即龋斑（白垩斑或褐斑）。

（2）龋易感者可作预防用。

2. 应用方法

（1）用含有不同比例的钙、磷和氟制剂配制成漱口液，每天含漱。

（2）局部应清洁、干燥牙面，将浸有矿化液的棉球置于患处，每次放置几分钟，反复3～4次。

（三）窝沟封闭疗法

指使用窝沟封闭剂封闭窝沟，使其与口腔环境隔绝，防止食物残渣、细菌及其酸性产物等致龋因子进入窝沟，达到防止龋病发生的目的（图2-5）。

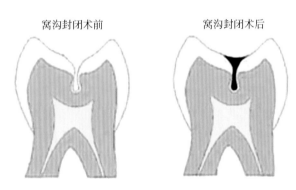

图2-5 窝沟封闭法

1. 适应证

（1）可疑的窝沟龋。

（2）𬌗面充填物与牙体组织之间的无龋深裂沟。

2. 封闭剂 窝沟封闭剂主要由树脂、稀释剂、引发剂及一些辅助成分（如填料、氟化物、染料等）组成，树脂是封闭剂的主体材料。

3. 治疗方法 临床治疗操作步骤包括清洁牙面、隔湿、酸蚀、涂布材料及固化封闭、调𬌗。

二、充填修复治疗

充填修复治疗即为龋病的手术治疗。主要包括三个步骤：第一步窝洞制备，将牙齿上的龋坏病变组织去除并将洞按要求做成一定形状；第二步为窝洞的隔湿和消毒；第三部为窝洞充填，就是将修复材料填入洞内，恢复牙齿的形态和功能。

（一）窝洞的分类

临床根据龋损所在的部位，将窝洞分为 5 类，这是目前被广泛应用的充填的基础分类，即 G. V. Black 分类。

Ⅰ类洞：发生于所有牙齿的发育窝、沟、点隙内的龋损所制备的洞形。包括磨牙𬌗面窝沟洞，磨牙颊（舌）面的颊（舌）沟洞，前磨牙的𬌗面窝沟洞，上前牙的腭面窝洞（图 2 −6）。

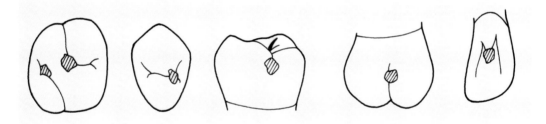

图 2 −6　Ⅰ类洞

Ⅱ类洞：发生于后牙邻面的龋损所制备的洞形。包括前磨牙的邻面洞，邻𬌗面洞和邻颊（舌）面洞，磨牙的邻𬌗面洞和邻颊（舌）面洞及邻面洞（图 2 −7）。

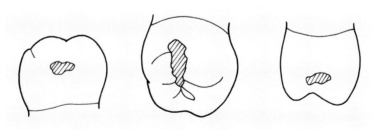

图 2 −7　Ⅱ类洞

Ⅲ类洞：发生于前牙邻面未损及切角的龋损所制备的洞形。包括切牙、尖牙的邻面洞，邻腭（舌）面洞，邻唇面洞（图 2 −8）。

Ⅳ类洞：发生于前牙邻面并损及切角的龋损所制备的洞形。包括切牙、尖牙的邻唇腭（舌）面洞，目前含义延伸及牙外伤引起切角缺损的洞（图 2 −9）。

Ⅴ类洞：发生于所有牙齿的颊（唇）、舌（腭）面近龈 1/3 牙面的龋损所制备的洞形。包括前牙、前磨牙、磨牙在颊或舌面的近龈 1/3 洞（图 2 −10）。

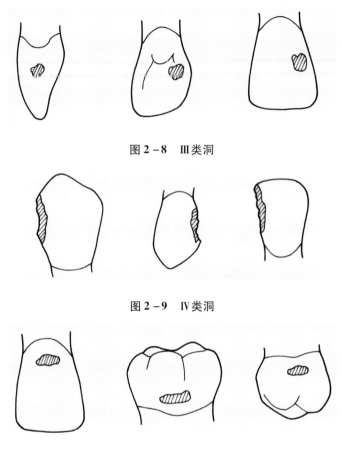

图 2 - 8　Ⅲ类洞

图 2 - 9　Ⅳ类洞

图 2 - 10　Ⅴ类洞

根据窝洞涉及的牙面数分类：

单面洞：只累及一个牙面的洞形。

双面洞（复面洞）：累及两个牙面且连为一个整体的洞形。

复杂洞：累及两个以上牙面且连为一个整体的洞形。

（二）窝洞的命名

临床上最常见、最简便的命名方式是以牙面命名。位于殆面的单面洞称为殆面洞，位于邻面和殆面的双面洞称为邻殆面洞。为了方便临床记录，国际通用的是以各牙面的英语第一个字母命名，I（incisal）表示切缘；La（labial）表示唇面；B（buccal）表示颊面；L（lingual）表示舌面；P（palatal）表示腭面；O（occlusal）表示殆面；M（mesial）表示近中面；D（distal）表示远中面。记录时，英文字母书写于牙位符号的右上方，如右上颌第一磨牙殆面洞为6^O，左下颌第二前磨牙近中邻殆面洞为5^{MO}。

（三）窝洞的结构

牙面龋损经窝洞制备所形成的规范的洞形结构称作窝洞。一个完成制备的窝洞包含以下结构：洞壁、洞角和洞缘（图 2 - 11）。

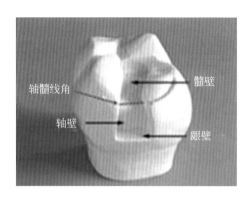

轴髓线角　　　髓壁

轴壁　　　龈壁

图 2 – 11　窝洞的结构和命名

1. 洞壁　洞壁分侧壁和髓壁。侧壁以所在牙面命名，如位于颊面者叫颊壁，靠近龈缘者叫龈壁。位于洞底覆盖牙髓的洞壁叫髓壁。与长轴平行的髓壁又叫轴壁，以与𬌗面的髓壁相区别。如一个𬌗面洞具有 4 个侧壁，即颊壁、近中壁、舌壁、远中壁和一个髓壁（洞底）。

2. 洞缘　洞侧壁与牙面相交构成洞的边缘，即洞缘。它实际上是由洞侧壁与牙面相交形成的线角，即洞缘角或洞面角。

3. 洞角　洞壁相交形成洞角，洞角又分为点角和线角，两壁相交构成线角，三壁相交构成点角。

（四）窝洞的制备（简称备洞）

1. 备洞的基本原则　窝洞的制备是龋病治疗过程中很重要的一个环节，关系到治疗的成功与否，在备洞时，有以下原则必须注意和遵守。

（1）生物学原则

1）去尽龋坏组织：龋坏组织即腐质和感染的软化牙本质。其中含有很多细菌及其代谢产物。为了消除感染，终止龋病过程，使修复体紧贴洞壁，防止发生继发龋，原则上必须去尽腐质。

2）保护牙髓组织：对牙体结构、髓腔解剖形态及增龄变化必须有清楚的了解。钻磨牙时用锋利器械间断操作，并用水冷却，不向髓腔方向加压，以防止意外穿髓。

3）保留健康牙体组织：备洞时，只需去除感染牙本质，而不必将仅有脱矿而无细菌的脱矿层去除。脱矿层仅开始脱矿，虽有着色，其硬度与正常牙本质差异不大。

4）人文关怀，减小痛苦：医生应认识到，备洞是在一个生活器官——牙齿上进行手术。牙齿和身体有密切关系，备洞时的切割产热、冷热刺激及牙转噪音等，都会给患者带来生理和心理的影响甚至痛苦。因此，备洞时最好在麻醉下进行。

（2）力学原则

1）外形设计：外形是洞缘线在牙体表面的形状。遵从 G. V. Black 提出以下原则：
①外形的范围根据龋坏的范围而定。
②外形应作预防性扩展，但应尽量保留健康的牙体组织。
③外形应保留紧邻病变区不易患龋的健康牙体，切削时，应尽量避让牙尖、牙嵴。

④外形线应为圆钝曲线，应有一定长度和宽度，以便于材料的填充。

2）抗力形设计：抗力形是使充填体和余留牙体组织能够承受咬合力而不会破裂的特定形状。抗力形应符合下列条件：

①窝洞的深度：窝洞必须达到一定深度，后牙洞深以到达釉牙本质界下 0.2 ～ 0.5mm 为宜。前牙受力小，牙体薄，可到达釉牙本质界的牙本质面。需垫底材料恢复时，垫底后至少应留出上述深度的洞形，以容纳足够的充填材料。

②形成盒状洞形：盒状洞形的共同特征是洞底平，壁直，点线角清晰圆钝。

③阶梯的形成：双面洞的洞底应形成阶梯以均匀分担咬合力，使咬合力由𬌗面髓壁和邻面龈壁分担。阶梯的组成是龈壁，轴壁，髓壁及近、远中侧壁。

④去尽无基釉：无基釉是缺乏牙本质支撑的釉质。侧壁的釉质壁位于洞缘，失去下方牙本质，承力后易出现崩裂，使充填体和牙齿的交接线产生裂缝，导致充填失败。

⑤降低薄壁弱尖：应修整受到损伤而变得脆弱的牙尖和牙嵴，以减轻咬合力负担，防止破裂和折断。

3）固位形的设计：固位形是使充填体能保留于洞内，承受力后不移位、不脱落的特定形状。固位形有以下几种：

①侧壁固位：这是各类洞形最基本的固位形，常见于盒状洞形（图 2 -12A）。

②倒凹固位：倒凹是一种机械固位，在洞底的侧髓线角或点角处平洞底向侧壁牙本质作出的潜入小凹，有时也可沿线角作固位沟（图 2 -12B）。

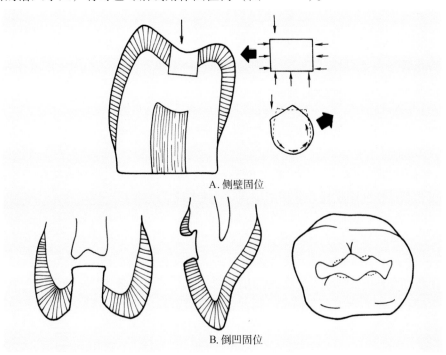

A.侧壁固位

B.倒凹固位

图 2 - 12　侧壁固位与倒凹固位

倒凹制备应遵循以下原则：

●倒凹一般做在牙尖的下方。

⬤洞底在釉牙本质界下0.5mm以内者,可直接制备倒凹。

⬤洞底超过规定深度后,最好先垫底再制备倒凹。

⬤倒凹和固位沟不宜做得太深,以免割过多的牙本质,一般以0.2mm深为宜。

③鸠尾固位:是用于复面洞的一种固位形。如后牙邻𬌗面洞在𬌗面作鸠尾,前牙邻舌洞在舌面作鸠尾(图2-13)。此种固位形的外形似斑鸠的尾部,由鸠尾峡和膨大的尾部组成,借助峡部的扣锁作用,防止充填体从水平方向脱落。

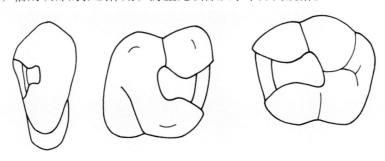

图2-13 鸠尾固位

鸠尾的制备须遵循以下原则:

⬤鸠尾大小与邻面缺损大小相适应。

⬤鸠尾要有一定深度,特别在峡部,以获得足够抗力。

⬤制备鸠尾应顺𬌗面的窝沟扩展,避开牙尖、嵴和髓角;鸠尾峡的宽度一般在后牙为所在颊舌尖间距的1/3~1/2。

⬤鸠尾峡的位置应在轴髓线角的内侧。

④梯形固位:邻𬌗面洞的邻面设计应制备成龈方大于𬌗方的梯形。可防止充填体从与梯形底呈垂直方向的脱位。

梯形制备应遵循以下原则:

⬤梯形的侧壁应扩大到接触区外的自洁区,并向中线倾斜。

⬤梯形的底为龈壁,宜平行于龈缘,龈壁与侧壁连接转角处应圆钝。

⬤梯形的深度,居釉牙本质界下0.2~0.5mm,龋损过深应于轴壁垫底。

2. 备洞使用的器械

(1)机动器械 目前常用的是气涡轮机牙钻机。分低速和高速两种,高速可达20万~50万r/min,切削效率高,易产热,需水降温。

1)机头又称手机,有直头和弯头,用于备洞常用弯头。

2)钻针,有长针和短针两种,前者用于直机头,后者用于弯机头。临床上使用的钻针有多种式样和品种。钻针的结构分头、颈和柄三部分。头就是工作端,由8~12道刀口组成,柄是安装在机头上的部分,头柄之间狭窄的部分就是颈。

①钢钻:由普通钢、钨钢和高碳钢等钢种分别制成不同硬度的钻针。根据其工作头的形状可分为以下种类。

⬤裂钻:呈柱形、圆锥形或抛物线形,刀口平行且与针柄一致,用于扩大洞形,修整洞壁(图2-14A、B、C)。

●倒锥钻：纵刨面呈梯形，用于扩展洞形，制备倒凹，修整洞底（图2-14D）。

●球钻：钻头呈球形，用于打开洞口，去除龋坏牙本质（图2-14E、F）。

●梨形钻：钻头呈尖圆形，用于扩大洞口，去除龋坏，修整洞角（图-14G）。

②石头：由人造石制成，有各种形状。主要用于磨除边缘嵴及殆面的釉质。

③金刚石尖：由人造金刚石制成，有球形、柱形、锥形等，切削效率高。

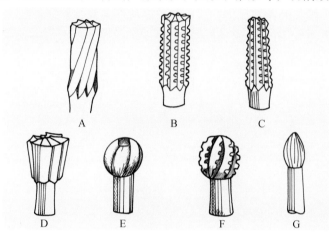

图2-14　各种钻针的工作头

（2）手用器械　手持使用，使用时应握紧且有支点，分执笔法和握掌法。常用器械有两种：

1）挖器　双头，正反两个方向，有大小之分。工作头为匙形，边缘为刀口，可用于挖除龋坏组织。

2）凿　工作头像木工凿的刀口，用于去除无基釉，修整邻面的龈壁和颊舌壁的锋锐边缘。

3. 备洞的一般步骤

（1）扩大开口进入龋洞　对潜行性龋、隐匿性龋，需将洞口扩大，使龋洞充分暴露。在前牙，如龋洞靠唇侧，则应从唇面进入，可保留健康的舌侧边缘嵴，以利抗力；当龋洞近舌（腭）侧，应从舌（腭）侧进入而保留完整的唇面以利美观。在后牙，应从殆面进入，磨除边缘嵴，进入龋洞。

（2）去除龋坏牙本质　用球钻和挖匙去净龋洞内钩软化牙本质，直到露出健康的牙釉质和牙本质。

（3）制备洞形　根据龋坏的范围和所累及的牙面来设计窝洞外形，使其具备固位和抗力的要求。窝洞的洞缘应位于健康的牙体组织上，应该注意，在去尽腐质的前提下尽可能少地切割健康牙体组织，特别需要保留健康的牙尖和嵴，洞缘线应为一圆缓曲线，并制备符合要求的抗力形和固位形。

（4）洞形完成　依据窝洞预备的原则，全面检查窝洞的外形、大小、深度、点、线角、洞壁、洞缘、洞底等部位是否符合要求，对深的洞底，应探查有无露髓孔，进一步判断牙髓状态。一切合格，则窝洞预备完成。

4. 备洞的无痛法　窝洞制备过程中，患者会感到疼痛或难以忍受的酸痛。通常采用以下措施：

（1）采用锋利器械　切割效率高，速度快，刺激小。

（2）采用降温措施　高速涡轮牙钻机机头有喷水雾装置。

（3）使用脱敏药物　可采用75%的氟化钠甘油、25%的氯化锶糊剂等涂擦洞壁。

（4）局部麻醉　以上方法不奏效时，可采用局麻的方法。

（5）操作轻柔　争取减少口镜的过分牵拉和器械的压迫。

5. 各类洞形的制备要点　窝洞制备除有以上的共同点外，各类洞形还有各自的要求和制备要点，具体如下：

（1）Ⅰ类洞的制备要点　通常制作成箱状，要有一定深度，制作倒凹。

1）窝沟点隙龋制备窝洞时，若有两个龋损，且相距较远，可做成两个洞，相距较近时，可做成一个洞。将病变范围探查清楚后，先用小圆钻或裂钻自病变部位钻入洞内，然后改用较大的裂钻扩大洞口。用挖匙或低速球钻去除软龋，修整洞底及洞壁，达到底壁垂直，洞壁平行，洞口略小于洞底，洞的外形圆缓（图2－15）。

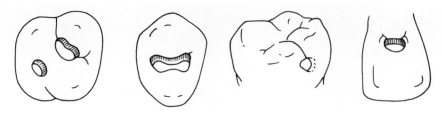

图2－15　Ⅰ类洞外形

2）下颌磨牙颊沟龋备洞时，观察龋损范围，若未累及咬合面，制成单面洞，累及咬合面，则制成双面洞，并做鸠尾，保证固位。

3）下颌第一前磨牙咬合面龋备洞时，洞底不能水平，而是平行于咬合面，以防穿髓。

4）上颌前牙腭侧龋备洞时，洞底也不能水平，而是平行于腭面，洞壁垂直于腭面。

（2）Ⅱ类洞的制备要点　邻面龋除特殊情况外，一般都要制成双面洞（图2－16）。

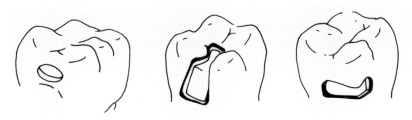

图2－16　Ⅱ类洞外形

1）如果龋损已累及咬合面和边缘嵴，先用裂钻扩大洞口，再去除龋坏，而后再根据邻面破坏的情况在咬合面设计鸠尾形。

2）如果龋损未累及咬合面，但已破坏邻接点，通常还是要把洞扩展到咬合面。

3）对于未累及邻接点或邻接点以下的龋损，可做成邻颊或邻舌洞，具体要看龋损的颊舌偏向情况而定。这就是近年来提倡的邻面隧道洞的概念。

4）邻牙缺失且有足够的空间容纳器械和手机，这种邻面龋，也可制备成单面洞。

5）近远中邻面都患龋时，可制备成复面邻牙合洞。

（3）Ⅲ类洞的制备要点　前牙邻面龋，通常都要扩展到舌、腭或唇侧，具体扩展到哪一侧，决定于病损部位偏向哪一侧。如果龋损的部位暴露充分，易于操作，也可做成单面洞（图 2 -17）。需要强调的是，邻舌、腭洞制备时，一定要去除干净变色的龋坏，否则，充填后，唇面可见龋坏颜色，影响美观。

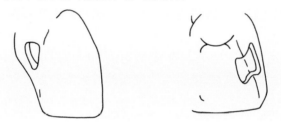

图 2 - 17　Ⅲ类洞外形

（4）Ⅳ类洞的制备要点　这种龋损的范围较大，不易制成固位形，可制做针道，借助固位钉固位。由于现代牙科材料的不断问世，特别是高黏性和高强度的复合树脂的问世，对这类洞的制备无需过多要求，只需去除干净龋坏，就可完美的恢复患牙的形态和功能（图 2 -18）。

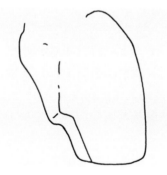

图 2 - 18　Ⅳ类洞外形

（5）Ⅴ类洞的制备要点　此类洞由于病损部位大多充分暴露，制备较易操作，加之多不受咀嚼压力，对抗力形要求不高，洞形设计成肾形或半圆形的单面洞，在牙合壁和龈壁做固位形（图 2 -19）。

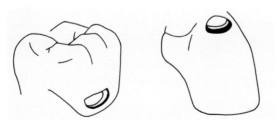

图 2 - 19　Ⅴ类洞外形

（五）洞的隔湿和消毒

1. 洞的隔湿 即是将患牙和唾液隔离，其目的是为了避免唾液浸入洞内，引起细菌感染，影响消毒药物及充填材料等性能，保证洞壁的密合。常用的隔湿方法包括：①简易隔湿法，有棉卷隔湿法和吸唾器隔湿法两种，前者是将吸水棉卷置于患牙的唇、颊、舌侧，防止唾液和水涌向手术区，隔湿简便而有效。后者是利用水流和抽气产生的负压及时吸走患牙周围的唾液和水，达到隔湿效果。二者合用效果更好。②橡皮障隔湿，是指利用一块橡皮膜经打孔后套在牙上，利用橡皮的弹性紧箍牙颈部使牙与口腔完全隔离开来。橡皮障隔湿法效果好，手术区视野清楚，还可防止操作中小器械和切削牙体组织碎屑吞入食管或气管，确保手术安全。但所需器械较多，操作费时。③辅助隔湿法，指特定情况的局部隔湿方法。如排龈线、排龈膏的使用，开口器的使用。

2. 洞的消毒 在充填修复之前，应选用适宜的消毒剂消毒窝洞。理想的消毒剂应当是消毒力强而刺激小、无毒、不损害牙本质的活力和不使牙变色的药物。常用的药物有25%~50%的麝香草酚酒精溶液、樟脑酚液、丁香酚、10%的硝酸银及75%的酒精液等。

（六）充填修复

即采用合适的修复材料充填窝洞，以恢复患牙形态和功能过程。

1. 修复材料 又称充填物。将其分为永久性修复材料和暂时性修复材料两种。

（1）永久性修复材料 顾名思义，主要用于牙体缺损的永久性修复，临床常用的有以下几种：

1）银汞合金，是一种历史悠久的充填修复材料，由汞与银合金粉按一定比例混合调拌而成。据记载，我国早在11世纪已开始使用银汞合金充填牙齿。但随着新型修复材料的不断应用和对银汞合金应用中劣势的不断认识，如颜色的问题、汞污染的问题等，银汞合金在临床的应用已不像以前广泛，有的地方已不使用。

2）复合树脂，是在丙烯酸酯基础上发展起来的一种高分子材料，其种类繁多、硬度大、颜色好，符合美学修复要求。分单糊剂型和粉液型，前者多为光敏固化型，后者使用时按要求临时调拌。

3）玻璃离子体黏固粉，是20世纪70年代发展起来的的修复材料。也属于一种复合树脂，特点是与牙釉质和牙本质有较强的黏接力，色泽好，抗压强度不大。由粉、液两组分组成，使用时按要求临时调拌，由于其含氟化物，所以它有预防龋病的作用。

（2）暂时性修复材料 主要用于牙体缺损的临时性修复或牙体牙髓病治疗中的药物暂封。临床常用的有以下几种：

1）磷酸锌黏固粉，可用于牙体修复术中的黏接桩钉、嵌体、冠、桥等，也可作为隔离刺激性充填材料和永久充填前的垫底材料。由粉、液两组分组成，用时调拌。

2）氧化锌丁香油黏固粉，是临床中最常用的一种暂封材料。具有使用方便，对牙髓刺激小，固化较快，易溶于唾液的特点。临床上主要用于牙体牙髓病治疗的暂封剂、永久充填的盖髓剂或与牙胶尖合用于根管充填,由粉液两组分组成。

3)聚羧酸锌黏固粉,由粉、液两组分组成,其与牙釉质和牙本质都有较强的黏接力,牙髓刺激小,抗压强度大,但不能刺激修复性牙本质的形成,因此,不能用于直接盖髓术。可用于垫底,桩、冠、桥、嵌体等的黏接剂。

2. 充填修复的基本步骤

(1)清洗窝洞　在洞形制备好以后,可用温水清洗窝洞,除去所有残屑,看清洞的各部,注意有无痛点或穿髓孔。

(2)隔湿　洞形符合要求后,即可进行隔湿,其方法见前述。

(3)消毒窝洞　隔湿完成以后,即可消毒窝洞。通常将蘸有消毒药的小棉球放入洞内,1~2分钟取出。

(4)干燥窝洞　充填前必须干燥窝洞,可用消毒棉球擦拭或用气枪吹干。

(5)充填　干燥完成即可充填窝洞。如被充填洞是双面洞,还须使用成型片,以防充填材料溢出洞外。后牙用成型片通常为不锈钢薄片,有大中小三种型号,以适用前磨牙和磨牙的不同用途(图2-20)。成型片通常须与成型片夹及木楔配合使用。

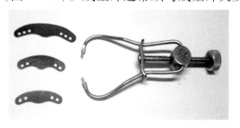

图2-20　成型片夹及不同规格成型片

(6)修正表面、调整咬合、打磨抛光　充填完毕后,取出成型片时必须小心,先将片夹松开并取下,然后用手或镊子将成型片小心推离患牙,并慢慢取出,切勿拉坏充填物。最后调整咬合,并打磨抛光充填物,完成充填修复。

3. 修复方法　在具体的充填修复过程中,由于使用的充填材料不同,具体方法步骤也有所差别。以下为临床常用的充填修复术:

(1)银汞合金充填法

1)适应证　①Ⅰ、Ⅱ类洞和Ⅴ类洞(后牙);②大面积龋损时与固位钉联合修复;③冠修复前的牙体充填。

2)材料调制　分手工调制和电动调制。现在常用电动调制,使用时,将成品的银汞合金胶囊(有大、中、小之分)安装在调拌机上,按要求调整好定时计和定速计调制即可。

3)窝洞充填　银汞合金为电流及热的良导体,充填前拟使用洞漆及树脂黏结剂对窝洞进行封闭,较深的洞需垫底,其材料使用见临时充填材料节。充填时,将调好的银汞合金捏成小团,压入银汞合金输送器的头内,然后送入洞内,推压输送器后端的推压杆,即可将银汞合金输入洞内,然后用充填器填压实在。当银汞合金充填满洞后,稍等片刻,取出成型片夹及成型片,除去洞周围的合金,然后使用雕刻器进行外形雕刻。雕刻时，应注意恢复患牙外形，如沟、窝、斜面等，同时，还应注意恢复咬合关系，但不能出现高点接触。然后检查邻面接触情况，是否有悬突等。一切完成后，应当检查患者口腔是否有银汞合金残渣。在患者撤离前，应叮嘱 24 小时内避免使用患侧咀嚼，一天后复诊，检查咬合，并行抛光。

（2）黏结修复术 随着黏结性修复材料的不断更新和性能的提高，黏结修复技术日趋广泛应用。因其颜色美观，强度较大，操作简单，能保存更多的健康牙体组织，越来越受到广大患者和医师的欢迎。临床常用的黏结修复术有以下几种：

1）复合树脂黏结修复术 分为化学固化和光固化两种复合树脂，前者为 A、B 双组分，使用时用塑料调刀临时调制。后者为单组分，需特殊光照方可固化。其步骤为：①比色。根据邻牙颜色比对挑选合适色号的树脂，比色时应在自然光线下进行。②隔湿。用可靠的措施隔湿患牙，以保证工作区不被污染和利于操作。③垫底与护髓。复合树脂及其附属物为化学材料，可刺激牙髓，引起牙髓反应，因此，对较深窝洞充填时应护髓和垫底，可在近髓处衬一薄层氢氧化钙糊剂护髓，再用玻璃离子黏固剂垫底。④酸蚀。用小棉球或小刷将酸蚀剂涂布于窝洞的黏结界面 40～60 秒，用三用枪冲洗干净窝洞的酸蚀剂，吹干窝洞。酸蚀后的牙面应为白垩色，酸蚀剂通常为 30%～50% 的磷酸，若同时酸蚀牙釉质和牙本质，则采用全蚀刻体系。自酸蚀树脂可免此步骤。⑤涂布黏结剂。用棉球或小刷蘸取黏结剂少许涂布于黏结界面，光照 20 秒。黏结剂应尽可能薄，否则会影响黏结效果。⑥充填固化。后牙双面洞和缺损较大的前牙，充填前应使用成型片。取少量填入洞内，光照 40～60 秒。充填材料厚度超过 3mm，应分次分层充填，每次光照 40～60 秒，深色调和超微填料应适当延长光照时间。若为化学固化树脂，取适量按要求调拌，及时填入洞内，可适当超填，成型并去除多余的树脂，待固化后取出成型片。⑦成型调𬌗，打磨抛光。用金刚砂修整外形，去除悬突，使用咬合纸检查咬合，调磨高点，直至合适。用粗、细沙片依次打磨，用橡皮轮或细绒轮蘸取抛光膏抛光，邻面可用细沙条抛光。

2）玻璃离子水门汀修复术 玻璃离子水门汀有许多修复优势，如充填后可释放氟离子，具有防龋能力；与牙齿有内在的黏结性，无需黏结剂；与牙体组织有近似的热膨胀系数和低的固化收缩，减少微渗漏，提供良好的边缘封闭；具有良好的生物相容性，对牙髓刺激小。但也有其劣势，如不耐磨，美观性差，在一定程度限制了其临床应用的范围。

随着新型玻璃离子水门汀的问世，其性能有了更大的提高，应用范围和修复效果也大幅度提高。主要适用Ⅲ、Ⅴ类洞、后牙邻面洞及乳牙各类洞的充填。操作较简单，充填时，吹干窝洞，后牙邻面洞可用成型片，将调制好的材料送入洞中，用小棉球填压成型，涂布隔湿剂。

知识链接

龋齿一定要补吗

龋齿是牙体硬组织软化崩解后形成的缺损，牙齿硬组织无再生能力，故缺损后必须通过填补的方法恢复外形。另外，龋齿无自限性，必须通过人为干预（即填补等）才能终止其发展，所以，得了龋病，一定要补牙。

三、深龋的治疗

（一）治疗原则

1. 判断牙髓状况 深龋时，牙髓发生病变的可能性较大。因此，治疗深龋时首先要对牙髓的状况做出正确的判断，才能制定出合理正确的治疗方案。临床应详细询问病史，如有无疼痛，疼痛性质、时间及治疗情况，结合临床检查（如视、探、叩诊，温度刺激等）做出诊断，必要时可做牙髓电活力测试及照 X 线片。主要与慢性牙髓炎相鉴别，以防将牙髓炎误诊为深龋。

2. 终止龋病发展，保护牙髓，促进恢复 明确诊断为深龋而非炎症后，首先应去除龋腐。原则上应去除干净腐质，而不伤及牙髓，但深龋已接近牙髓，去除腐质应特别小心，尽量在直视下进行，同时应结合患者的年龄，髓腔解剖特点综合分析，确定病变区域，明确切磨范围和量，仔细操作。

（二）治疗方法

1. 充填术 用于龋损面积小，可一次性去除干净腐质，牙髓刺激症较小的深龋治疗。充填前去尽腐质，消毒窝洞，用丁香油氧化锌糊剂做薄层底衬，再用磷酸锌黏固剂垫底，最后采用合适的永久性充填材料充填，塑型。

2. 安抚治疗 对于龋洞较深，龋损面积大，牙体手术时患者反应明显，激发痛明显的患牙，充填前，应消毒窝洞。将蘸有丁香油的小棉球放入去尽腐质的窝洞内，用丁香油氧化锌糊剂暂时封闭，1~2 周复诊。如无自觉症状，或牙髓电活力测试正常，无叩痛，则可去除暂封，双层垫底永久充填或作间接盖髓术。如复诊时，仍有症状，可作二次安抚术。若安抚治疗过程中出现自发性疼痛，应立即去除暂封，改行牙髓治疗。

3. 间接盖髓术 使用具有消炎和促进牙髓－牙本质修复的制剂，覆盖洞底，促进牙髓恢复和病变牙本质再矿化，从而使牙髓活力得以保存的治疗方法称间接盖髓术。适用于龋洞较深，去龋时反应较重，洞底仍留有少量龋腐的患牙。治疗分两次，备洞完成后，消毒窝洞，先在洞底均匀放置一层氢氧化钙糊剂，再用丁香油氧化锌糊剂暂封，有时可再加封一层磷酸锌糊剂，以增加强度。观察 1~3 个月。复诊时，患牙无症状，牙髓正常，无叩痛，则可去除部分丁香油氧化锌糊剂，用磷酸锌糊剂重新垫底后永久充填。观察期间，若有自发性痛，须去除暂封，改行牙髓治疗。

四、龋病治疗的并发症及处理

1. 意外穿髓 龋病治疗中若出现意外穿髓，首先看清穿髓部位，将龋洞清理干净，用生理盐水冲洗龋洞并用消毒棉球吸干（注意不要用空气吹），然后用盖髓剂（氢氧化钙、钙维他等）盖上，氧化锌丁香油黏固剂封固。后续治疗见牙髓病之直接盖髓术章。

2. 牙髓炎 龋病治疗后发生牙髓炎，首先去除充填物，然后根据牙髓的病变情况，按照牙髓病的治疗方案进行治疗。

3. 充填后继发龋 发生继发龋后，应去除原充填物，修整洞形，重新充填。

4. 充填物脱落或折裂 如果发生，应分析原因，针对性解决，如重新充填或改行其他修复治疗。

5. 牙齿折裂 分部分折裂和完全折裂两种。发生部分折裂时，宜考虑重新修复或作嵌体或行冠修复；发生完全折裂时，根据残端位置及牙根稳固性，可行桩冠或桩核冠修复，亦可保留牙根行覆盖义齿修复，若无法保留牙根，只能拔除。

6. 牙髓坏死 充填后牙髓坏死常见于充填材料选择不当。用有强烈刺激性的修复材料垫底，经过一段时间后，牙髓逐渐坏死，如用硅酸盐黏固剂、复合树脂直接充填时。其处理方法见牙髓病治疗一章。

7. 伤害牙周组织 若发生牙周组织损伤，应针对性处理。如伤及牙龈，可用生理盐水冲洗，局部上碘甘油，必要时使用牙周塞治剂。若有悬突，应去除原充填物，待炎症消除后，重新充填。

8. 术后非牙髓炎性疼痛 有时患牙在充填后，会发生隐痛，持续几天，有冷热刺激痛者。可能是因充填物体积膨胀或材料刺激所致，此时可观察一段时间（一般为几周），并嘱患者避免进食过冷过热食物。有时可能由于充填物高点所致，此时，可通过检查咬合来确认，若是，调咬合解决。

巩 固 练 习

一、名词解释

菌斑 获得性薄膜

二、填空题

1. 龋齿病因的四联因素理论包括：_____、_____、_____、_____。

2. 釉质窝沟龋病损形态也呈三角形，顶部向着_____，基底部向着_____。

3. 釉质龋是一种细菌感染性疾病，但是一种非细胞反应性病变，基本变化为_____。牙本质龋病损也形成一个三角形病变，顶向着_____，底向着_____。

4. 牙本质龋病变由病损深部向表层分为四层，即_____、_____、_____、

_____。

5. 与牙骨质龋密切相关的细菌是_____。

6. 菌斑的形成是一复杂的过程，包括_____、_____、_____。

7. 根据龋病累及的组织分类，龋齿可有_____、_____和_____。

8. 从组织学角度观察菌斑，可分为_____、_____和_____三层。其中中间层又分为_____和_____。

三、判断题

1. 牙釉质龋和牙本质龋的发生都有有机物的溶解和无机物的脱矿。

2. 菌斑体部谷穗样结构的形成乃是丝状菌、球菌、杆菌在菌斑基质内互相黏附的结果。

3. 治疗牙本质龋去除龋坏组织时，由于细菌侵入层有机成分保存比较完整，可以予以保留。

4. 老年人好发牙骨质龋，牙骨质龋发展快，很快累及牙本质，很快造成牙本质破坏。

5. 变形链球菌属、乳杆菌属和放线菌属是最常见的致龋菌群。

6. 釉质龋暗层和表层的出现都和再矿化有关，而病损体部和脱矿层脱矿有关。

7. 窝沟龋进展快，累及牙本质时间早且范围广，而且多形成口小底大的潜行性病损。

8. 釉质龋脱矿首先始于釉柱中央和边缘，釉柱晶体溶解首先亦始于晶体的中央和边缘。

9. 获得性薄膜的主要成分是唾液糖蛋白，在牙面抛光几个小时后才可以形成。

10. 釉质龋发生后，其内细菌释放的酸可以很早就渗透到牙本质，造成牙本质的脱矿或者再矿化。

四、简答题

1. 简述釉质平滑面龋和牙本质龋的病损特点，简单阐述形成机制。

2. 釉质龋如何发生和进展成本质龋的？

第三章　牙体硬组织非龋性疾病

 本章导读

自古以来，人们就喜欢用"明眸皓齿，齿若编贝"来形容一个人的美丽；因打篮球、意外等伤及牙齿，特别是前牙被碰撞后也直接影响美观、发音和咀嚼；俗话说"牙痛不是病，痛起来要人命"，除龋病及其继发病外，尤其要重视的是无龋牙所引起的牙痛。牙体硬组织非龋性疾病虽不如龋病广泛，也属临床常见病，正在受到越来越多的重视，有着重要的临床意义。本章将带您学习一组牙体硬组织非龋性疾病，为您解开众多疑惑。

牙体硬组织非龋性疾病包括牙发育异常、牙损伤和牙感觉过敏症等。牙感觉过敏症虽非一种独立疾病，但它常与磨损、楔状缺损等非龋性牙体病并存，因此也在本章叙述。

第一节　牙发育异常

牙发育异常是指牙在生长发育期间，受到某些全身或局部不利因素的影响而发生的异常，常伴有牙的颜色改变，影响美观。牙发育异常包括牙结构异常、牙形态异常、牙数目异常和牙萌出异常四类。

一、牙数目异常

牙数目异常主要是指额外牙和先天性缺额牙。正常牙数之外多生的是额外牙，而牙胚根本未曾发生的称先天性缺额牙。

额外牙可发生在颌骨任何部位，但最多见的是"正中牙"，位于上颌两中切牙之间，常为单个，也可成对。牙冠体积小，呈圆锥形，根短。额外牙可萌出或阻生于颌骨内，阻生者常影响邻牙位置，甚至阻碍其正常萌出，亦可导致牙列拥挤，易并发龋病和牙周病，因此多需拔除。

先天性缺额牙又可分为个别缺牙、多数缺牙和全部缺牙三种情况。个别缺牙最常见于第三磨牙，其次为上颌侧切牙或下颌第二前磨牙缺失，多为对称性。缺额牙在乳牙列很少见。个别缺额牙的原因尚不清楚，可能与家族遗传有关。多数牙或全口牙缺额，又称无牙畸形，常为全身性发育畸形在口腔的表现，多伴有外胚叶发育不全，如缺少毛发、指甲、皮脂腺、汗腺等，可有家族遗传史。

二、牙形态异常

牙形态异常包括畸形中央尖、牙内陷、融合牙、结合牙、双生牙、过大牙、过小牙、锥形牙、釉珠等。以下仅介绍较常见的两种。

(一) 畸形中央尖

畸形中央尖是在牙发育期，牙乳头向成釉器突起，并在此基础上形成釉质和牙本质所致。多见于下颌前磨牙，尤以下颌第二前磨牙最多见，偶见于上颌前磨牙，常对称。一般位于𬌗面中央窝处，呈圆锥形突起，也可出现在颊尖或舌尖三角嵴上（图 3 -1、图 3 -2）。

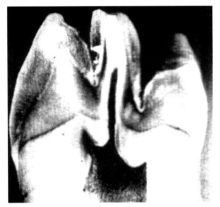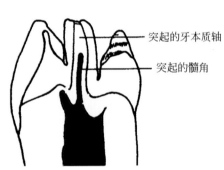

突起的牙本质轴
突起的髓角

图 3 - 1　畸形中央尖

【临床表现】

中央尖形态可为圆锥形或圆钝形，多数有纤细的髓角伸入。中央尖折断或被磨损后，常表现为圆形或椭圆形黑环，中央有浅黄色或褐色的牙本质轴，在轴中央有时可见到黑色小点，此即髓角，但即使用极细的探针也不能探入。中央尖折断后易使牙髓感染坏死，影响根尖的继续发育，使根尖呈喇叭口状（图 3 -3），也有一些中央尖逐渐被磨损，修复性牙本质逐渐形成，牙髓活力正常，则牙根可继续发育。

【治疗】

1. 圆钝而无妨碍的中央尖可不作处理。

2. 尖而长的中央尖易折断或被磨损而露髓，可在局麻和严格的消毒下，将中央尖一次磨除，并制备洞形，按常规进行盖髓治疗。也可在适当调磨对颌牙的同时，多次少量调磨此尖，以促进髓角处修复性牙本质形成。

3. 中央尖已折断，并引起牙髓或根尖周病时，为保存患牙并促使牙根继续发育，可采用活髓切断术、根尖诱导形成术或根管治疗术。

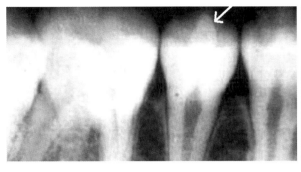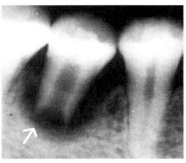

图 3 - 2　右下第二双尖牙畸形中央尖　　　图 3 - 3　畸形中央尖折断伴根尖感染

（二）牙内陷

牙内陷为牙发育时期，成釉器形态分化异常，深陷入牙乳头中所致。牙萌出后，在牙面可出现一囊状深陷的窝洞。常见于上颌侧切牙，也可见于上颌中切牙或尖牙。

【临床表现】

根据牙内陷的深浅程度及其形态变异，临床上分为畸形舌侧窝、畸形根面沟、畸形舌侧尖和牙中牙。

1. 畸形舌侧窝　是牙内陷最轻的一种。由于舌侧窝呈囊状深陷，易滞留食物残渣，利于细菌滋生，加之囊底常缺乏釉质，牙本质发育也较差，常引起牙髓感染坏死及根尖周病（图 3 -4、图 3 -5）。

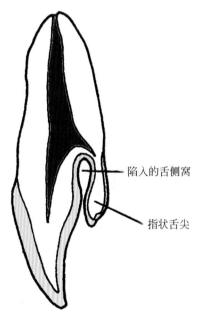

陷入的舌侧窝

指状舌尖

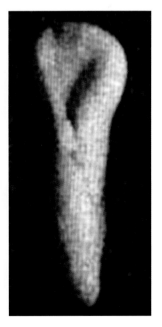

图 3 -4　畸形舌侧窝剖面　　　　　　　图 3 -5　畸形舌侧窝

2. 畸形根面沟　可与畸形舌侧窝同时出现。为一条纵形裂沟，向舌侧越过舌隆突，并向根方延伸，重者达根尖，有时将根一分为二（图 3 -6）。畸形根面沟使龈沟底封闭不良，易导致牙周组织的破坏。

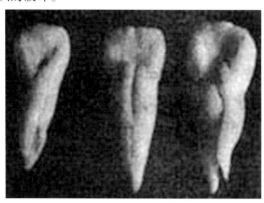

图3-6　畸形根面沟

3. 畸形舌侧尖　舌侧窝内陷的同时，伴有舌隆突呈圆锥形突起，有时突起似一牙尖，牙髓亦随之进入舌侧尖内，形成纤细髓角，易被磨损、折断而引起牙髓及根尖周组织病变。

4. 牙中牙　是牙内陷最严重的一种。牙呈圆锥状，较其固有形态稍大，X线片显示好似大牙中包含一个小牙。陷入部分的中央不是牙髓，而是含有残余成釉器的空腔（图3-7、图3-8）。

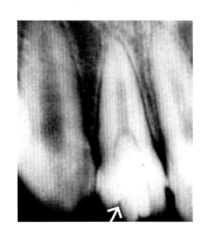
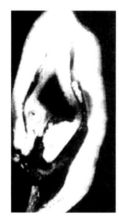
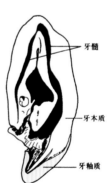

图3-7　牙中牙　　　　　　　　　图3-8　牙中牙磨片

【治疗】

1. 牙内陷的治疗　首先应去除空腔内软化组织，然后视其牙髓是否感染及牙根发育状况而定。早期应按深龋处理，行间接盖髓术；去腐质时露髓或已并发牙髓病及根尖周病者应作牙髓治疗；若牙外形也有异常，在上述治疗完成后可酌情考虑进行冠修复，以恢复患牙形态和美观。

知识链接

> 釉珠也是一种牙形态异常，常位于多根牙的根分叉附近或釉牙骨质界的根面上，为粟粒大小的球状物。釉珠一般不需治疗，必要时可将其磨除。釉珠可影响牙龈与牙体之间的良好附着关系，形成滞留区，引起龈炎。它还可能妨碍龈下刮治术。在 X 线片上釉珠可被误为髓石或牙石，应注意鉴别。

2. 畸形根面沟的治疗 应根据沟的深浅、长短及波及牙髓、牙周的情况，采取相应的措施：①牙髓活力正常且伴有腭侧牙周袋者，先作翻瓣术，暴露牙患侧根面，沟浅可磨除并修整外形，沟深制备洞形，常规玻璃离子黏固剂充填，生理盐水清洗创面，缝合，上牙周塞治剂，7 天后拆线。②牙髓无活力伴腭侧牙周袋，在根管治疗后，即刻行翻瓣术并处理裂沟。若裂沟已达根尖部，往往牙周组织破坏广泛，预后不佳，应予以拔除。

三、牙结构异常

（一）釉质发育不全

釉质发育不全是指牙发育期间，由于全身疾患、营养障碍或严重的乳牙根尖周感染导致的釉质结构异常。一般分为釉质发育不良和釉质矿化不良两种类型，可单独发病，也可并存。

【病因】

1. 严重营养障碍 维生素 A、C、D 以及钙磷的缺乏，均可影响成釉细胞分泌釉质基质和矿化，引起釉质发育及矿化不良。

2. 内分泌失调 甲状旁腺与钙磷代谢有密切关系。如甲状旁腺功能降低时，血清中钙含量降低，血磷正常或偏高。临床上常出现手足抽搐症，其牙也可能出现釉质发育不全。

3. 婴儿和母体的疾病 婴幼儿患水痘、猩红热等均可使成釉细胞发育发生障碍。孕妇患风疹、毒血症等也可使胎儿的乳牙和第一恒磨牙釉质发育不全。严重的消化不良，也可成为釉质发育不全的原因。

4. 局部因素 乳牙根尖周严重感染或外伤，可导致继承恒牙釉质发育不全。这种情况常见于个别牙，以前磨牙居多，又称特纳（Turner）牙。

【临床表现】

根据釉质发育不全的程度可分为轻症和重症（图 3 -9）。

1. 轻症 釉质形态基本完整，仅有色泽和透明度的改变，呈白垩色。釉质渗透性增高致使色素沉着时，患牙也可呈黄褐色。一般无自觉症状。

2. 重症 牙面有实质性缺损，形成带状、沟状或窝状棕色凹陷，缺陷处光滑、质

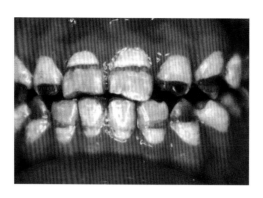

图 3 - 9　釉质发育不全

地坚硬。

（1）带状（横沟状）缺陷　同一时期的釉质形成全面遭受障碍时，可在牙面上形成带状缺凹陷。带的宽窄可以反映障碍时间的长短，若障碍反复发生，则牙面上会出现数条带状凹陷。

（2）窝状缺陷　是由于成釉细胞成组地破坏所致，严重者牙面呈蜂窝状。此外还可表现为前牙切缘变薄，后牙牙尖缺损或消失。釉质发育不全常发生在同一时期发育和萌出的牙上，受累牙往往呈对称性，可根据釉质发育不全的部位推断致病因素作用的时间。如 11，13，16，21，23，26，31，32，33，36，41，42，43，46 的切缘或牙尖出现釉质发育不全，提示致病因素发生在 1 岁以内；12，22 的切缘同时受累时，可推断致病因素已延续到出生后的第 2 年；如只有 14，15，17，24，25，27，34，35，37，44，45，47 受累，则表明致病因素发生在 2～3 岁以后。如为乳牙根尖周感染所致继承恒牙的发育不全，表现为牙冠小，形状不规则，多呈灰褐色。

【防治】

釉质发育不全系牙发育矿化期间遗留的缺陷，并非牙萌出后机体健康状况的反映。所以对这类患牙再补充维生素 D 和矿物质是毫无意义的。应加强妇幼保健工作，预防全身疾病。患牙发育矿化较差，易磨损、易患龋，且患龋后进展较快，应进行防龋处理。牙面上的缺陷和着色可采用充填、光固化复合树脂或烤瓷冠修复等治疗方法。

（二）氟牙症

氟牙症又称氟斑牙或斑釉，是指牙发育期摄入过量氟引起的一种特殊型釉质发育不全，具有地区性分布特点，为慢性氟中毒早期最常见且突出的症状。氟牙症在世界各国均有报告，我国氟牙症流行区很多，如陕西、山西、宁夏、甘肃、贵州、广东、四川、山东、河北和东北地区。严重者同时罹患氟骨症，应引起高度重视。

【病因】

1. 饮水中氟含量过高，是引起本症的主要病因，但并不是唯一原因。充足的维生素 A、D 和适量的钙、磷，可减轻氟对机体的损害。一般认为水中含氟量以 1ppm（mg/L）为宜，该浓度既能有效防龋，又不致发生氟牙症。水氟的最适浓度主要取决于当地的年平均最高气温，我国南北气温相差甚大，因此不能只有一个适宜浓度，我国现行水质标准氟浓度为 0.5~1ppm 应是适宜的。

2. 食物、饮料、海产品、蔬菜和燃料中也含较高的氟。氟还可通过空气、土壤、火山爆发、温泉、药物等多种途径以不同形式导致氟牙症流行。

3. 能否发生氟牙症还取决于氟进入人体的时期。过多的氟只有在牙发育矿化期进入机体，才能引起氟牙症。若 6~7 岁前长期居住在高氟区，即使日后迁往他处，也不能避免以后萌出的恒牙受累，反之，如 7 岁后才迁入高氟区者，则不出现氟牙症。

4. 机体对氟化物的感受性存在个体差异。比如，低氟地区有少数人患轻度氟牙症；而高氟地区，也不是人人罹患此症。

知识链接

> 陈安良教授是我国第一位提出"人体摄氟的多源性，食物氟的重要性和总摄氟量"观点的学者，并通过多年实践得以证实，打破了数十年来 Dean 提出的"人体摄氟只来自水"的观点。我国地氟病以饮水型为主，其次为燃煤污染型、食物氟中毒病型、工业氟污染型和自来水加氟防龋型。

【临床表现】

1. 氟牙症常发生在同一时期萌出的牙上，有对称性。釉质上可见白垩色或黄褐色斑块，无光泽，严重者并发实质缺损（图 3-10）。

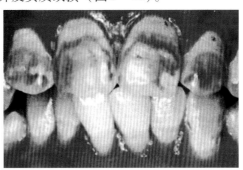

图 3-10 氟牙症

2. 多见于恒牙，以上前牙最多见。乳牙因发育在胚胎期和婴儿期，而胎盘对氟有一定的屏障作用，故乳牙发生甚少，程度亦较轻。

3. 患牙耐磨性差，但抗酸能力较强，极少发生龋病。

4. 严重的慢性氟中毒患者，可有氟骨症。急性中毒症状为恶心、呕吐、腹泻等。由于血钙与氟结合，形成不溶性的氟化钙，可引起肌痉挛、虚脱和呼吸困难，甚至死亡。

【诊断与鉴别】

根据氟牙症是地区流行病这一关键特点，结合患者幼时高氟区生活史和典型临床特点即可诊断。

本病主要与釉质发育不全相鉴别：①釉质发育不全白垩色斑的边界较明确，可发生在单个牙或一组牙；②氟牙症白垩斑块呈散在云雾状，边界不明确，发生在多数牙，尤以上前牙多见，患者多有高氟区生活史。

【防治】

最根本的预防方法是选择新的含氟量适宜的水源，或应用活性矾土（Al_2O_3）或活性炭去除水源中过量的氟。对已形成的氟牙症可用以下方法处理：

1. 磨除、酸蚀涂层法 适用于无实质性缺损的氟牙症。此法简便、快捷，一次完成，效果佳。

（1）清洁患牙，均匀磨除染色层 0.1～0.2mm。

（2）冲洗、隔湿、干燥，用35%磷酸反复涂擦3分钟，冲洗、吹干牙面。

（3）涂釉质黏接剂，吹至均匀、薄层，用可见光固化灯照40秒使之固化。

（4）用乙醇拭去表面厌氧层，使牙面平滑且有光泽。

2. 复合树脂、烤瓷贴面或烤瓷全冠修复 适用于有实质缺损的氟牙症。

（三）四环素牙

在牙发育矿化期，因服用四环素族药物，使牙着色呈棕褐或深灰色，称四环素牙。四环素族药物有：四环素、土霉素、去甲基金霉素、金霉素、强力霉素等。

【发病机制】

四环素族药物对牙的影响主要是使之着色，严重者合并釉质发育不全。四环素分子有螯合性质，可与发育中的牙硬组织形成稳固的四环素钙复合物，主要沉积在牙本质中使牙变色，比在釉质中高4倍。此外，四环素还可通过胎盘引起乳牙着色。

【临床表现】

1. 患牙初呈黄色，以后逐渐变成棕褐色或深灰色（图3-11）。

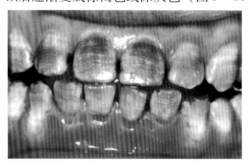

图3-11 四环素牙

2. 一般前牙比后牙着色明显，乳牙比恒牙明显。

3. 牙着色程度的影响因素：①与药物的种类、服药年龄、剂量及时间长短有关，短期大剂量服用比长期服同等的总剂量作用更大。②四环素对光敏感，可在紫外线或日光下变色。③着色带越靠近釉牙本质界，着色愈明显，故婴儿早期用药影响最大。④与釉质本身结构有关。严重釉质发育不全、釉质完全丧失时，着色的牙本质明显外露；并发轻度釉质发育不全时，釉质因丧失透明度呈白垩色，可遮盖着色的牙本质，使牙色接近正常。

【防治】

为防止四环素牙的发生，妊娠 4 个月后和哺乳的妇女以及 8 岁以下儿童不宜使用四环素类药物。

四环素牙可采用光固化复合树脂修复、烤瓷冠修复或漂白法等进行治疗。

第二节　牙体损伤

一、牙体急性损伤

是指牙齿受到急剧的机械力作用所发生的损伤，常见于上前牙，包括牙震荡、牙脱位和牙折等。这些损伤可单独或同时发生，临床上应注意查明有无颌骨或身体其他部位的损伤。

（一）牙震荡

牙震荡是牙周膜的轻度损伤，一般不伴牙体硬组织缺损。

【病因】

牙齿受到较轻外力碰撞，如进食时骤然咀嚼硬物所致。

【临床表现】

患牙有伸长不适感，轻微松动和咬合痛，叩痛明显。如创伤过大使根尖血管受到损伤，可表现为牙髓敏感性增加、冷热刺激痛等症状，或数月后牙逐渐变色。

【治疗】

患牙 1~2 周内应充分休息，必要时降低咬合以减轻患牙负担，松动牙应作固定。受伤后 1、3、6、12 个月应定期复查，一年后若牙冠不变色，牙髓活力测试正常，可不处理；若有牙髓坏死迹象时，应行根管治疗术。

知识链接

牙外伤后对牙髓活力测试的反应不一，受伤后当时牙髓通常处于"休克"状态，此时行牙髓活力测试无意义，数周或数月后可逐渐恢复。临床发现，3 个月后仍有反应的牙髓，大多能继续保持活力；若伤后开始有反应，后来转变成无反应，则表示牙髓已发生坏死，同时牙可变色。尤其应注意的是，年轻恒牙的牙髓活力可在受伤 1 年后才丧失，因此，对患牙应进行至少 1 年的定期复查。

（二）牙脱位

牙齿受到较大外力作用而完全或不完全脱离牙槽窝者称为牙脱位。

【病因】

剧烈的外力碰撞是引起牙脱位最常见的原因，有时拔牙器械使用不当，亦可致邻牙脱位。

【临床表现】

根据外力方向，可表现为牙脱出、嵌入及唇（舌）向移位等。牙齿部分脱出常有牙伸长、疼痛、松动和移位等表现，X线片显示根尖牙周膜间隙明显增宽。嵌入者多见于乳牙和年轻恒牙，临床牙冠变短低于正常邻牙。牙完全脱出者，牙离体或仅与少许软组织相连，牙槽窝内空虚。牙脱位常伴有牙龈撕裂和牙槽突骨折。

牙脱位后，可发生牙髓坏死、髓腔变窄或消失、牙根外吸收、边线性牙槽突吸收等各种并发症。

【治疗】

保存患牙是治疗牙脱位的原则。部分脱位牙齿应在局麻下复位并固定4周。嵌入性脱位应在复位后2周做根管治疗，但对于嵌入的年轻恒牙，不可强行复位，应对症处理，随访观察，一般半年内患牙可自然萌出。完全脱位牙齿应及早进行再植，术后3～4周再做根管治疗。复位后的牙齿应定期复查，测试牙髓活力情况，如发现牙髓活力丧失，应立即行根管治疗。

知识链接

完全脱位牙齿如能在半小时内再植，90%的患牙可避免牙根吸收。因此牙脱位后，应立即将牙放入原位或将脱位牙置于患者的舌下，也可保存在牛奶、生理盐水或自来水中，切忌干藏，并尽快到医院就诊。值得注意的是完全脱位的年轻恒牙，若就诊迅速或自行复位及时者，牙髓常能继续保持活力，不可贸然拔髓，一般疗效较好。反之，则只能在体外完成根管治疗，搔刮根面和牙槽窝后再植，预后欠佳。

（三）牙折

【病因】

外力直接撞击是牙折的常见原因，也可因咀嚼时咬到硬物而发生。

【临床表现】

1. 冠折 可分为横折、斜折和纵折。根据损伤的程度，冠折又可分为露髓和不露髓两种情况。

2. 根折 根据部位可分为根颈1/3、根中1/3和根尖1/3折断。最常见者为根尖1/3折断。根折时可有牙松动、叩痛、根部黏膜触痛等症状，根折牙多数能保存活髓。X线片检查是诊断根折的重要依据，但不能显示全部根折病例。

3. 冠根联合折 以斜行冠根折多见，牙髓常暴露。

【治疗】

1. 冠折 缺损少，牙本质未暴露的可将锐缘磨光；牙本质已暴露有轻度敏感者行脱敏治疗；敏感较重者，先作安抚治疗，待有足够修复性牙本质形成后，再用氢氧化钙制剂垫底、复合树脂修复牙冠形态。牙髓已暴露的前牙，对牙根发育完成者可用牙髓摘除术；对年轻恒牙应根据牙髓暴露多少和污染程度作活髓切断术，当牙根发育完成后，应行根管治疗术。牙冠的缺损，可用复合树脂或烤瓷冠修复。

凡仍有活力的牙髓，应在治疗后 1、3、6 个月及以后几年中，每半年复查 1 次，以判明牙髓的活力状况。牙的永久性修复都应在受伤后 6~8 周进行。

2. 根折 根折的治疗首先应是促进其自然愈合，即使牙似乎很稳固，也应尽早用夹板固定，以防活动。一般认为根折越靠近根尖其预后越好。当根折限于牙槽内时，预后较好，但当折裂累及龈沟或发生龈下折时，常常预后较差并且治疗也较复杂。

对根尖 1/3 折断，多数只需夹板固定，不必作根管治疗。但当牙髓有坏死时，则应立即进行根管治疗术。

对根中 1/3 折断，可用夹板固定，如冠端错位，固定前应先复位。每月复查 1 次，检查夹板是否松脱，尤应注意牙髓活力状况。若牙髓有炎症或坏死趋势，则应及时作根管治疗，用玻璃离子黏固剂将钛合金或钴铬合金桩黏固于根管中，将断端固定在一起，以利根面的牙骨质沉积。还可作钛合金根管骨内种植术，使骨组织在金属"根"周围生长，以保留患牙。

对根颈 1/3 折断，断处多与龈沟相交通，不会出现自行修复。如折断线在龈下 1~4mm，断根不短于同名牙的冠长，牙周情况良好者可选用：①切龈术，使牙根相对延长；②正畸牵引术（图 3-12）；③牙槽内牙根移位术，常规根管预备和充填，根管口用磷酸锌黏固剂暂封。局部麻醉下切开唇侧根尖黏膜，翻瓣、凿骨，将牙根断端拉出至龈缘，再将术中取下的碎骨置入根尖部间隙后缝合。术后 3 个月，行桩冠修复（图 3-13）。

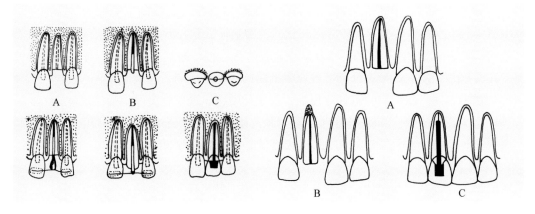

图 3-12 正畸牵引术　　　　　　图 3-13 牙槽内牙根移位术

黏着夹板技术是固定根折最简单的方法，其步骤如下：

（1）将患牙复位，拭净唇面，用 95% 乙醇擦拭、吹干、隔湿。以同法处理两侧健康牙（至少每侧 1 个牙）。

（2）取直径 0.4mm 不锈钢丝，其长度相当于患牙牙冠宽度加上两侧至少各 1 个正常牙的宽度，弯成弓形，并与这些牙的唇面外形相一致。

（3）将牙唇面中 1/3 处酸蚀 1 分钟，用蒸馏水充分冲净吹干并保持牙面清洁，用黏接剂和复合树脂将夹板固定于两侧健康牙上，凝固后，再以同法将患牙固定在钢丝上，此时应保证患牙位于固有的位置（图 3 - 14）。最后拍 X 线片检查根折断端对位是否良好。在下颌前牙，应将弓形夹板放在牙舌面，以免妨碍咬合。固定 3 ~ 4 个月后应重新进行临床检查、X 线片及牙髓活力检测，以后应每隔 6 个月复查 1 次，共 2 ~ 3 次。根折愈合后，拆除钢丝，磨光牙面。

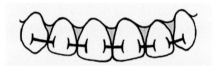

图 3 - 14　黏着夹板固定法

3. 冠根联合折　凡可作根管治疗，又具备桩核冠修复适应证的后牙冠根折，应尽可能保留。前牙的冠根折，可参考与口腔相通的牙颈部根折的治疗原则处理。

二、牙体慢性损伤

是一组由机械、理化或多种因素综合作用形成的牙体硬组织慢性进行性损伤，包括牙隐裂、磨牙症、楔状缺损、酸蚀症、牙根纵裂等。

（一）楔状缺损

楔状缺损是指牙唇、颊侧颈部硬组织发生缓慢消耗而形成类似楔形的缺损。

【病因】

1. 刷牙不当　使用硬质牙刷和横向刷牙法是导致楔状缺损的主要原因。临床上发现不刷牙者很少发生典型的楔状缺损，牙的舌面也很少见，而用力横向刷牙的人，常有严重的楔状缺损。唇向错位的牙楔状缺损常很严重，楔状缺损的牙常伴有牙龈退缩。

2. 牙颈部的结构　牙颈部釉牙骨质界处的结构比较薄弱，易被磨损。

3. 酸的作用　龈沟内的酸性渗出物，可使牙硬组织脱矿，受摩擦后形成缺损。

4. 牙体组织疲劳　牙颈部是应力集中区，长期的应力集中会使牙硬组织疲劳。唇颊面所受的拉应力破坏性更大，因此楔状缺损主要发生在唇颊面。

【临床表现】

1. 好发于前磨牙和尖牙，尤其是第一前磨牙，多伴有牙龈退缩。

2. 典型缺损呈楔形，边缘整齐，表面光滑坚硬，一般为牙组织本色或有轻度染色（图 3 -15）。年龄愈大，楔状缺损愈严重。

3. 早期无症状；缺损达牙本质可有牙本质过敏症状；深及牙髓时可并发牙髓病、根尖周病；严重者甚至发生牙冠横折。

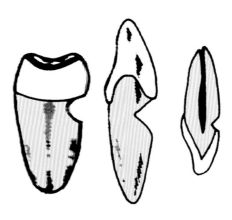

图 3 – 15 楔状缺损

【防治】

1. 首先应消除病因，纠正不正确的刷牙方法，选用软质牙刷和磨料较细的牙膏。

2. 缺损浅且无症状者，不作特殊处理；有过敏症状者，可作脱敏治疗。

3. 缺损较深者可行充填治疗。

4. 有牙髓感染或根尖周病者，应作牙髓治疗或根管治疗。

5. 缺损已致牙横折，可依据病情和条件，在根管治疗后，行桩核冠修复。

（二）牙隐裂

牙隐裂又称不完全牙裂或牙微裂。是指牙冠表面非生理性的细小而不易被发现的裂纹，是引起牙痛的原因之一，也是导致成年人牙劈裂的一种主要原因。牙隐裂具有隐匿性，诊断较难，应给予足够重视。即便确诊并进行了治疗，也很难保证疗效。

【病因】

1. 牙齿结构缺陷 牙结构的薄弱环节，如深的窝沟或大的釉板，是牙隐裂发生的内因。不仅本身抗裂强度低，而且也是应力相对集中的部位。

2. 创伤性𬌗力 因磨损不均所造成的高陡牙尖，其牙尖斜度明显增大，咬合时所产生的水平分力也增加，形成创伤性𬌗力，使窝沟底部的釉板向牙本质方向加深加宽，这是隐裂的开始。在𬌗力的继续作用下裂纹逐渐向牙髓方向加深，是牙隐裂的致裂因素。

3. 其他 咀嚼意外、外力打击或医院性损伤，也会成为牙隐裂的外在因素。

【临床表现】

1. 牙隐裂好发于第一磨牙，其次是第二磨牙和前磨牙。

2. 上颌磨牙隐裂线常与𬌗面远中舌沟重叠；下颌磨牙和前磨牙隐裂线常与𬌗面近、远中发育沟重叠并越过边缘嵴或与𬌗面颊舌沟重叠（图 3 –16）。

3. 表浅隐裂常无明显症状，较深时可有冷热酸甜刺激痛、长期咬合不适、自发痛或定点性咀嚼剧痛等。

4. 肉眼难以发现隐裂，凡出现上述症状但未发现患牙有深龋洞或深牙周袋时，应高度怀疑牙隐裂，应仔细检查是否有隐裂线。可用碘酊染色法、探针加压或撬动法、光源透照法等协助诊断。棉签咬诊，如出现撕裂样疼痛，则可能该牙已有隐裂。

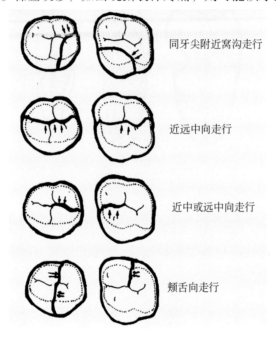

同牙尖附近窝沟走行

近远中向走行

近中或远中向走行

颊舌向走行

图 3 – 16 牙隐裂

【防治】

1. 调𬌗 需少量多次分期调磨，以消除创伤𬌗，减小劈裂力。

2. 均衡全口牙𬌗力负担 应制定全口治疗计划，如拔除不能保留的患牙，修复缺失牙等，避免个别牙负担重。

3. 隐裂牙的处理 制作金属全冠是保护患牙最好的方法。隐裂仅达釉牙本质界，着色浅而无继发龋者，用酸蚀法和釉质黏接剂光固化处理；有继发龋或裂纹着色深，已达牙本质浅、中层者，可磨除裂纹备洞，氢氧化钙垫底，丁香油黏固剂暂封，2 周后无症状更换光固化复合树脂；裂纹较深或已有牙髓病变者，应做牙髓治疗。为防止牙在治疗过程中劈裂，治疗前应降𬌗并做带环保护牙冠，选用受热后膨胀小的复合树脂充填，治疗完毕及时行全冠修复。

第三节 牙本质过敏症

牙本质过敏症是指牙在受到机械（摩擦或咬硬物）、化学（酸、甜）及温度（冷、热）等刺激时所引起的一种特殊的酸痛症状。其特点为发作迅速、疼痛尖锐、时间短暂。牙本质过敏不是一种独立疾病，而是各种牙体病共有的症状，发病高峰年龄在 40 岁左右。

【病因】

凡能使牙本质暴露的各种疾病，如磨耗、楔状缺损、牙折、龋病以及牙周萎缩致牙颈部暴露等均可发生牙本质过敏症。过敏程度与牙本质暴露的时间和修复性牙本质形成的速度有关。临床上多数是由牙本质暴露所引起，但并不是所有牙本质暴露的牙都出现症状，而釉质完整的牙也能产生过敏。敏感症状可随全身健康状况（如神经官能症、长期失眠、过度疲劳、妇女妊娠期、经期或更年期）和气候的变化从无到有和从有到无，这充分表明了本症的复杂性。

【临床表现】

本症主要表现为刺激痛，刷牙、咬硬物、酸、甜、冷、热等刺激均可引起酸痛，尤其对机械刺激最敏感。探诊是检查过敏点最常用的方法之一，用探针尖轻轻划过牙表面，如有酸痛感觉即为敏感区。一个牙可有多个敏感点，在𬌗面釉牙本质界或牙颈部釉牙骨质界处最为敏感。若为全身因素引起者，常以主观症状为主，在牙面上难以找到敏感点。

【治疗】

牙本质过敏症的治疗主要是针对局部过敏点采用脱敏治疗，并尽可能针对病因，及时处理和消除引起过敏的各种因素。常用的脱敏治疗方法有：

1. 氟化物法　氟离子能减少牙本质小管的直径，从而减少液压传导。0.76% 单氟磷酸钠凝胶可有效保持局部氟浓度，为目前氟化物中效果最好者；也可用 75% 氟化钠甘油反复涂擦敏感区 1～2 分钟，重复 2～3 次；2% 氟化钠液离子导入法，适用于多个牙面过度磨损、牙颈部暴露和全口牙广泛脱钙引起的牙本质过敏。

2. 氯化锶　常用 10% 氯化锶牙膏，也可局部涂擦 75% 氯化锶甘油或 25% 氯化锶液。脱敏机制被认为是钙化锶磷灰石阻塞了开放的牙本质小管。

3. 氟化氨银　隔湿，用 38% 氟化氨银小棉球涂擦患处 2 分钟，重复 1 次，共 4 分钟，擦去药液后漱口。该药能阻塞牙本质小管，还能与牙中的羟基磷灰石发生反应，促使牙再矿化，防止牙本质小管再次开放，并使药效持久。

4. 碘化银　硝酸银能使牙硬组织内蛋白质凝固，形成保护层，碘酊与硝酸银作用产生碘化银沉积于牙本质小管内，从而阻断传导。使用方法：隔湿，涂 3% 碘酊 30 秒后，再以 10%～30% 硝酸银液涂擦，可见灰白色沉淀。30 秒后，再涂擦 1～2 次即可。

5. 树脂类脱敏剂　用蘸脱敏剂的小刷子涂擦过敏点，光照 20 秒，重复 2～3 次。主要脱敏机制是使牙本质小管内蛋白质沉淀，阻塞牙本质小管，从而减少牙本质小管通透性。

6. 激光脱敏法　目前使用较多的是 Nd：YAG 激光，功率 15W。照射过敏区时不能只停留在某一个点，每次每点照射时间 0.5 秒，8～20 次为一疗程。最主要的作用机制是激光产生的热效应，在瞬间使暴露的牙本质小管热凝封闭，从而达到脱敏目的。

7. 其他药物　4% 硫酸镁液、5% 硝酸钾液、30% 草酸钾液皆可用于牙本质过敏的治疗。

8. 修复治疗　对反复脱敏治疗无效或严重过敏者，可考虑局部过敏点充填术或人工冠修复，必要时可考虑去髓术。

知识链接

　　日常生活中，有时使用含氟牙膏或脱敏牙膏涂擦，咀嚼核桃仁、茶叶或生大蒜也有一定的脱敏效果，适用于全口或多数牙殆面过敏，简便安全，患者可自行使用。对全身应激性增高引起的过敏，除局部处理外，也可选用耳穴刺激疗法，如选用喉、牙、肾、神门、交感、心、皮质下等穴位。

巩固练习

一、名词解释

釉质发育不全　　　氟牙症　　　牙隐裂　　　楔状缺损　　　牙本质过敏症

二、单选题

1. 畸形中央尖常见于（　　　）

　　A. 双侧下颌第二前磨牙　　　　B. 双侧上颌第二前磨牙

　　C. 双侧下颌第一前磨牙　　　　D. 上颌第二前磨牙

　　E. 双侧上颌第一、第二磨牙

2. 釉质发育不良的临床表现是（　　　）

　　A. 釉质表面暗白不透明、无光泽

　　B. 釉质表面缺损呈现蜂窝状

　　C. 釉质表面呈深度不等的带状或窝沟凹陷

　　D. 缺损处无软化现象

　　E. 以上都是

3. 额外牙常发生在（　　　）

　　A. 上中切牙之间　　　　　　　B. 下中切牙之间

　　C. 下颌前磨牙之间　　　　　　D. 上颌侧切牙远中

　　E. 阻生智齿远中

4. 牙中牙属于（　　　）

　　A. 牙结构异常　　　　　　　　B. 牙形态异常

　　C. 牙数目异常　　　　　　　　D. 牙萌出异常

　　E. 着色牙

三、简答题

1. 简述釉质发育不全的临床表现及防治原则。

2. 简述楔状缺损的病因、临床表现和治疗方法。

3. 说出临床上常用的几种脱敏方法。

4. 何谓畸形中央尖？简述其治疗原则。

第四章 牙髓病

本章导读

　　牙髓病是口腔临床常见病之一，其中以不可复性牙髓炎最常见。多由深龋
发展而来，冷热刺激痛为其牙痛的主要特征。牙髓病的治疗方法有多种，临床
上应根据病人的年龄、患牙位置及病变类型和程度来选择适宜的治疗方法。

　　牙髓病是指发生于牙髓组织的疾病。包括牙髓炎、牙髓坏死和牙髓退变等，其中以
牙髓炎最多见。牙髓炎以牙痛为主要特征，严重影响患者的生活质量。

第一节　牙髓的组织结构与髓腔解剖的临床应用

一、髓腔解剖的临床应用

　　髓腔位于牙体中央，是一个容纳牙髓的腔，其形态与牙体外形基本相似，但体积显
著缩小（图4-1）。

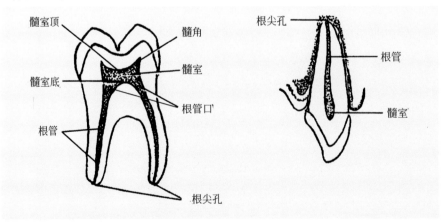

图4-1　髓腔形态与各部位名称

　　在牙冠及根颈部髓腔扩大呈室状，称髓室；在牙根内的髓腔缩小呈管状，称根管；
根管在根尖的开口，称根尖孔。牙髓组织的血管、神经、淋巴管等均经根尖孔与牙周组
织相通。

1. 髓室　后牙髓室由六个面组成，髓室朝向𬌗面者称为髓室顶，约位于牙冠的颈1/3，其中有与各牙尖相对应的突出部分为髓角，制洞时要注意避开以免损伤牙髓；髓室朝向牙根的一面称为髓室底，其上有从髓室进入根管的入口呈漏斗状称根管口。单根管牙无髓室底，髓室与根管直通，其间无明确界限。髓室另四壁分别与牙冠的唇（颊）、舌（腭）、近中及远中面相对应。

2. 根管　任何一个牙根内都有根管，但根管的形状和数目常与牙根的形状和数目不一致。通常一个外形较圆的牙根，只有一个根管，但一个大而又扁的牙根常有两个根管。前牙及下颌前磨牙通常只有一个根管；上颌前磨牙可有 1～2 个根管；上颌磨牙通常每根一个根管；下颌磨牙可有 3～4 个根管；第三磨牙根管变异较大。根管上可能有细小侧支穿出牙根与牙周相连通称侧支根管，又称副根管。侧支根管可在根中部、根尖部、根分歧等不同部位出现，可成为牙髓病和牙周病互相传播的途径，其部位越靠近冠部越容易引起症状复杂的牙髓－牙周联合病变。根管末端通向牙周膜的出口为根尖孔，根尖孔在牙体未发育完成前较大，通常在牙萌出后 2～4 年根尖孔才缩小定形，可位于根尖端或根尖周围任何部位。根管最狭窄处常在距根尖孔约 1mm 处，根管治疗时此处常作为测定根管工作长度的一个标志。

二、牙髓组织结构的临床应用

牙髓是一种特殊的疏松结缔组织，由细胞和细胞间质组成。除具备其他疏松结缔组织的特点外，还具有自身的特点：①被无让性的牙本质包绕，除惟一狭窄的根尖孔与牙周组织相通外，皆处于四壁坚硬的髓腔中，牙髓炎时，炎症不易引流，致使髓腔内压急剧增高，易产生剧烈的牙痛；②无有效的侧支血液循环，一旦发生炎症，就没有缓冲余地，不但引起剧烈疼痛，也使牙髓循环发生障碍，导致牙髓坏死；③基质富含纤维且具有黏性，临床上可用拔髓针将有活力的牙髓从髓腔内完整拔出。

牙髓细胞包括成纤维细胞、成牙本质细胞、防御细胞和储备细胞等四种。当牙髓受到外界刺激时，成牙本质细胞会发生反应，在受到刺激的牙髓侧及在接近露髓或已露髓处，产生修复性牙本质或形成牙本质桥，以隔绝外界刺激，保护牙髓。成纤维细胞是牙髓中的主体细胞，又称牙髓细胞，其健康状态可反映牙髓的年龄和活力。防御细胞在炎症时数目明显增多。储备细胞是牙髓细胞的储备库，可根据需要分化成不同类型的细胞。这些均是活髓保存疗法可能成功的组织学依据。

牙髓组织有明显的增龄变化。牙髓腔随着年龄的增长而逐渐变小。年轻牙髓的细胞成分多，血运丰富，修复再生能力强，保存活髓疗法成功的可能性较大。随着年龄的增长，不断沉积继发性牙本质，使髓腔逐渐缩小，细胞成分减少，纤维成分增多，血管减少，组织发生退行性变，防御和修复能力均减退，因而成功的可能性小。

牙髓的神经支配来自三叉神经的分支。牙髓对外界的不论是冷、热、触、压还是化学物质等刺激均不能分辨，其惟一的反应是疼痛，且缺乏定位能力，所以具有特征性的疼痛症状就成为诊断牙髓炎的重要依据。

第二节　牙髓病的病因

引起牙髓病的病因很多，有细菌感染、物理和化学刺激以及免疫反应等，其中细菌感染是引起牙髓病的最主要病因。

一、细菌感染

1. 致病细菌　炎症牙髓中的细菌无明显的特异性，主要为兼性厌氧菌和专性厌氧菌，如链球菌、放线菌、乳酸杆菌等，细菌及其毒素作用于牙髓产生炎症反应。牙髓炎的轻重与感染细菌的数量和作用时间呈正相关。

2. 感染途径

（1）牙体途径　当龋病、磨损、创伤或医源性因素等破坏牙体硬组织，使牙本质小管暴露或牙髓暴露时，细菌就可能侵入牙本质小管感染牙髓或直接感染牙髓。其中龋病是牙髓感染最常见的途径。

（2）牙周途径　牙周病患者，牙周袋中的细菌及毒素可以通过根尖孔或侧支根管进入牙髓引发感染。这种由牙周途径导致的牙髓感染称为逆行性感染，所引起的牙髓炎称为逆行性牙髓炎。

（3）血源性感染　菌血症或脓毒血症时，细菌有可能随血运进入牙髓，引起牙髓感染。此种情况极为少见。

知识链接

牙髓炎的主要感染途径来自深龋，而且感染可以通过根尖孔扩散到根尖周组织，引起根尖周炎，甚至由此发展为颌面部炎症，影响全身健康。因此，龋病的早期防治，可以防止牙髓炎的发生；及时治疗牙髓炎可以控制感染向根尖周组织的扩散。

二、化学因素

1. 垫底及充填材料刺激　某些垫底及充填材料的化学成分通过牙本质小管对牙髓有毒害作用，引起牙髓病变，如深龋洞用磷酸锌黏固粉直接垫底时，其凝固前释放游离的磷酸可刺激牙髓。自凝塑料及复合树脂对牙髓也有较大的刺激性。

2. 窝洞消毒药物刺激　窝洞消毒药物选择不当，如用甲酚、硝酸银等刺激性强的药物消毒深龋时，会刺激牙髓而引起牙髓病变。

3. 酸蚀剂和黏结剂的刺激　用酸蚀剂和黏结剂处理洞壁，可增强修复材料的黏度和固位。临床使用酸蚀剂、黏结剂也可引起牙髓损伤，引起牙髓炎症反应。

三、物理因素

在制备洞形或牙体预备时，冷却不够而产生热可刺激牙髓引起病变；深的窝洞，未采取垫底措施，直接用金属充填，将会传热、导电，刺激牙髓；相邻或对颌牙上存在两种不同的金属修复体，两种金属存在电位差，咬合时由于唾液的导电作用，产生微弱电流刺激牙髓，可引起牙痛，长时间后可以引起牙髓炎。

四、创伤

创伤是否能引起牙髓病主要取决于其强度。牙外伤后致牙髓暴露必然引起牙髓感染；牙周膜挫伤，如发生根尖血管断裂，可导致牙髓血液循环障碍，使牙髓坏死。

第三节　牙髓病的分类、临床表现及诊断

一、牙髓病的临床分类

根据牙髓病的临床表现和治疗预后，临床上将牙髓病分为：

1. 可复性牙髓炎

2. 不可复性牙髓炎

（1）急性牙髓炎（包括慢性牙髓炎急性发作）

（2）慢性牙髓炎

（3）残髓炎

（4）逆行性牙髓炎

3. 牙髓坏死

4. 牙髓钙化

（1）髓石

（2）弥漫性钙化

5. 牙内吸收

二、牙髓病的临床表现及诊断

牙髓炎的临床表现是对其正确诊断的依据，准确的诊断是治疗成功的基础。在牙髓病的临床诊断中，确定患牙是关键，也是难点。牙髓病的诊断可按诊断三个步骤进行，即了解主诉症状、寻找患牙、确定患牙及牙髓情况。力求不发生误诊，最终制定正确的治疗方案。

可复性牙髓炎

可复性牙髓炎是牙髓组织以血管充血为主要病理变化的早期炎症表现。在此阶段若能彻底去除病原刺激因素，患牙牙髓是可以恢复到正常状态的，但若外界刺激持续存

在，则患牙牙髓炎症会继续发展而成为不可复性牙髓炎。

【临床表现】

1. 症状 患牙无自发性疼痛，但当遇到冷、热温度刺激或甜、酸化学刺激时，立即出现瞬间的疼痛反应，尤其对冷刺激更敏感。刺激一旦去除后，疼痛持续数秒消失。

2. 体征及辅助检查

（1）可查及患牙 患牙常见有接近髓腔的病损，如深龋、深楔状缺损或可查及患牙有深牙周袋、咬合创伤、过大的正畸外力等。

（2）牙髓活力测验 患牙对温度测验表现为一过性敏感反应，尤其对冷测验反应较强烈。当去除刺激后，症状仅持续数秒即缓解。牙髓电活力测验时，患牙亦是一过性敏感反应。

（3）叩诊反应 同正常对照牙。

【诊断要点】

1. 了解主诉 对温度刺激一过性疼痛，但无自发痛的病史。

2. 寻找患牙 常可找到能引起牙髓病的牙体组织及牙周组织病损。

3. 确定患牙及牙髓情况 对牙髓活力测验的反应阈值降低。与正常牙比较，相同的刺激，患牙常出现疼痛反应，刺激去除后疼痛持续数秒缓解。

【鉴别诊断】

1. 深龋 可复性牙髓炎与深龋较难区分。深龋对温度刺激也敏感，但通常是当冷、热刺激进入深龋洞内才出现疼痛反应，且刺激去除后症状并不持续。而可复性牙髓炎患牙在冷测牙面时即出现一过性敏感。

2. 牙本质敏感症 牙本质敏感症患牙往往对探、触等机械刺激和酸、甜等化学刺激更敏感，且刺激一旦去除症状立即消失。而可复性牙髓炎主要对冷、热温度刺激一过性敏感。

3. 不可复性牙髓炎 可复性牙髓炎与不可复性牙髓炎的主要区别是前者绝对无自发疼痛史，后者一般有自发疼痛史，有时有轻度叩痛。

不可复性牙髓炎

不可复性牙髓炎是一类病变较为严重的牙髓炎症，可发生于牙髓的某一局部，也可涉及全部牙髓，甚至在炎症的中心部位可发生程度不同的化脓或坏死，最终致全部牙髓坏死，几乎没有恢复正常的可能。临床上常分为急性牙髓炎、慢性牙髓炎、残髓炎和逆行性牙髓炎。

（一）急性牙髓炎

临床特点是发病急，疼痛剧烈。绝大多数属于慢性牙髓炎急性发作。

【临床表现】

1. 症状 急性牙髓炎的主要症状是剧烈疼痛，疼痛性质具有以下特点：

（1）自发性、阵发性疼痛 自发性疼痛是指在未受到任何外界刺激的情况下便发生疼痛。阵发性疼痛是指疼痛有持续过程和缓解过程。急性牙髓炎的疼痛是剧烈而尖锐的自发性疼痛，疼痛呈现阵发性发作或加重。炎症早期发作次数少，持续时间短，间歇时间长；晚期发作频繁，持续时间长，间歇时间短。

（2）疼痛发作的时间　疼痛往往在夜间发作，或夜间疼痛较白天剧烈。患者常因牙痛而难以入眠，这可能是由于平卧时体位改变，牙髓腔内压力增大所致。

（3）温度刺激加剧疼痛　冷、热刺激可激发患牙的剧烈疼痛。若患牙正处于疼痛发作期内，温度刺激可使疼痛更为加剧。如果牙髓已有化脓或部分坏死，则患牙可表现为热刺激加剧疼痛，冷刺激反可缓解疼痛，因此，患者常口含冷水以减轻痛苦。

（4）疼痛不能定位　疼痛发作时，患者大多不能明确指出疼痛的患牙。疼痛呈放射性。疼痛常沿三叉神经第二、第三支分布区放射至同侧上、下颌牙及头面部，不会牵涉到对侧区域。

2. 体征及辅助检查

（1）可查到患牙有接近髓腔的深龋或其他牙体硬组织疾患、充填体或深牙周袋。

（2）探诊常可引起剧烈疼痛。有时可探及穿髓孔，并见有少许脓血流出。

（3）温度测验时，患牙有激发痛。刺激去除后，疼痛症状要持续一段时间。也可表现为热测试激发痛，冷测试则缓解。牙髓活力测验结果：早期炎症，其反应性增强；晚期炎症，则表现为迟钝。

（4）牙髓的炎症处于早期阶段时，患牙无叩痛；处于晚期炎症的患牙，牙髓炎症波及根尖部的牙周膜时，可出现垂直方向的轻度叩痛。

【诊断要点】

由于急性牙髓炎的疼痛不能定位，对患牙的定位是诊断的关键。

1. 了解主诉症状　典型的疼痛特点。

2. 寻找患牙　常可找到能引起牙髓病的牙体组织病损及牙周组织疾病。

3. 确定患牙及牙髓情况　牙髓活力测验可帮助定位患牙，常用温度测验法，必要时可采用局部麻醉的方法帮助确定患牙。温度测验时，与对照牙相比，患牙敏感，反应速度快，疼痛程度强，持续时间长。

【鉴别诊断】

1. 三叉神经痛　三叉神经痛的发作一般有疼痛"扳机点"，患者触及该点即诱发很短暂的疼痛。三叉神经痛很少在夜间发作，且冷、热温度刺激并不引发疼痛。

2. 龈乳头炎　龈乳头炎也可出现自发性疼痛，但疼痛性质为持续性胀痛，一般不会出现激发痛。患者对疼痛多能定位。检查可发现疼痛相应部位的龈乳头有充血、水肿、触痛。

（二）慢性牙髓炎

慢性牙髓炎是临床上最为常见的一型牙髓炎，有时临床症状很不典型，容易被患者忽视或被医师误诊而延误治疗。

【临床表现】

慢性牙髓炎一般不发生剧烈的自发性疼痛，但有时可出现不甚明显的阵发性隐痛或钝痛。慢性牙髓炎的病程较长，患者可诉有长期的冷、热刺激痛史。炎症常波及全部牙髓及根尖部的牙周膜，致使患牙常表现有咬合不适或轻度叩痛。患者大多能指出患牙。

根据组织病理以及临床表现，慢性牙髓炎可分为下列三型：

1. 慢性闭锁性牙髓炎

（1）症状　几乎所有患者有长期的冷、热刺激痛病史，但无明显自发痛。

（2）体征及辅助检查　可查及未穿髓的深龋洞、充填体或其他近髓的牙体硬组织疾患。探诊患牙感觉较迟钝，去净腐质后无穿髓孔。多有轻度叩痛或叩诊不适感。患牙对温度测验引起迟缓性钝痛。

2. 慢性溃疡性牙髓炎

（1）症状　多无自发痛，但患者常诉食物嵌入患牙洞内即出现剧烈的疼痛，常有明显的冷、热刺激痛。

（2）体征及辅助检查　可查及深龋洞或其他近髓的牙体损害。因怕痛而长期废用的患牙有大量软垢牙石堆积。洞内食物残渣较多，去除腐质后，可见有穿髓孔，探痛明显。温度测验表现为敏感。一般无叩痛，或仅有轻微的叩诊不适。

3. 慢性增生性牙髓炎　此型牙髓炎多见于青少年，患牙根尖孔粗大，血运丰富以及穿髓孔较大，炎症牙髓增生呈息肉状并自髓腔突出。

（1）症状　一般无自发痛，进食时可引起患牙疼痛或有进食出血现象，因此长期不用患侧咀嚼食物。

（2）体征及辅助检查　患牙大而深的龋洞中有红色的肉芽组织即牙髓息肉，它可充满整个洞内，探痛不明显但易出血。由于长期的废用，常可见患牙及其邻牙有大量牙石堆积。温度测验反应较迟钝。

牙髓息肉应与牙龈息肉和牙周膜息肉相鉴别。可用探针拨动息肉，检查其蒂部的起源。牙龈息肉由牙龈增生长入龋洞；牙周膜息肉是因髓底穿通，由根分叉处牙周组织增生长入龋洞内；牙髓息肉蒂部与牙髓相通连（图4-2）。

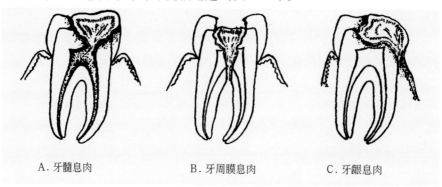

A. 牙髓息肉　　　　　　B. 牙周膜息肉　　　　　　C. 牙龈息肉

图4-2　龋洞内息肉的来源

【诊断要点】

1. 了解主诉症状。患牙有自发痛病史及长期温度刺激痛病史；可以定位患牙。

2. 寻找患牙。可查到引起牙髓炎的牙体硬组织疾患或其他病因的患牙。

3. 确定患牙及牙髓情况。与对照牙相比，患牙牙髓有活力，但温度测验表现异常反应，一般表现为迟钝，测试后片刻出现反应，称迟缓反应性痛。

4. 有轻度垂直方向叩痛或叩诊不适。

【鉴别诊断】

1. 深龋　无典型自发痛症状的慢性牙髓炎有时与深龋不易鉴别，主要可根据以下几点进行鉴别：①对温度测验的反应，深龋患牙对温度的反应与对照牙相同，只是当温度刺激进入洞内才出现敏感症状，刺激去除后症状立即消失，而慢性牙髓炎对温度刺激引起的疼痛会持续较长时间。②是否有穿髓点，深龋无穿髓点，而慢性牙髓炎除闭锁型外，可查出穿髓点。临床上如遇无典型临床症状的深龋，去净腐质或未去净腐质时发现穿髓孔，则诊断为慢性牙髓炎。③是否有叩痛或叩诊不适，慢性牙髓炎可有轻度叩痛或叩诊不适，而深龋叩诊反应与正常对照牙相同。

2. 可复性牙髓炎　详见本节可复性牙髓炎鉴别诊断。

3. 干槽症　干槽症患牙出现剧烈的自发痛，邻牙也会出现对冷、热刺激敏感和叩痛。但干槽症患者有近期拔牙史，疼痛表现为自发性持续性特点，检查可见牙槽窝空虚，骨面暴露，有臭味等。

（三）残髓炎

残髓炎也属于慢性牙髓炎。经过牙髓治疗后，仍然残存的牙髓组织发生炎性反应，称为残髓炎。残髓炎虽然属于慢性牙髓炎，但在临床上表现及诊断有一定特点，所以将其单列叙述。

【临床表现】

1. 症状　患牙均有牙髓治疗的病史。残髓炎的临床症状与慢性牙髓炎的疼痛特点相似，常表现为自发性钝痛、放射性痛、温度刺激痛。因炎症发生于近根尖孔处的根髓组织，所以患牙多有咬合不适感或轻微咬合痛。

2. 体征及辅助检查　患牙牙冠有做过牙髓治疗的充填体；对患牙施以强冷或强热刺激进行温度测验，其反应可为迟缓性痛或稍有感觉；叩诊轻度疼痛或不适感；去除患牙填充物，用根管器械探查病患根管深部时有感觉或疼痛。

【诊断要点】

1. 了解主诉症状　有牙髓治疗史；有慢性牙髓炎疼痛特点的主诉症状。

2. 寻找患牙　可查出有充填体或暂封物的患牙。

3. 确定患牙及牙髓情况　可查出在强温度刺激下出现迟缓性疼痛的患牙；患牙叩诊不适或疼痛；探查根管有疼痛感觉。

（四）逆行性牙髓炎

逆行性牙髓炎是牙周病患者的牙周组织破坏后，形成深的牙周袋，袋内的病原微生物及其毒素通过根尖孔或侧支根管逆行进入牙髓，引起根部牙髓的感染。因为此型牙髓炎的感染走向与通常由冠部牙髓开始，逐渐向根部牙髓进展的牙髓炎方向相反，故称为逆行性牙髓炎。逆行性牙髓炎是牙周－牙髓联合征的一型。

【临床表现】

1. 症状 患牙可表现为自发痛，阵发痛，冷、热刺激痛，放散痛及夜间痛等典型的急性牙髓炎症状；也可呈现为慢性牙髓炎的表现，即冷、热刺激敏感或激发痛，以及不典型的自发性钝痛或胀痛；患牙均有长时间的牙周炎病史，可有口臭、牙齿松动、咬合无力或咬合疼痛等不适症状。

2. 体征及辅助检查 患牙有深达根尖区的牙周袋或较为严重的根分叉病变；牙龈充血水肿，牙周袋溢脓，患牙有不同程度的松动；无引发牙髓炎的深龋或其他牙体硬组织疾病；叩诊为轻度疼痛或中度疼痛；X线片显示患牙有广泛的牙周组织破坏或根分叉病变。

【诊断要点】

1. 了解主诉症状 患牙有长期的牙周炎病史，近期出现牙髓炎症状。

2. 寻找患牙 可查出有严重牙周炎，无典型牙体硬组织损坏且有牙髓炎症状的患牙。

3. 确定患牙及牙髓情况 对患牙温度测试反应异常；叩诊疼痛；X线片显示患牙有广泛的牙周组织破坏或根分叉病变。

牙髓坏死

牙髓坏死常是牙髓炎发展的最终结果，也可因外力碰撞打击损伤根尖孔处的血管，使牙髓血运中断而坏死。另外，过强的理化刺激及医源性损伤也可导致牙髓坏死。坏死的牙髓组织更有利于微生物生长繁殖，如不及时治疗可继发根尖周组织感染。

【临床表现】

1. 症状 单纯的牙髓坏死一般无自觉症状，大多以牙冠变色而来就诊。变色的原因是血红蛋白分解产物进入牙本质小管所致。

2. 体征及辅助检查 患牙可有深龋等牙体硬组织疾患；牙冠变色，呈黄暗色或灰色，失去光泽；牙髓活力测验无反应；常无叩痛。

【诊断要点】

1. 了解主诉症状 无自觉症状；牙冠变色。

2. 寻找患牙 牙冠变色的患牙。

3. 确定患牙及牙髓情况 牙髓活力测验无反应，备洞时无酸痛反应可证实牙髓坏死。

【鉴别诊断】

慢性根尖周炎的患牙牙髓也是坏死状态，也可无明显的自觉症状。但慢性根尖周炎常有叩痛，或可见牙龈上有瘘管口，X线片可见根尖区阴影。

第四节 牙髓病的治疗

一、治疗原则

牙髓位于由牙本质围绕的无可让性的髓腔内，牙髓中的血管缺乏侧支循环，仅通过狭窄的根尖孔与外界相通。由于牙髓组织解剖生理方面的这一特点，当牙髓出现炎症时，保存活髓的疗效还不理想。因此，牙髓病的治疗原则是尽量保存活髓，若不能保存健康的牙髓，也应当尽量保存患牙。牙髓病的治疗方法有多种，应根据病人的年龄、患牙的位置及病变的类型和程度来选择适宜的治疗方法。总的原则是：

（一）前牙

除意外穿髓和青少年根尖未发育完成的可复性的牙髓炎，可试用保存活髓疗法外，都宜选用牙髓摘除术或根管治疗。

（二）后牙

因外伤、制洞造成的小的、新鲜的露髓及可复性牙髓炎可用盖髓术；限于部分冠髓的牙髓炎，特别是年轻恒牙根尖未发育完成者，宜用活髓切断术；根髓未化脓、分解的各型牙髓炎可做干髓术；各型晚期牙髓炎可选用根管治疗术或牙髓塑化治疗术。

二、应急治疗

急性牙髓炎（包括慢性牙髓炎的急性发作）的主要症状是剧烈疼痛，疼痛的原因是由于牙髓炎时，炎症渗出物形成的髓腔高压，因此，打开髓腔，引流减压便可迅速缓解疼痛。应急治疗的目的是缓解疼痛，在急性症状缓解后，应做进一步的治疗。

（一）开髓引流

通过开髓使髓腔内减压引流是急性牙髓炎的最有效的止痛方法。在局麻下用牙钻穿通髓腔，使髓腔内炎性渗出物引流而降低内压，同时应在龋洞内放入蘸有丁香油等止痛药物的小棉球，疼痛可立即缓解。有条件时可在局麻下完全摘除牙髓，彻底清理根管内的感染组织，患者的疼痛即可消失。

（二）药物止痛

若无条件开髓，可将浸透丁香油、樟脑酚等止痛药液的小棉球放入洞内。如为逆行性牙髓炎，止痛剂应放入牙周袋深处，止痛效果较好，还可以口服或注射各种止痛剂。

三、活髓保存疗法

（一）盖髓术

盖髓术是一种保存活髓的治疗方法，即应用具有保护牙髓作用的盖髓剂覆盖在已经暴露或即将暴露的牙髓创面上，以隔离外界刺激，诱导成牙本质细胞形成修复性牙本质，从而达到保护牙髓，消除病变的目的。盖髓术分间接盖髓术和直接盖髓术两种，前者是覆盖尚未暴露的牙髓；而后者是覆盖已经暴露的牙髓（图4-3）。间接盖髓术操作步骤与方法和深龋的治疗方法相似。

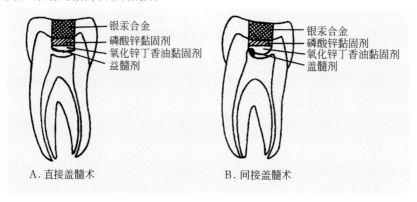

图 4-3 盖髓术

盖髓剂的种类较多，目前应用最广泛的是氢氧化钙糊剂，其次是氧化锌丁香油糊剂。氢氧化钙糊剂为弱碱性，对组织刺激小，能促进修复性牙本质产生，形成牙本质桥。氧化锌丁香油糊剂具有防腐、止痛和保护牙髓的作用，多用于间接盖髓。

1. 间接盖髓术

（1）适应证

1）深龋、外伤所致牙髓接近暴露的患牙。

2）深龋引起的可复性牙髓炎。

3）无明显自发痛，除腐质后未见穿髓却难以判断是慢性牙髓炎或可复性牙髓炎时，可采用间接盖髓术作为诊断性治疗。

（2）操作步骤与方法

1）窝洞预备，先用低速球钻去除龋坏牙本质，再以挖匙去除近髓处的软化牙本质，为防止穿髓，不强求底平，可保留少许近髓处软化牙本质。

2）用温生理盐水冲洗干净，常规隔湿，擦干窝洞后，用丁香油棉球擦拭窝洞，然后吹干。

3）放置盖髓剂，将氢氧化钙盖髓剂放于近髓处，用氧化锌丁香油黏固粉暂封窝洞。

4）充填，观察1~2周，如无任何症状且牙髓活力测验正常，保留部分暂封剂，永久性充填剂充填。

对曾保留有少许软化牙本质的窝洞，则可在6~8周后，去尽软化牙本质，再行垫底充填。有些患牙经盖髓治疗后对温度刺激仍敏感时，可除去盖髓剂及暂封物，更换新的盖髓剂暂封，直到症状消失后再进行永久充填。如治疗后，患牙出现明显的自发痛、夜间痛等不可复性牙髓炎症时，则应改用其他牙髓治疗方法。

2. 直接盖髓术

（1）适应证

1）根尖孔尚未形成，因外伤及医源性意外露髓的年轻恒牙。

2）根尖已完全形成，露髓范围直径小于 0.5mm，且牙髓尚未感染。

（2）操作步骤与方法

1）制备洞形，清除龋坏组织。

2）用温生理盐水冲洗窝洞，隔湿、拭干窝洞。

3）用氢氧化钙或其他直接盖髓剂覆盖于暴露牙髓上，用氧化锌丁香油黏固粉暂封窝洞。

4）观察 1~2 周，患牙无任何症状且牙髓活力正常者，可除去部分暂封剂，选用磷酸锌黏固剂或聚羧酸锌黏固剂做垫底后永久充填。

（3）术后观察　术后 1~2 天内有不适感或对冷热刺激敏感多属正常现象。如出现明显的自发痛则应改用其他牙髓病治疗方法。

（二）活髓切断术

活髓切断术又称牙髓切断术，是指切除有病的冠髓，将盖髓剂覆盖于根管口根髓断面上，保留根髓的一种治疗方法（图 4-4）。

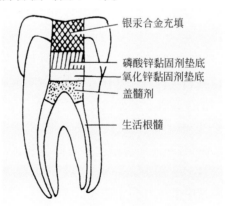

银汞合金充填

磷酸锌黏固剂垫底
氧化锌黏固剂垫底

盖髓剂

生活根髓

图 4-4 活髓切断术

1. 原理　在局麻下切除有炎症或感染的冠髓，将盖髓剂轻盖在根管口根髓断面上，保存根髓活力，维持正常功能。

2. 适应证　病变局限于冠髓的根尖未发育完成的年轻恒牙牙髓炎。

3. 操作步骤　整个过程可概括为开髓、切髓与盖髓三步。

（1）开髓　局麻下常规去龋、制洞，尽量去净软化牙本质和无机釉；隔湿、消毒；揭去髓室顶。

（2）切髓　选用锐利挖匙或气涡轮机，在喷水冷却下将冠髓从根管口下 1mm 处整齐切断；用温生理盐水冲洗，去除组织碎屑；牙髓组织断面如出血多，可用小棉球蘸 0.1% 肾上腺素液，置根管口处轻压组织断面以助止血。

（3）盖髓　止血后，盖髓剂轻敷于牙髓断面上，用氧化锌丁香油黏固粉暂封窝洞，观察 1~2 周，若无症状，可除去部分暂封剂，双层垫底后永久充填。

活髓切断术成功的关键是适应证和盖髓剂的选择及术中防创伤和感染。此手术的预后与患者年龄、牙位、病变程度均有关，牙髓炎症局限在冠髓的年轻恒牙较易成功。活髓切断术后，牙根发育一旦完成，应再行牙髓摘除术治疗。

四、干髓术

干髓术是用药物使牙髓失活后，除去感染的冠髓，将干髓剂覆盖在根管口的根髓断面上，使根髓无菌干尸（木乃伊）化，成为无感染物质长期保存在根管中，以防止感染扩散到根尖周组织，达到保留患牙的目的。干髓术的远期疗效不如根管治疗，临床上切勿滥用此法，有条件尽量采用根管治疗。

（一）适应证和禁忌证

1. 牙髓未化脓液化且根尖孔已发育完成，又不能行保存活髓治疗的后牙牙髓炎。

2. 根管较复杂的后牙以及年老体弱者行根管治疗较困难，可选用干髓术。

3. 牙髓已不成形或已化脓液化者，炎症已波及根髓、患牙有叩痛者不做干髓术；前牙不宜做干髓术，因治疗后牙体变色，影响美观。

（二）失活剂

1. 亚砷酸　是一种目前常用的失活剂，它作用于牙髓，使其神经纤维、血管、细胞原生质等先后被破坏，使其丧失活性。牙髓在接触 24~48 小时后失去痛觉。亚砷酸是一种剧毒药物，具有很强的渗透性，其作用又无自限性，故要谨慎使用。使用时应注意以下几点：

（1）严格控制药量和封药时间。剂量越大，时间越长，渗透力越强，可渗出根尖孔达根尖周组织，引起化学性根尖周炎。后牙一般封药时间为 24~48 小时，使失活作用仅达部分根髓。应嘱患者按时复诊，防止造成危害。

（2）亚砷酸的作用与牙髓的状态关系密切。年轻人的牙髓，血运丰富，药物渗透性强，失活快；老年人的牙髓有退行性变，失活较慢；晚期牙髓炎牙髓部分坏死者失活较慢。故封药时间应注意区别对待。年轻恒牙，根尖尚未发育完全者忌用。

（3）药物直接接触牙髓作用快，效果可靠。若无穿髓孔仅接触近髓的牙本质，通过牙本质小管渗透，失活慢，效果差，且时间不易掌握。

（4）对急性疼痛的病例应先采取应急处理，以降低髓腔压力。待急性症状缓解后，再封失活剂，可避免加重疼痛。

（5）重视封药方法，洞形必须有良好的固位形，使之封闭严密，不致渗漏而造成牙周坏死。近龈的邻面洞，可用磷酸锌黏固粉在邻面做临时假壁后，再封失活剂，以防渗漏。氧化锌丁香油黏固粉的调拌要稍微软些，填入时防止将砷剂从露髓孔处推开或压出洞外。

2. 多聚甲醛　作用于牙髓组织时，毛细血管的内皮细胞发生损害，平滑肌麻痹，血管扩张，充血、出血，形成血栓，神经组织也易损害，数日后可使牙髓逐渐坏死。由于其凝固蛋白作用，坏死牙髓逐渐干燥硬化，并且可保持无菌。经 11～12 天牙髓组织可大部分坏死，一般不引起化学性根尖周炎。与砷剂比较，作用缓和，适用安全。封药时间为两周左右。可用于乳牙、根尖孔尚未形成的年轻恒牙及复诊不便者。

3. 蟾酥制剂　蟾酥快速失活剂可在封药 30～40 分钟麻痹牙髓神经，进行无痛操作。蟾酥慢速失活剂则需封药 2～4 天，才能进行无痛操作。

（三）干髓剂

干髓剂是能对根髓或残髓产生防腐作用，并使之凝固干化，长期无害固定于根管中的药剂。

理想的干髓剂应具备的条件：①对已经失活的牙髓具有消毒和防腐作用；②对未完全失活的根髓有继续失活作用；③能使根髓无菌干尸化长期固定于根管中；④对根尖周组织无刺激性，有利于根尖孔封闭；⑤不使牙变色。就目前来说，要达到以上条件，仍以三聚甲醛作为干髓剂较为合适。因为它遇水即释放出甲醛，有消毒和固定组织的作用，可以使根髓无菌干化，固定于根管，达到干髓治疗的目的。

（四）操作方法

整个过程可以概括为牙髓失活和干髓两步（图 4 -5）。

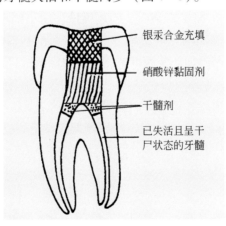

银汞合金充填

硝酸锌黏固剂

干髓剂

已失活且呈干尸状态的牙髓

图 4 - 5　干髓术

1. 牙髓失活　先用挖匙清除龋洞内食物残渣，除去腐质，使穿髓孔暴露。若挖匙除去腐质后，牙髓仍未暴露时，可用小圆钻将近髓角处牙本质磨穿。此时除去腐质，是为使牙髓暴露，因此只需除去近髓处的腐质，其余腐质可在失活后再去除干净。若暴露牙髓的操作过程使患者疼痛，可在麻醉下进行。邻面颈部龋、深的楔状缺损、严重磨耗等原因引起的牙髓炎，拟做失活干髓治疗时，都应在麻醉下在殆面开髓，封失活剂。干髓治疗后再将颈部的龋洞或楔状缺损进行充填。

封失活剂时，先隔离唾液，擦干窝洞，将适量（一般如球钻大小）的失活剂放在露髓孔处，使其紧贴丁暴露的牙髓组织上，为减轻失活时的疼痛，应在失沽剂上放一蘸有丁香油的小棉球，但不可加压，以避免失活过程中引起剧烈疼痛。然后用氧化锌丁香油黏固粉暂封窝洞。封药前应向患者说明封药的目的和药物具有的毒性，待患者同意能按时就诊时，再行封药，以免未能按时复诊，封药过久而引起化学性根尖周炎。复诊时间由所封失活剂的作用性质和牙髓情况决定。

2. 干髓治疗

（1）取出失活剂　患者复诊时，先除去暂封药物，并查清所封失活剂已完全取出，以防止未取出的失活剂继续作用到深部组织而引起不良后果。用探针轻轻探入穿髓孔以检查失活效果，若牙髓已无感觉，可继续操作；若接触牙髓时仍然疼痛，则应重封失活剂。检查时动作要轻，有时在用力探查穿髓孔时会引起疼痛，但轻轻探入时，无感觉，这种现象可能是由于压力传导到未完全失活的根髓所引起，应当加以区别。若未查出真相，重封失活剂，不但增长了疗程，还会因封失活剂时间过长造成不良后果。

（2）揭髓顶、形成洞形　先将洞内的腐质除净，清洗窝洞后再揭去髓室顶。揭髓室顶时，可用细裂钻从较突出的髓角处穿入髓室内，然后钻向另一髓角处，将几个髓角都连起来，便可以将髓室顶揭开，应注意不要损伤髓室底。尤其是老年人髓腔缩小，髓室顶与髓室底的距离极其接近，从髓室顶的中央钻磨时容易损坏髓室底。揭髓室顶的同时，一方面要注意充分暴露髓角，以利于以后各步骤的操作，另一方面又要注意尽少的破坏牙齿组织。要按窝洞预备的原则形成洞形。

（3）去冠髓　用锐利挖匙将冠髓挖除，最好将根管口内一部分牙髓挖除约1mm。

（4）放干髓剂　清洗，擦干窝洞后，隔离唾液，用小棉球蘸甲醛甲酚合剂放置根管口片刻，使药物浸透根髓断面。取出棉球并擦干窝洞后，将干髓剂放到根管口处轻压，使糊剂密切接触于牙髓断面。干髓剂的用量以盖满根管口为宜，大约相当于残留牙髓体积的1/4，用量过少，干髓效果不全。注意不要将干髓剂放在髓室底处，以免干髓剂通过此处的侧支根管对根分叉处的牙周组织产生损害。

（5）充填洞窝　放干髓剂后，随即用磷酸锌黏固粉垫底，将干髓剂封闭在髓腔中，做永久充填。

（五）预后与转归

干髓术的成功与选择适应证、干髓剂、无菌操作等关系密切。患者干髓术后，应常规交代医嘱，防咬合创伤，必要时做全冠修复。

已失活的根髓在干髓剂的作用下逐渐无菌干化，3～4个月后牙周膜长入根尖孔，并有牙骨质沉积，最后1～2年封闭根尖孔，有的根尖孔仅有瘢痕组织形成。如根髓未失活干化，可产生炎症反应、坏死与液化，甚至引起根尖周炎，导致治疗失败。

（六）干髓术中易发生的问题及预防处理

1. 失活后疼痛 封入亚砷酸后数小时出现疼痛，多不严重，为失活反应，应事先告知患者，并给予止痛剂。有些患者因牙髓充血严重，封药时填压太紧而产生剧痛，应除去暂封药物，放丁香油小棉球于洞内，开放 1～2 天后再重新封入失活剂，或改用麻醉方法除去牙髓。

2. 失活剂引起牙周组织坏死 多见于邻面龋洞失活，由于洞口潮湿，封药不严或失活后未能从窝洞内将失活剂完全取出造成药物渗漏或遗留于牙周组织内，使龈乳头及深部组织坏死。轻者牙龈充血、水肿，呈暗红色，探诊易出血，深探仍有痛感，患者自觉胀痛、咬合痛；重者除龈组织坏死外，还可引起部分牙槽骨坏死、牙松动，甚至发生化学性颌骨骨髓炎。

亚砷酸系剧毒药物，应规范操作，严密封药和去净失活剂。对邻面洞和龈下洞，可先作邻面假壁，再封失活剂；对已造成牙周组织损伤者，应及时处理。

仅牙龈乳头表面坏死时，用锐利挖匙除去坏死部分，以 3% 过氧化氢液和生理盐水反复冲洗后涂以碘甘油等碘剂。因碘与砷剂结合后成为稳定的碘化物，停止砷剂对深部组织的继续破坏。

若龈乳头与部分牙槽骨都已坏死，应在局麻下将牙龈及骨面的坏死组织全部除去，至刮到骨面有感觉为止；再用 3% 过氧化氢液和生理盐水反复冲洗，创面敷以碘仿糊剂，或将碘仿纱条置于创面上；然后用氧化锌丁香油黏固粉或牙周塞制剂覆盖并固定碘仿纱条，以使碘剂充分接触创面。应定时换药，直至健康组织覆盖创面。若牙槽骨严重破坏，牙松动不能保留患牙，则须拔除。

3. 亚砷酸引起的化学性根尖周炎 因亚砷酸作用无自限性，若亚砷酸封药时间过长、封药量过大，则可引起化学性根尖周炎。表现为封药后发生明显的患牙伸长感，咬合痛，牙松动，叩痛明显，严重者引起根尖周组织坏死，甚至颌骨骨髓炎。

封失活剂时，应反复向病人交代按时复诊的重要性，不能按时复诊者，最好选用作用缓和的失活剂（如三聚甲醛）。应根据患牙的牙髓状态，穿髓孔大小，患者的年龄，掌握药量和封药时间。若发生化学性根尖周炎，应立即除去全部牙髓，用生理盐水反复冲洗，根管内封碘仿糊剂或其他碘制剂，2～3 周后复诊，无症状后行根管治疗术。

4. 髓室底或侧壁穿孔 由于术者对髓腔的解剖形态不熟悉，操作过程中钻针的方向不正确，或髓腔形态有变异，可造成髓室底或髓腔侧壁穿孔。表现为探针可插入穿孔处，探及牙龈或根分叉处的牙周组织引起出血，并有疼痛感。

穿通发生后，应立即修复。小的穿孔可用生理盐水冲洗，吸干后，用氢氧化钙糊剂或玻璃离子体黏固粉修补，然后做根管治疗。若穿孔大或有炎症，单纯充填效果不佳者，可做半牙切除、截根术或拔除患牙。

5. 治疗后疼痛 干髓治疗后 1～2 周内可能出现轻微的咬合痛，多因干髓过程中的组织反应所致，可向患者解释，并继续观察。若症状逐渐消失后则不需要处理；若症状加重，则应进一步检查分析，根据情况做如下处理。

(1) 充填物过高　若患者咬合痛、叩痛，检查时牙龈无红肿及其他异常，但其银汞充填物上有亮点时，说明为充填物过高的创伤所致，只需调𬌗即可好转。

(2) 不全干髓　有冷热刺激痛而无其他不适，则可能因牙髓失活不全造成，随着十髓剂继续作用，十髓范围扩大，症状可以消失。

(3) 有冷热刺激痛、轻叩痛和夜间痛　温度试验也引起疼痛时，则为牙髓未完全失活引起的残髓炎。应重新开放髓腔，改做根管治疗、牙髓塑化治疗等。

(4) 根尖周炎　如有咬合痛、严重的叩痛，甚至牙槽脓肿，或者长期咬合不适或轻微疼痛、根尖部窦道等，则为急性或慢性根尖周炎，说明选择病例不当，还可能是由于干髓剂失效、残留根髓继发感染等，应及时改做根管治疗或塑化治疗。

知识链接

干髓术的不足

由于干髓术操作简易，对器械要求不高，有止痛作用和一定的近期疗效，以至在一定的历史时期内得到了较为普遍的采用。但是，①干髓术远期效果较差，随着时间延长，干髓术的成功率下降；②干髓术的适应证较窄，仅限于冠髓部有炎症者；③作为干髓剂的主要药物甲醛怀疑对人体有害；④随着牙保存技术的提高，桩核冠、套筒冠等的应用，对牙髓病彻底治疗的要求愈来愈高，因此干髓术正逐步被废弃。

巩固练习

一、名词解释

残髓炎　　慢性增生性牙髓炎　　逆行性牙髓炎　　干髓术

二、填空题

1. 慢性牙髓炎可分为_____、_____、_____三型。
2. 急性牙髓炎的疼痛特点是_____、_____、_____、_____。

三、选择题

1. 牙髓感染的常见途径是（　　　　）
   A. 龋齿感染　　　　　　　　B. 外伤冠折
   C. 深周牙袋　　　　　　　　D. 深楔状缺损
   E. 血源性感染
2. 下列哪项不是慢性增生性牙髓炎的临床表现（　　　　　）

A. 多见于青少年患牙　　B. 龋已穿髓，穿髓孔大
C. 龋洞内有红色肉芽组织　D. 龋底穿通，有肉芽组织
E. 洞内息肉探痛不敏感、易出血

3. 急性牙髓炎最有效的应急处理是（　　）
　A. 局部麻醉　　　　　　B. 开髓引流
　C. 口服止痛药　　　　　D. 针灸止痛
　E. 消炎止痛

4. 三氧化二砷失活剂封药时间为（　　）
　A. 10～18 小时　　　　B. 24～48 小时
　C. 3～4 天　　　　　　D. 5～7 天
　E. 10～12 天

5. 可复性牙髓炎首选用的盖髓剂是（　　）
　A. 氢氧化钙　　　　　　B. 抗生素＋激素
　C. 玻璃离子黏固粉　　　D. 聚羧酸锌黏固粉
　E. 氧化锌丁香油糊剂

6. 可复性牙髓炎与不可复性牙髓炎的主要区别是（　　）
　A. 无自发痛　　　　　　B. 有自发痛及刺激痛
　C. 有自发痛史，刺激去除后疼痛消失
　D. 有自发痛，无刺激痛
　E. 有自发痛史，刺激去除后疼痛持续较久

7. 急性牙髓炎的疼痛特点如下，除外（　　）
　A. 自发性阵发性疼痛　　B. 夜间痛
　C. 温度刺激疼痛加剧　　D. 疼痛不能定位
　E. 咬合痛

8. 可复性牙髓炎和深龋对冷水刺激都可引起疼痛，其区别为（　　）
　A. 可复性牙髓炎和深龋冷刺激各个牙面都可引起疼痛
　B. 可复性牙髓炎在冷水流到龋洞中才引起疼痛，而深龋冷刺激各牙面均可引起疼痛
　C. 深龋在冷水流到龋洞中才引起疼痛，而可复性牙髓炎冷刺激各牙面均可引起疼痛
　D. 冷刺激可复性牙髓炎患牙时可引起持续疼痛，而深龋呈一过性疼痛
　E. 冷刺激深龋窝洞时可引起持续性疼痛，而可复性牙髓炎呈一过性疼痛

9. 牙髓温度测验的注意事项如下，除外（　　）
　A. 先测对侧同名牙　　　B. 隔离唾液
　C. 冷测可用小冰棒　　　D. 热测可用热牙胶
　E. 置于牙齿咬合面上或切端

四、简答题

1. 试述急性牙髓炎临床表现、诊断和鉴别。
2. 试述急性牙髓炎应急治疗的方法。
3. 试述干髓术的原理、适应证和方法。

第五章　根尖周病

 本章导读

　　根尖周病主要是牙髓病的继发病，临床表现为咬合痛和叩痛。主要有急性根尖周炎和慢性根尖周炎两大类。急性期采用引流、消炎止痛以控制感染。慢性期采用根管治疗或牙髓塑化治疗以清除髓腔中的病原刺激物，多数可达痊愈。

　　根尖周病是指发生于牙根尖部及其周围组织的炎症性疾病，又称根尖周炎，大多是牙髓病的继发病。感染坏死的牙髓，其细菌及毒素都可以通过牙根尖孔，引起根尖周组织炎症。急性的根尖周炎有剧烈的疼痛、肿胀，甚至伴有全身反应，而且炎症可以扩散，引起蜂窝织炎或颌骨骨髓炎，使患者十分痛苦。慢性根尖周炎也可能成为感染病灶，引起远隔器官的疾病，对患者全身健康影响较大。

第一节　根尖周组织的解剖生理

　　根尖周组织是指牙根尖部及其周围的组织，包括牙骨质、牙周膜和牙槽骨，其组织生理学特点与牙髓有着明显的不同。

一、牙骨质

　　牙骨质的基本功能是将牙周膜的主纤维附着于牙面上。在正常情况下，根尖 1/3 不断有细胞性牙骨质的沉积，以补偿牙冠的磨耗。这种不断沉积的特点使牙根不断增长和使根尖孔逐渐缩小。根尖孔过度的缩小将影响牙髓的血运，诱发牙髓的退行性或增龄性变化。牙本质牙骨质界通常距根尖孔 1mm，在老年人该值大于 1mm，它是根管最狭窄处，也是牙髓和牙周组织的分界，又称为组织学根尖孔。在根管治疗时，此处是操作长度的底端。牙骨质可修复因炎症导致的牙根的病理性吸收，也可修复因牙移位导致的牙根生理性吸收。

二、牙周膜

　　根尖周牙周膜由成束的胶原纤维和其间疏松结缔组织构成，它位于牙骨质与牙槽骨的间隙中，通过根尖孔与牙髓相接。根尖周胶原纤维束呈放射状排列，一端埋在牙骨质内，一端埋入牙槽骨，具有悬吊和支持牙的作用。

牙周膜内分布有触觉感受器和疼痛感受器，前者可传导压力，发挥本体感受功能；而后者可传导痛觉，参与防御反应。当根尖周组织发生炎症时，患者既可感受到痛觉，又能指出患牙所在。牙周膜的血运较为丰富，对于增加根尖周组织的抗病能力和对病变的修复能力是十分有利的。

三、牙槽骨

牙槽骨由固有牙槽骨和支持骨组成，固有牙槽骨为薄层致密骨，构成牙槽骨的内壁，它在X线片上呈围绕牙根的连续性阻射白线，又称为硬骨板，持续的根尖周炎症可导致根尖周硬骨板的吸收，在X线片上可表现为阻射白线的模糊、中断甚至消失。硬骨板矿物质被吸收30%～50%时，在X线片上才能显示出来，因此早期根尖周病损不一定能被X线片检出。

牙槽骨是可变的骨组织。在生理状况下，受压力的部分往往有牙槽骨吸收，而受牵引的一方则有骨质增殖，在处于病态时，牙槽骨因所受刺激的强弱而发生不同程度的反应。例如根尖周炎时，感染刺激很强则可造成牙槽骨坏死，刺激较强则引起骨质吸收，较轻微刺激引起骨质增生。

第二节　根尖周病的病因

引起根尖周病的原因主要是细菌感染，其次是外伤及化学刺激。因根尖周病往往是由牙髓病发展而来，所以凡能引起牙髓病的因素都能直接或间接地引起根尖周病。

一、细菌感染

细菌感染是引起根尖周病的主要病因，其感染源来自髓腔，感染物质可存在于主根管、侧支根管和牙本质小管中。凡炎症及坏疽牙髓的微生物及其毒素、组织分解产物等病原刺激物都可以通过根尖孔，引起根尖周组织的感染，可见感染根管与根尖周炎关系密切，要治愈根尖周炎，关键在于消除髓腔中的感染源。

二、创伤

急性损伤，如牙体受到外力打击，跌倒碰撞；慢性损伤，如咬合创伤；医源性损伤，如根管治疗器械超出根尖孔，刺伤根尖周组织或拔牙不慎，撞击对颌牙或撬动邻牙。这些均可引起根尖周膜炎症反应而致创伤性根尖周炎。

三、化学刺激

在治疗牙髓病和根尖周病时，若使用药物不当将造成化学性刺激，可引起根尖周炎。如在行牙髓失活时，封砷剂时间过长或用量过大，砷剂渗出根尖孔外；在行牙髓塑化治疗时，使塑化液通过根尖孔流失到根尖周区；在行根管治疗时，使用强刺激性的消毒剂，如甲醛、甲酚等，药物渗出根尖孔外，均可引起化学性根尖周炎。

第三节 根尖周病的分类、临床表现及诊断

一、根尖周病的临床分类

根据根尖周病的临床表现和病理过程可分为：

（一）急性根尖周炎

1. 急性浆液性根尖周炎
2. 急性化脓性根尖周炎

（二）慢性根尖周炎

1. 根尖周肉芽肿
2. 慢性根尖周脓肿
3. 根尖周囊肿
4. 根尖周致密性骨炎

二、根尖周病的临床表现及诊断

急性根尖周炎

急性根尖周炎是从根尖部牙周膜出现浆液性炎症到根尖周组织形成化脓性炎症的一系列反应过程，是一个病变程度由轻到重、病变范围由小到大的连续过程。临床上原发性急性根尖周炎较少，大多数都是慢性根尖周炎急性发作。在根尖周组织的炎症过程中，由于渗出、水肿造成局部压力升高和炎症介质的化学作用，临床上以患牙及其周围组织肿痛为主要表现。

（一）急性浆液性根尖周炎

急性浆液性根尖周炎又称为根尖周炎的急性浆液期，是根尖周炎的初期。此期根尖部牙周膜内以血管扩张、充血、浆液渗出为主，根尖部牙骨质及其周围的牙槽骨尚无明显变化。

急性浆液性根尖周炎的临床过程往往较短，如果细菌毒力强，机体抵抗力弱，局部引流不畅，则很快发展为化脓性炎症；反之，如果细菌毒力弱，机体抵抗力较强，炎症渗出又得到了引流，则可转变为慢性根尖周炎。

【临床表现】

1. 症状 由于根尖周组织中血管扩张、充血及少量渗出物，使患牙有伸长、浮出

感；自发性、持续性痛；咬合疼痛；疼痛局限在患牙根部，能明确指出患牙。

早期，因渗出物较少，当咬合时可将渗出物压入牙周膜纤维间隙内，使局部压力降低，因此患者主诉咬紧患牙稍感舒服。当病变继续发展，根尖周膜内渗出物淤积，牙周间隙内压力升高，患牙浮出和伸长感逐渐加重，紧咬时不仅不能缓解疼痛，反而因咬合压力引起更加剧烈的疼痛。

2. 体征及辅助检查 患者可见龋坏、充填体或其他牙体硬组织疾患；牙龈无明显异常，扪压患牙根尖部有不适或痛感；牙冠变色，牙髓活力测试无反应；叩诊疼痛（＋）～（＋＋）；患牙可有 I 度松动；原发性急性浆液性根尖周炎，X 线检查根尖周组织影像常无明显异常表现。

【诊断要点】

1. 患牙有伸长、浮出感；自发性持续性痛；咬合疼痛；有牙髓病史。

2. 牙髓活力测试无反应；叩诊疼痛（＋）～（＋＋）；根尖部扪诊疼痛。

（二）急性化脓性根尖周炎

急性化脓性根尖周炎又称急性根尖周炎化脓期，多由急性浆液期发展而来，也可由慢性根尖周炎转化而来。此阶段通常又称急性牙槽脓肿或急性根尖脓肿。

【临床病理】

根尖周炎的化脓期血管壁通透性明显增加，不但渗出物增多，白细胞也增多，细胞溶解、液化并聚集形成脓液，牙周韧带破坏。脓液积存在根尖部，称之为根尖脓肿（图5－1A），此时若不能得到引流，脓液可向四周阻力较小的区域扩散，扩散的途径有三种：通过骨髓腔突破骨膜、黏膜或皮肤向外排脓；通过根尖孔经根管从冠部缺损处排脓；通过牙周膜从龈沟或牙周袋排脓。

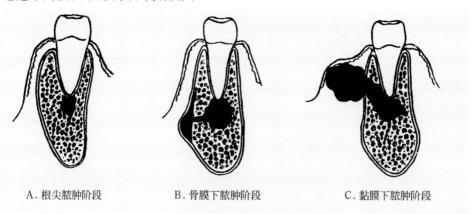

A. 根尖脓肿阶段　　　　B. 骨膜下脓肿阶段　　　　C. 黏膜下脓肿阶段

图5－1　急性化脓性根尖周炎发展的三个阶段

1. 通过骨髓腔突破骨膜、黏膜或皮肤向外排脓 炎症组织自根尖附近的牙槽骨骨髓腔迅速在牙槽骨内蔓延，脓液穿过骨松质到达骨外板，再通过骨皮质上的营养孔到达骨膜下。由于骨膜坚韧、致密，不易穿破，脓液在此处积聚，造成局部压力增高，称为骨膜下脓肿（图5－1B）。此时颌面部软组织呈反应性水肿，局部疼痛及全身症状明显。

当骨膜下的脓液积聚达到相当的压力时，骨膜破裂，脓液进入黏膜下或皮下，称为黏膜下脓肿或皮下脓肿（图5-1C）。此时疼痛明显减轻，但软组织水肿更明显。最后，脓肿破溃，脓液排出，急性炎症缓解，转为慢性炎症。

这种排脓方式是急性根尖周炎最常见的排脓途径。脓液流入的方向及破口的位置与根尖周组织的解剖关系十分密切，临床可有四种排脓途径（图5-2）。

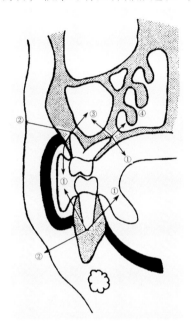

图5-2　急性化脓性根尖周炎第一种排脓方式的四条途径
①穿通骨壁突破黏膜　②穿通骨壁突破皮肤③突破上颌窦壁　④突破鼻底黏膜

（1）穿通骨壁突破黏膜向口腔内排脓　通常上、下颌前牙及上颌后牙颊根多从骨的唇颊侧穿出黏膜在口腔前庭排脓。若患牙的根尖偏向舌（腭）侧，或上颌后牙的腭侧根脓液可以穿过舌、腭侧骨板在固有口腔中排脓。

（2）穿通骨壁突破皮肤向口腔外排脓　如下颌后牙的根尖脓肿有时可穿通颊部皮肤，而形成颊瘘；上颌前牙可向同侧眼眶内下方皮肤排脓而形成面瘘。

（3）向上颌窦内排脓　这种情况较为少见，多发生于低位上颌窦的患者，上颌前磨牙和上颌磨牙的牙根接近上颌窦，尤其是上颌第二前磨牙和上颌第一、二磨牙。其根尖周脓液可以穿通上颌窦壁向上颌窦内排脓。

（4）向鼻腔内排脓　某些上颌中切牙，其根尖部的脓液在穿通唇侧骨壁后，继续沿着骨膜上行而流至鼻底突破黏膜向鼻腔内排脓。

2. 脓液通过根管从龋洞排出　根尖孔粗大，根管通畅，冠部缺损呈开放状态的牙齿，根尖部的脓液可由此通路排出（图5-3）。这种情况对根尖周组织破坏最小，因此，在临床上应尽早把此途径疏通，以减轻炎症对周围其他组织的破坏。

3. 脓液沿牙周膜由牙龈沟或牙周袋排除　这种情况多发生于有牙周病的患牙，因根尖病灶与牙周袋底接近，脓液易从此道排出（图5-4），并造成牙周膜纤维的破坏，牙齿松动，最后导致牙齿脱落。这种排脓方式的牙齿预后较差。在儿童的乳牙或年轻恒牙发生牙槽脓肿时，由于其牙周膜组织较为疏松，脓液易沿牙周膜扩散由龈沟排除，但是儿童时期组织的修复再生力亦较强，当消除炎症后，牙周组织还能愈合并恢复正常。

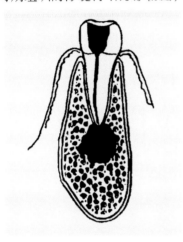 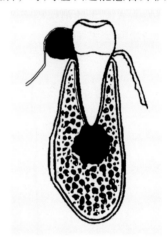

图 5-3　通过根尖孔从冠部缺损处排脓　　图 5-4　通过牙周膜从龈沟或牙周袋排脓

【临床表现】

急性化脓性根尖周炎依其脓液相对聚集于不同区域，在临床上分别表现为具有各自特点的三个阶段，即根尖脓肿、骨膜下脓肿以及黏膜下脓肿。

1. 根尖脓肿

（1）症状　患牙出现自发性剧烈、持续的跳痛，伸长感明显，以致咬合时首先接触患牙并引起剧痛，患者因而不敢对殆。

（2）体征及辅助检查　患牙叩痛（++）～（+++），牙松动Ⅱ度～Ⅲ度。根尖部牙龈充血，但无明显肿胀，扪诊轻微疼痛。相应的区域淋巴结可能有肿大及压痛。

2. 骨膜下脓肿　骨膜下脓肿又称牙槽骨骨膜炎或颌骨骨膜炎。此时局部症状极为明显，但全身症状仍较轻；如全身症状明显，则应注意观察，防止发展为颌骨骨髓炎和败血症等并发症。

（1）症状　病期多为3～5天，患牙的持续性、搏动性跳痛更加剧烈。因骨膜致密、坚韧，脓液聚集于骨膜下所产生的压力较大，患者感到很痛苦，感觉患牙明显伸长，轻触患牙感到疼痛难忍。患者因疼痛剧烈影响睡眠和进食，还可伴有体温升高，身体乏力等全身症状。

（2）体征及辅助检查　患者呈痛苦面容，精神疲惫，体温可有升高；血象白细胞计数升高；患牙所属区域淋巴结可出现肿大和扪痛；患牙叩痛明显；松动Ⅱ度～Ⅲ度；牙龈红肿，前庭沟变浅，有明显的压痛，扪诊深部有波动感。严重的病例可在相应的颌面部出现蜂窝织炎，表现为软组织肿胀、压痛，致使面容改变。

3. 黏膜下脓肿

（1）症状　由于黏膜下组织较疏松，脓液到达黏膜下时，压力已大为降低，自发性肿胀及咬合痛也随之减轻,全身症状缓解。

(2)体征及辅助检查 根尖区黏膜的肿胀已局限,呈半球形隆起;扪诊时波动感明显;叩痛(+~++)。

【诊断要点】

1. 自发性持续性剧烈疼痛;伸长感及咬合痛等症状;能准确定位;与温度刺激无关。

2. 叩痛,牙齿松动,牙髓无活力;前庭沟变浅或形成脓肿;牙龈扪诊疼痛;局部淋巴结肿大;慢性根尖周炎急性发作者 X 线显示根尖周骨质破坏透射区。

急性根尖周炎从浆液期到化脓期是一连续的发展过程,不能截然分开,只能相对地识别这些阶段,根据症状及检查做出各阶段的诊断是很重要的,因为各阶段都有其相应、有效的治疗措施。在根尖脓肿阶段,其持续性的跳痛可与浆液期鉴别。骨膜下脓肿时,疼痛极为剧烈,根尖红肿明显,叩诊能引起最剧烈的疼痛,且可以伴有全身症状。发展到黏膜下脓肿时,疼痛有所减轻,且黏膜下肿胀明显而局限,波动感明显。

【鉴别诊断】

1. 急性牙周脓肿 牙周脓肿多发生在牙周炎的晚期,临床表现患牙有搏动性跳痛、牙浮起、松动、咬合痛等,唇颊侧或舌腭侧牙龈出现半球状的脓肿,牙龈红肿,扪诊有波动感。两者主要鉴别要点见表 5-1。

表 5-1 急性根尖周脓肿与急性牙周脓肿鉴别

鉴别要点	急性根尖周脓肿	急性牙周脓肿
感染来源	根管感染	牙周袋
病史	长期牙体缺损史 有牙痛病史 有牙髓病治疗史	长期牙周病史
牙体情况	有牙体疾患(深龋洞、修复体等)	一般无牙体疾患
牙髓活力	多无	多有
牙周袋	无	深
脓肿部位	靠近根尖中心位于龈沟	靠近牙龈缘
脓肿范围	较弥散	局限于牙周袋壁
疼痛程度	重	相对较轻
牙齿松动	短期内出现,愈合后恢复稳固	长期存在,消肿后仍松动
垂直叩痛	很重	相对较轻
X线表现	无明显异常,若为慢性根尖周炎急性发作,则表现根尖周牙槽骨透射影像	牙槽骨嵴破坏,可有骨下袋
病程	相对较长,脓液排除时间需 5~6 天	相对较短,一般 3~4 天可自溃

2. 急性牙髓炎 与急性根尖周炎的主要鉴别要点见表 5 - 2。

表 5 - 2 急性牙髓炎与急性根尖周炎鉴别

鉴别要点	急性牙髓炎	急性根尖周炎
自发痛特点	阵发性不能定位患牙	持续性能明确指出患牙位置
牙齿松动	无	有
牙髓活力测验	反应敏感	无反应
X线检查	患牙根尖周正常	患牙根尖部有稀疏区

慢性根尖周炎

慢性根尖周炎是牙髓坏死、坏疽，牙髓治疗失败或急性根尖周炎治疗不彻底的结果。主要原因在于根管内病原刺激物的持续刺激引起根尖周组织呈现慢性炎症反应。病变类型有根尖周肉芽肿、慢性根尖周脓肿、根尖周囊肿和根尖周致密性骨炎（图 5 - 2）。

【临床病理】

1. 根尖周肉芽肿 是慢性根尖周炎中最常见的一型。根尖部形成炎症性肉芽组织，周围有破骨细胞，使邻近的牙槽骨和牙骨质吸收破坏，骨质破坏的区域仍由肉芽组织所取代，这种以炎症性肉芽组织形成为主要病理变化的慢性根尖周炎称为根尖周肉芽肿。

2. 慢性根尖周脓肿 随着病程的发展，炎症性肉芽组织的体积不断增大，病变中央的组织细胞发生坏死、液化，形成脓液潴留于根尖部的脓腔内，称为慢性根尖周脓肿，又称慢性牙槽脓肿。根据是否有窦道形成临床分有窦型和无窦型两种。

3. 根尖周囊肿 根尖部的炎症肉芽组织内还有发育期间遗留的牙周上皮剩余，在慢性炎症的长期刺激下，增殖形成上皮团块或上皮条索，这些上皮组织发生退行性变，甚至坏死、液化，形成囊腔，称根尖周囊肿。

4. 根尖周致密性骨炎 当根尖周组织受到长期轻微、缓和的刺激，机体抵抗力很强时，根尖部的牙槽骨不发生破坏，反而表现为骨质增生，形成围绕根尖周围的一团致密骨，在增生的骨小梁间有少量慢性炎细胞分布，故称为根尖周致密性骨炎。

【临床表现】

1. 症状 一般无明显的自觉症状，多主诉咀嚼时有不适感；咬合无力。也有因牙龈脓包、瘘管而来就诊者。在临床上多可追问出患牙有牙髓病史、反复肿痛或牙髓治疗史。

2. 体征及辅助检查

（1）有深龋或充填体，以及其他牙体硬组织疾患。

（2）牙髓探诊无反应，牙髓活力测验无反应。

（3）叩诊不适，有异样感。

（4）牙齿一般无明显松动。

（5）有窦型慢性根尖周炎者可查及窦管开口。需要注意的是偶尔可见远离患牙的窦道开口，此时可拍摄 X 线片以确定窦管的来源，避免将窦管口附近的健康牙误诊为患牙。

（6）X 线检查可显示不同的特点（表 5 -3）。根尖肉芽肿表现为根尖部有圆形的阴影，直径一般不超过 1cm，边界清楚，周围骨质正常或稍致密。慢性根尖周脓肿的根尖周阴影边界不清楚，形状也不规则，周围骨质疏松而呈云雾状。较小的根尖周囊肿在 X 线片上与根尖周肉芽肿相似而难以区别，大的根尖周囊肿可见有较大的圆形阴影，边界很清楚，并有一圈由致密骨组成的阻射白线围绕。根尖周致密性骨炎显示根尖周骨小梁致密，而非透射影像。

表 5 –3　慢性根尖周炎 X 线影像表现

X 线表现	根尖周肉芽肿	慢性根尖周脓肿	根尖周囊肿
形状	圆形	不规则	圆形
界限	清晰	不清	清晰
大小	不超过 1cm	不定	可大、可小
周围骨质	正常线	疏松，呈云雾状	有一圈致密骨阻射白线围绕

【诊断要点】
1. 患牙 X 线检查可显示根尖区骨质破坏的影像为确诊依据。
2. 患牙牙髓活力测验无反应可做重要参考。
3. 病史及患牙牙冠情况也可作为辅助指标。

第四节　根尖周病的治疗

急性根尖周炎患者，牙痛是就诊的主要原因，应首先采取应急措施，以控制感染，解除疼痛。对不同类型根尖周炎要根据不同的病情采取不同的根治方法，其目的是要消除根尖周围组织病灶，无害地保存患牙。根尖周炎的感染源来自髓腔，那么彻底清除髓腔中的病原刺激物，是治愈根尖周炎的关键。

一、应急治疗

1. 开放髓腔

（1）原理　早期根尖周炎时，感染局限在局部，开通髓腔，彻底去除、清理根管内的坏死牙髓，穿通根尖孔，使炎症渗出物或脓液通过根管得以引流，从而减轻根尖部的压力，使疼痛得到缓解。所以及早开放髓腔是缓解急性根尖周炎症状的首要措施。但对创伤性根尖周炎，牙髓状态往往正常，可暂不开髓，经消炎、止痛，患牙调𬌗休息，轻度根尖周创伤是可以治愈的。

（2）开髓方法　钻磨开髓时，医生最好用左手指固定患牙，避免震动和压力刺激产生疼痛；或在麻醉下开髓，揭去髓顶，拔出残髓，使根尖周炎性渗出物通过根尖孔向根管引流，如根管内有明显的脓性分泌物流出，需要开放髓腔2~3天，再做进一步治疗。

2. 脓肿切开 急性根尖周炎骨膜下及黏膜下脓肿阶段，脓液已穿出牙槽骨壁，单纯开放髓腔，脓液不易从根管充分引流，必须同时切开排脓，才能有效地控制炎症。

（1）切开指征 一般唇颊侧骨膜下和黏膜下脓肿多在根尖周炎发病后3~5天形成，可见患牙根尖部前庭沟变平或呈半圆形隆起，扪之有波动感。骨膜下脓肿必须扪及深部波动感或穿刺抽出脓液，才能切开，过早切开会引起剧痛，出血多，还可能合并菌血症。

（2）麻醉方法 骨膜下脓肿者可行阻滞麻醉；黏膜下脓肿者，隔湿后局部涂2%丁卡因或氯乙烷冷冻麻醉，也可在黏膜表浅层少量浸润麻醉，注意勿将麻醉药注入脓腔；对黏膜下脓肿特别表浅者也可不做麻醉。

（3）切开方法 切口的位置和长度因脓肿范围和所在部位而异。原则上切口部位应位于脓肿最低处，以利于引流；考虑外形和美观，切口最好位于相对隐蔽处，如发际内、耳屏前、下颌下区等；切口方向应与皮纹方向一致，减少瘢痕畸形；切口长度一般与脓肿大小一致；切开时避免损伤面神经及其分支、血管和腮腺导管等重要结构。一般从口内切开，深度可达牙槽骨骨面，必要时从口外切开，深度尽达皮下，用钝性器械分离，使深部脓液排出，并放置橡皮引流条，1~2天后取出。

3. 全身治疗 急性牙槽脓肿患者表现有一定程度的全身反应，如体温升高，颌面部肿胀，局部淋巴结肿大等。除开髓、切开引流外，应配合全身支持疗法，给以抗生素、镇痛剂、维生素、流质或半流质饮食、适当休息等综合治疗。

4. 急性期拔牙 对不能保存的牙，多数人认为应在急性炎症消退后拔牙。如估计拔除较容易、损伤不大，可在急性期拔牙，应在根尖周脓肿阶段进行，使脓液从牙槽窝引流，避免向骨膜下发展，以此缩短病程，减少病人痛苦。急性期拔牙应在抗生素控制下进行，尽量减少创伤，防止感染扩散。

二、根管治疗

根管治疗是治疗牙髓病和根尖周病最有效的方法。

根管治疗的原理：利用机械和化学方法彻底消除髓腔中的感染物质，经过严格的根管消毒，再用根管填充剂严密封闭空的根管，通过这三个关键的步骤，达到防止根尖周再感染，促进根尖病变修复的目的。活髓牙拔髓后即做根管扩大、冲洗、消毒、填充的方法又叫去髓术或牙髓摘除术。

（一）适应证

凡是有保留价值的患牙应尽量创造条件做根管治疗：

1. 不能保存活髓的各型牙髓炎、牙髓坏死和各型根尖周病。
2. 牙根已发育完成，牙冠折断并需桩冠修复的前牙。
3. 牙冠大面积破坏，需行桩核或烤瓷冠修复的后牙。

4. 可对错位、扭转或伸长牙齿做根管治疗，以满足义齿修复的需要。

5. 移植牙和再植牙一般要先做根管治疗。

（二）根管治疗常用器械

根管治疗器械分为开髓器械、根管预备器械、根管长度测量器械、根管冲洗器械和根管充填器械等。

1. 开髓器械　用于钻穿髓室，揭开髓顶，建立进入根管的通路。包括高速和低速手机、裂钻和球钻、扩孔钻等。

2. 根管预备器械　（图 5 – 5）

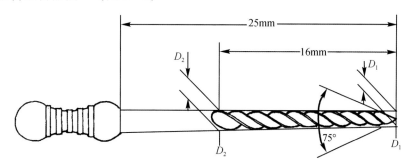

图 5 – 5　根管预备器械标准化

（1）光滑针　为光滑而有弹性的细针，其横断面为圆形或角形。光滑针用于探测根管的弯曲度，缠绕棉絮可用于吸干根管内水分，并能将蘸有药液的棉捻置于根管内行根管消毒。

（2）拔髓针　为带倒刺的细针，插入根管轻轻顺时针方向捻转，用于拔髓或取出根管内捻。

（3）根管切削器械　分为手用和机用两种，现多用不锈钢或钛合金制成。具有钻入深部和切削根管壁的作用。常用的手用器械有 K 型锉、H 型锉和 R 型锉。

这些锉由手柄、颈部和工作端三部分组成，每一个器械在颈部都有一个硅橡胶标记片，用于标记工作长度。根管锉和扩大针的锥度、长度、编号、颜色均有 ISO 规定的标准规格和尺寸。所有的扩大针和锉的工作端切割刃长 16mm；长度从尖端到手柄的末端有 21mm、25mm、28mm、31mm 四种规格；锥度一致为 0.02，即长度每增加 1mm 直径增大 0.02mm；常用的器械号码有 15#、20#、25#、30#、35#、40#六种型号等，另外还有 06#、08#、10#三种细锉和 45#~140#粗大型根管锉。

3. 根管长度测量器械　根尖定位仪，通过电子仪器测量根管内阻抗变化规律来确定活体牙根尖孔位置或根管长度的一种方法。

4. 根管冲洗器械　冲洗用注射器，临床常用 27 号针头的注射器插入根管进行冲洗。

5. 根管充填器械　常用螺旋充填器，其柄同钻类，工作端为富有弹性的螺旋状不锈钢制成，顺时针方向放置时，可将充填糊剂推入并填满根管，适用于粗大而直的根管。

（三）根管治疗步骤

1. 根管预备 清理根管内病变牙髓、细菌、代谢产物及感染的牙本质。根管预备包括髓腔预备（开髓、拔髓）、测量根管工作长度、根管扩大和冲洗等。根管预备的目的是清理根管和形成根管，将根管预备成连续的锥形，保持自然的根尖孔的位置和形状。

（1）髓腔预备

1）开髓 开髓的部位和洞形应根据髓腔大小、根管数目、根管口的位置决定，一般前牙在舌面，后牙在𬌗面，术前拍摄 X 线片了解髓腔和根管大致情况。可选用球钻或直接用裂钻开髓，穿通髓腔后应用球钻以提拉的动作揭除髓室顶，制备出能达根管的直线通路。清理髓室，去净窝洞内腐败坏死组织，使髓室完整、清洁、干燥，以方便在髓室底寻找根管口（图 5 -6）。

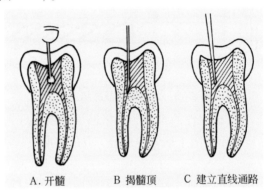

A. 开髓　　　B 揭髓顶　　　C 建立直线通路

图 5 - 6　开髓步骤

2）拔髓 开髓后，向根管内滴 2% 氯亚明或过氧化氢冲洗后，成形牙髓可用拔髓针插入根管达根尖 1/3 处，缓慢旋转 90° ～180°使牙髓缠绕在拔髓针上拔出。不成形坏死或坏疽牙髓，则可向根管内滴入氯亚明，用根管锉在根管内轻轻捣动，使腐败物质溶解，然后用 3% 过氧化氢冲洗根管。注意应逐步深入，先根管的冠 1/3，再中 1/3，然后根尖 1/3 锉出，冲洗时勿加压，防止将感染物推出根尖孔。

（2）根管长度测量 确定根管工作长度是根管治疗成功的关键步骤之一. 根管工作长度是指从冠部参考点到根尖狭窄处的距离。没有准确的工作长度，根管的清洁、预备成形和根管充填都不可能准确完成。

确定工作长度的常用方法：

1）根管器械探测法 将根管器械插入牙根内，根据患者的痛感和术者的手感来确定是否到达根尖的一种方法。当器械到达根尖狭窄处时术者手感有阻力，再稍用力，患者即有痛感，此处即为根尖工作止点。此法对根尖孔敞开的牙、根尖区过于狭窄的牙、根管中段有钙化的牙不适用。

2）X 线片估测法 此法要求 X 线投照角度正确，牙齿既不被拉长也不被缩短。对于根尖孔不在根尖的牙，不很准确。

3）电测法（注意：安装心脏起搏器者，禁用此方法）　当定位仪的一端（唇夹）接触口腔黏膜，另一端和根管锉相连，锉进入到根尖孔狭窄区时，电阻值与设置值一致，定位仪就会显示相应的信号，即可测定根管工作长度。测定时要求根管内干燥，电极不与金属接触（银汞合金及其他金属修复体）。

（3）根管扩大　根管扩大应根据测量的根管工作长度进行，其目的是清除感染的根管壁使根管畅通；使细小根管变得较粗；使弯曲根管变得较直，利于根管的消毒和充填。扩大根管主要使用扩孔钻或扩孔锉，由细到粗，循号渐增，勿跳号，以免形成台阶。

常用的方法为：开髓后，先测定工作长度，然后从小到大逐号使用根管器械进行根管预备，每号均以能通畅到达根尖狭窄处为准。

首先，选用细小的根管锉（初锉），深入根管，遇有阻力时往返小于90°旋转推进器械，然后将器械贴紧一侧管壁向外提拉。沿管壁四周不断变换位置，重复上述动作，直到标记的工作长度。当该型号器械进出管壁无阻力时，按顺序换大一号的器械，尊上述动作要领继续扩大。每次均要求达到工作长度，直到比初锉的型号大三个型号为止。由大于初锉第四个型号的器械开始，器械进入根管的深度较前一型号递减1mm（年轻恒牙递减0.5mm）。如此再连续扩大3～4个型号，使根管呈圆锥状。较粗的根管，器械可以无阻力进入达到工作长度者，不必旋转推进，可直接按工作长度插入根管锉，扩锉根管壁。

2. 根管冲洗　扩大根管过程中，每更换一个型号器械，必须冲洗一次根管。冲洗时切忌向根方加压，以免将感染组织推向根尖外。常用冲洗液有3%过氧化氢、生理盐水、2%次氯酸钠、氯亚明等。

3. 根管消毒　经过机械和化学预备根管后，管壁牙本质深部、侧支根管和根尖周等处仍有少量病原微生物，因此需要再用药物进行消毒。根管消毒的方法有药物消毒、电解消毒、微波消毒等。其中以药物消毒最为常用。

药物消毒：将纸捻或棉捻蘸适量根管消毒药液后暂封于根管内。根管消毒药物的性能要求为：杀菌力强、对根尖周组织刺激性较小、药效持久、无毒性以及不使牙齿变色等。最常用的根管消毒剂有以下几种：

（1）氢氧化钙制剂　临床常用。由氢氧化钙和蒸馏水调制成稀糊状，置于根管口暂封一周。

（2）樟脑氯酚薄荷合剂　杀菌力强，对根尖周组织有轻度刺激性，常用于感染较轻根管的消毒。临床一般封药时间为5～7天。

（3）甲醛甲酚合剂　杀菌、除臭，消毒力强，但对根尖周组织刺激较大。常用于牙髓坏疽等感染严重根管的消毒。为减轻甲醛甲酚对根尖周组织的刺激，使用时棉捻不要蘸药太多。有的主张只用甲醛甲酚棉球封在髓室中，而不把棉捻置于根管内，靠药物气体渗透到根管中，产生消毒作用，免去对根尖周组织的直接损害。封药时间一般为1周。

（4）木馏油 消毒力比甲醛甲酚差，但遇脓液、坏死组织等有机物时仍有消毒作用，有镇痛作用，刺激性小。常用于中毒感染根管的消毒，封药时间为5～7天。

（5）碘仿糊剂 遇创面血液、渗出液可缓慢分解产生游离碘，从而产生杀菌作用。对组织无刺激，消毒作用持久，碘仿能减少创面渗出，开促使其吸收，用于根尖渗出较多根管。封药时间一般为7～14天。碘仿可与砷剂结合成无毒的物质而解毒，可用于封砷过久所致的化学性根尖周炎的根管换药。

（6）抗菌药物 用于根管消毒的抗菌药物有多种，如金霉素、多西环素、土霉素、甲硝唑等，可用丁香油或樟脑酚调拌成糊剂应用。常用于消除急性炎症，药效时间为7天。

4. 根管充填

（1）根管充填的目的 一方面利用根管充填材料严密封闭根管，隔绝根管与根管周围组织的交通，杜绝再感染；另一方面借助充根材料的缓慢持久的消毒作用，消除根管内的残余感染，并促进根尖周病变的愈合。

（2）根管充填的时机 经根管预备和消毒后，患者无自觉症状，检查无叩痛，根管内所封棉捻无臭味及渗出液，即可进行根管充填。

（3）根管充填的材料 目前，所用的根管填充材料根据其性状分为固体类、糊剂类和液体类填充剂，临床上常用固体类与糊剂类填充材料配合使用。

1）固体类填充剂 常用的是牙胶尖。牙胶尖在体内性质稳定，组织耐受性好，X线阻射，不收缩，使用方便，填充后易取出，但不能完全充满根管，一般有成品出售，应加用糊剂填充封闭空隙。

2）糊剂类填充剂 此类填充剂种类很多，大多是粉与液拌成糊剂，其中含有消毒和促进钙化的药物，充填后可硬化。现介绍以下几种：

氧化锌丁香油糊剂：丁香油黏固粉是良好的暂封和盖髓材料。用于根管充填时，可促进肉芽组织增生，但促硬组织生长较差。

氢氧化钙糊剂：可抑菌、中和炎症酸性产物，并促进牙本质、骨组织的形成和再生。对于牙根尖尚未发育完成的牙，因各种原因而致牙髓坏死，牙根停止发育，根尖呈喇叭口状，可用氢氧化钙糊剂作暂时根管充填，以诱导根尖封闭。

碘仿糊剂：具有防腐、防臭、减少渗出等作用。多用于渗出较多的根管。

3）液体类充填剂 目前广泛应用的是酚醛树脂液。此剂的用法、配剂及用途将在塑化治疗方法中详细说明。

（4）根管充填的方法 现在临床上常用的根管充填方法为侧方加压充填法，以糊剂加牙胶尖充填，其步骤方法为：

1）常规隔湿，干燥根管。

2）按照根管扩大的情况，选择长短粗细与已备好的根管相适合的主牙胶尖2～3根，标记工作长度，酒精消毒预备。

3）将上述牙胶尖分别在根管内试放，确定一根能达到工作长度、取出时感到根尖部稍有阻力的牙胶尖，并将尖端剪去0.5～1mm后备用。

4）按记录的工作长度数据，用止动片在充填根管的器械上（光滑髓针或根管充填器）标记工作长度。

5）将根管充填器械蘸根管充填剂插入根管，顺时针旋转推进至止动片处，然后轻贴一侧管壁退出根管。重复操作 3～5 次。将选定的主牙胶尖蘸根管充填剂糊剂插入根管至预备深度。如果靠近根管口处的根管较粗大，可以同样方式从根管一侧插入多支牙胶尖，经侧方推压无间隙为止（图 5-7）。

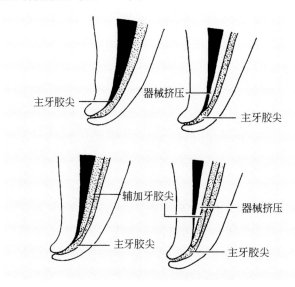

图 5-7 侧压法牙胶尖根管充填

6）用热的器械在根管口处将髓室内的牙胶尖末端切去，并擦净多余的糊剂，将洞充填。

7）拍摄 X 线片，检查根充情况，X 线片如显示根尖无病变患牙欠填大于 2mm，根尖有病变患牙欠填大于 1mm，或沿根管壁纵向根充不满和留有缝隙者，均应重做根管充填。

（四）根管治疗过程中可能发生的问题及处理

1. 术中并发症

（1）急性炎症反应　在根管治疗术中，有时患牙会出现疼痛、肿胀等急性根尖周炎症反应。乃术中器械超出根尖孔，损伤根尖周组织或将坏死物质推出根尖孔外；根管消毒时封药量过多或药物刺激性过强；根管清理不严，残留有细菌等病原微生物；充填时机把握不当、根管超填较多等原因造成。对急性根尖周炎反应的患牙，症状轻者可消炎止痛、理疗，并进行观察；症状重者，按急性根尖周炎治疗。

（2）器械折于根管内　乃器械使用不当（如跳号使用、遇阻力强扩、捻转幅度过大等），根管器械有损伤或已生锈或本身质量不佳等原因造成。可拍 X 线片，检查器械折断情况。如器械折断在根管口，可用小球钻将根管口稍扩大后用镊子夹出；器械折断在根管中部，可推至根尖部行牙髓塑化治疗；如已堵塞根管且根尖周有病变、或器械超出根尖孔者，则应行根尖切除术、倒充填术治疗；根管内器械折断还可用超声仪取出。

（3）髓腔穿孔　表现为探针可插入穿通处，探及牙龈或根分叉处的牙周组织引起出血，并有疼痛感。穿通发生后，应立即修复，再行根管治疗术。

（4）器械落入呼吸道或消化道　操作时粗心大意，缺乏责任感，或器械沾有唾液较滑或患者体位过于后仰等原因造成。医师应镇静，如器械滑入呼吸道者，需立即请耳鼻喉科会诊处理，如不能从气管取出，需开胸；如器械滑入消化道者，应作 X 线检查，住院观察，多食纤维性食物，落入的器械一般可从粪便中排出。勿用泻药，勿过度运动，落入胃内的器械也可用胃镜取出。医师应加强责任心，切忌麻痹大意，操作要规范，手指需捏紧器械柄，如沾有唾液较滑，应擦净再用。治疗上颌后牙时，勿让患者头过分后仰，使用安全链或放置橡皮障。

（5）皮下气肿　术中使用压缩空气吹干根管或使用过氧化氢液冲洗根管时施加压力过大，导致氧气分解逸出根尖孔，进入面颈部皮下疏松结缔组织所致。皮下气肿应与血肿相鉴别，后者无捻发音，是由皮下出血所致。前者发病急，数分钟内即明显肿胀，患区触诊时有捻发音，无疼痛，不需特殊治疗，可给抗生素预防感染；如已扩展至纵隔，应住院观察。

（6）牙折　经根管治疗后的无髓牙较脆，当遇过陡牙尖或患牙洞形制备抗力形较差，牙体切割过多缺乏保护措施，或咀嚼过硬食物，均易发生牙折。对进行过牙髓治疗的患牙，必须调𬌗，防止过多切割牙体组织。必要时，需用全冠保护，并嘱患者不要咬过硬的东西，依牙折情况进行修复或拔除。

2. 术后并发症

（1）根尖区压痛　根管治疗时超填，如为糊剂超填，继续观察，一般能被吸收或被健康组织包裹，症状逐渐消失；如果为牙胶尖超填，应取出根充物，重新充填。

（2）慢性根尖炎症　微生物感染是根管治疗后慢性炎症的主要病因，微生物可存在于牙本质小管、根管解剖变异区、牙骨质表面。微生物感染根尖周组织的通路有：根管治疗时将感染物推入根尖周组织；通过牙周袋扩散到根尖周组织；根管内感染物通过根管系统及牙本质小管扩散到根尖周组织。应去除根管充填物，重新根管治疗。再治疗失败，可选择根尖手术治疗。

三、牙髓塑化治疗

牙髓塑化治疗是一种简便、有效的牙髓病和根尖周病的治疗方法。

（一）治疗原理

牙髓塑化治疗是将未聚合、处于液态的塑化剂注入根管，使其渗透根管系统内残存的牙髓组织及感染物质中。塑化剂聚合时将这些物质包埋，塑化成为一体，并保持无菌状态，成为对人体无害的物质存留在髓腔中，达到消除病原刺激物、封闭根尖孔及侧支根管、防止根尖周病的目的。

（二）塑化剂

临床广泛使用的是酚醛树脂塑化剂，其主要成分为甲醛、甲酚和间苯二酚。可用市售成品试剂。

塑化剂的性能：①塑化作用，酚醛树脂塑化剂对活组织、坏死组织及组织液均有塑化作用。②渗透作用，酚醛树脂未聚合时渗透性较强，它可由主根管渗透到侧支根管、残髓组织和牙本质小管中。③体积变化，酚醛树脂聚合后，在封闭的环境中无体积改变。④抑菌作用，酚醛树脂塑化剂在聚合前对常见感染病原菌有强抑菌作用，对口腔致病厌氧菌和感染根管的优势菌也有较强的抑菌和杀菌作用。⑤生物相容性，聚合后的酚醛树脂的浸泡液不具溶血活性，不会引起系统免疫反应。⑥毒理学性能，酚醛树脂聚合后无急性细胞毒反应。⑦刺激作用，酚醛树脂塑化剂在聚合前对组织有一定的刺激性，直接接触口腔黏膜可造成局部灼伤，严重者可出现溃疡。

（三）适应证

1. 晚期牙髓炎，包括慢性牙髓炎、残髓炎、逆行性牙髓炎。

2. 牙髓坏死、坏疽。

3. 慢性根尖周炎，除根尖周囊肿和根尖病变过大的患牙外。

4. 急性根尖周炎经应急治疗后的患牙。

5. 根管形态复杂、细小弯曲或根管不通，或根管器械折断根尖部的患牙。

6. 乳牙、年轻恒牙、前牙、根管完全钙化或不通、准备行桩核修复、准备行牙内漂白的变色患牙等不宜行牙髓塑化治疗。

（四）操作方法

1. 根管预备和消毒常规　如为活髓，则在局麻下去龋、备洞、开髓、揭髓室顶、切除冠髓，暴露根管口。干燥窝洞后，先向髓腔内滴入氯亚明液，再拔髓。拔髓时选择合适的拔髓针，插入根管应尽量接近根尖部，但忌超出根尖孔。如根管过细窄，拔髓针进入深度不够，可选择小号根管锉，将根髓组织或感染物质捣碎，再用根管冲洗剂冲洗出。拔髓后，20 号根管器械能进入根尖处即可，无需根管扩大。操作中忌扩通根尖孔，否则将导致塑化液渗漏，引起化学性根尖周炎。如患牙有叩痛，可暂封甲醛甲酚棉球，以消除感染和缓解症状，经 5～7 天后再复诊。

2. 牙髓塑化　配制塑化剂时可取一干净塑料小瓶盖常规配制。配制成的塑化剂较稠，发热，呈红棕色。隔湿、干燥髓腔，用镊子夹取或用注射器抽取新配制的塑化液送入根管，用光滑髓针插入根管根尖部，以导入根管，再用棉球吸出髓室内的塑化液。重复上述 3～4 次，并保留最后的小棉球。用探针挑取适量较硬的氧化锌丁香油糊剂置于根管口上方，再以最后的小棉球将其轻压，使其紧贴塑化液并暂封窝洞。

3. 充填窝洞　7 天后如无异常，则更换永久充填（图 5-8）。

（五）预后和转归

牙髓塑化治疗如能正确选择适应证，操作规范，则易取得成功。塑化后的患牙，可见有塑化剂进入根管、侧支根管及牙本质小管中，并将髓腔中残髓组织和感染物质塑化。活髓牙如塑化不全可见近根尖处的少量牙髓组织未被塑化，有炎症细胞浸润，在其与已塑化组织接近处出现大量吞噬细胞，在未被塑化的组织周围形成修复性牙本质和骨样牙本质；如残髓组织遗留过多，或某一根管遗漏而未作处理，则可发生残髓炎或根尖周炎。塑化后早期，如无塑化液溢出根尖孔，则根尖周组织除轻度炎症外，无严重反应。塑化后 3 个月，可见根尖周组织炎症减轻，牙骨质沉积，牙槽骨新生，但根尖处牙周膜纤维结缔组织也可出现水样变性和轻微炎症。如塑化液溢出根尖孔外，则根尖周组织有炎症反应，吞噬现象，成纤维细胞增生，塑化物被结缔组织被膜包绕。

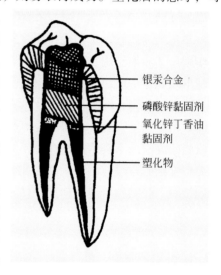

银汞合金
磷酸锌黏固剂
氧化锌丁香油黏固剂
塑化物

图 5 - 8　牙髓塑化治疗

（六）疗效判断

牙髓塑化治疗后的患牙，一般不出现疼痛、肿胀等急性症状。但有些病例，在塑化治疗近期可有轻度咬合不适感，叩诊检查有反应，这可能是操作时少量塑化剂超出根尖孔外刺激根尖周组织的反应所致。经数日后自行缓解、消失，可不予处理。判断牙髓塑化治疗是否成功，应观察 2 年。复查时如患牙无自觉症状，功能良好，临床检查无阳性体征，X 线片显示根尖周组织正常或原根尖病变消失，或仅有根尖牙周膜间隙增宽，但硬骨板影像清晰，可判断为治疗成功。如术后 3~6 个月 X 线片显示根尖周病变似有扩大，但临床上无明显症状和阳性体征，可不急于重新治疗，应继续观察，部分病例的病变可随时间的延长而逐渐缩小，直至消失。

（七）并发症及其处理

1. 残髓炎　术后近、远期均可出现，多为根管内有过多残髓，或遗漏未处理的根管而导致塑化不全所致。出现残髓炎时，必须开髓，查找未被塑化的根髓，拔髓后重新进行塑化治疗。

2. 化学性根尖周炎　多因操作不规范造成塑化液流失至根尖周组织，或适应证选择不当所致，多于近期发生。患牙持续性痛，但不严重，有轻微咬合痛。检查时有轻度叩痛，但牙龈不红。适当调𬌗，理疗，给消炎止痛药，并进行观察。

3. 急性根尖周炎　多为治疗时机选择不当，或由器械操作超出根尖孔所致，术后近、远期均可发生。患牙出现较剧烈的持续性胀痛，叩痛明显，牙龈红肿且有扪痛，可形成脓肿，先应急治疗，检查有无未处理或塑化不全的遗漏根管，待急性症状缓解后，再进一步治疗。

4. 慢性根尖周炎 术后远期出现。如有未处理的遗漏根管或塑化不全所致者，可重新塑化治疗。如有根管内塑化液流失，应改作根管治疗术，必要时行根尖手术。

5. 塑化液烧伤 主要是医师操作不规范所致。烧伤处黏膜组织有明显的颜色改变，出现皱折或水肿，患者有局部不适或麻涩胀感，严重者可表现为大面积糜烂、溃疡，应力求避免。一旦发现塑化液流失，立即用甘油干棉球涂敷。如软组织已有溃疡，则按口腔溃疡治疗。

巩固练习

一、名词解释

根管治疗　　牙髓塑化治疗　　根管工作长度

二、填空题

1. 急性根尖周炎从病理上可分为＿＿＿＿、＿＿＿＿两种类型。
2. 慢性根尖周炎从病理上可分为＿＿＿＿、＿＿＿＿、＿＿＿＿三种类型。
3. 急性化脓性根尖周炎发展的三个阶段包括＿＿＿＿、＿＿＿＿和＿＿＿＿。

三、选择题

1. 下列急性根尖周炎浆液期的临床症状中，一项不是事实的为（　　　）
   A. 自发痛　　　　　　　　B. 患牙浮出感
   C. 咬紧牙时疼痛缓解　　　D. 叩诊痛
   E. 温度测验敏感
2. 急性根尖周脓肿时，医生建立的最便利的引流通道是（　　　）
   A. 根尖孔—根管—髓腔开放　　B. 根尖部—牙周袋
   C. 根尖部—齿槽骨—黏膜下　　D. 根尖部—齿槽骨—皮肤下
   E. 根尖部—牙周间隙—龈袋
3. 急性根尖周炎应急处理的主要原则是（　　　）
   A. 消炎止痛　　　　　　　B. 安抚治疗
   C. 调和止痛　　　　　　　D. 建立引流
   E. 开放髓腔
4. 根尖脓肿后，脓液主要的自然引流途径为（　　　）
   A. 根管内—龋洞　　　　　　B. 根尖周—骨膜下—黏膜下
   C. 骨髓腔—面部间隙—皮下　　D. 根尖周—骨髓腔—鼻腔
   E. 根尖周—骨髓腔—上颌窦

5. 根尖周脓肿与牙周脓肿鉴别的要点为（　　）

    A. 疼痛的程度不同   B. 脓肿部位不同

    C. 牙髓活力有或无   D. 牙周袋的有无

    E. 包括以上各项

6. 下列为慢性根尖周炎的临床类型，除外（　　）

    A. 根周膜炎   B. 根尖周肉芽肿

    C. 慢性根尖周脓肿   D. 根尖周囊肿

    E. 根尖周致密骨炎

7. 慢性根尖周炎主要的诊断指标是（　　）

    A. 患牙反复痛肿史   B. 咀嚼不适感

    C. 叩诊异样感   D. 牙髓无活力

    E. 根尖周 X 线透射区

8. 常规根管治疗术的步骤为（　　）

    A. 根管清创、预备和充填   B. 根管封药和充填

    C. 根管清创和充填   D. 根管预备、冲洗、消毒和充填

    E. 根管清创、封药和充填

9. 根管充填的时机为（　　）

    A. 无自觉症状   B. 根管内无渗出物

    C. 取出棉捻无臭物   D. 检查无异常所见

    E. 包括以上各项

10. 目前临床根管充填常用材料是（　　）

    A. 氧化锌丁香油糊剂   B. 牙胶 + 氧化锌丁香油糊剂

    C. 氯仿加牙胶   D. 牙胶尖 + 氢氧化钙糊剂

    E. 银尖 + 氧化锌丁香油糊剂

四、简答题

1. 简述根管治疗的原理、适应证和方法。
2. 简述牙髓塑化治疗的原理、适应证和方法。

第六章　儿童牙病

 本章导读

　　乳牙和年轻恒牙在解剖形态和组织结构上有自己的特点，所以儿童牙病区别于一般成人的牙病。我们应根据儿童心理、生理和组织解剖等特点，开展儿童牙病的防治工作。

第一节　儿童牙体的解剖生理特点

　　儿童时期，机体随生长发育的各个阶段而发生变化，由小变大，由简单变复杂。在牙、牙列、咬合、颌等部分也都有明显的变化，此期牙齿主要是乳牙和年轻恒牙。乳牙列期保护好乳牙，混合牙列期促使乳、恒牙正常替换，混合牙列期及恒牙列早期对新萌出的年轻恒牙予以关注，对儿童最终能够形成健全功能的牙颌系统具有至关重要的作用。本节主要介绍儿童期牙颌系统的解剖生理特点。

知识链接

什么是儿童口腔医学

　　以处于生长发育过程中的儿童为对象，研究其口腔范围内的牙、牙列、𬌗、颌及软组织等的形态和功能，诊断、治疗和预防其口腔疾病及畸形，使之形成具有健全功能的咀嚼器官。儿童口腔医学的目的就是为了确定儿童口腔科的服务对象。

一、乳牙的解剖形态

　　乳牙于婴儿出生后 6、7 个月开始陆续萌出，至 2.5~3 岁，全部乳牙均已萌出和牙根完全形成。乳牙分为乳切牙、乳尖牙和乳磨牙 3 种类型，与恒牙相比，没有前磨牙。同一个体的同名乳牙在解剖形态上相同，因此全口 20 个乳牙的形态有 10 种。

（一）乳牙牙体形态特点

1. 乳牙牙冠表面釉质层较薄，矿化程度低，呈乳白色。
2. 在同类牙中，乳牙较同名恒牙小，乳磨牙较继承恒牙近远中径大。
3. 乳牙除下颌第一乳磨牙形态比较特殊外，其余乳牙均与相应的恒牙相似。
4. 乳牙牙颈显著缩窄，冠根分界明显，乳牙颈嵴明显突起，且近中侧尤为突出。
5. 乳牙根方有恒牙胚，故乳前牙根尖部较唇侧弯曲，乳磨牙根干短、根分叉度大。

（二）乳牙牙髓腔形态

　　乳牙牙髓腔的形态与恒牙相比，较为复杂，如侧支根管多而乱。但乳牙的髓腔形态依然与牙的外形一致。就髓腔和牙体的大小比例而言，乳牙髓腔相对比恒牙大，表现为髓室大、髓角高、根管粗大、髓腔壁薄以及根尖孔大（图6-1）。刚萌出的乳牙髓腔尤其大，牙髓腔在冠、根部无明显分界，牙颈部之髓腔亦较大，此特点在乳前牙更为明显。乳牙髓角较恒牙明显突入牙本质中，乳磨牙之近中髓角尤为突出。

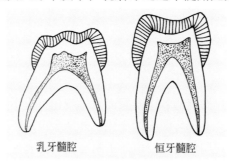

乳牙髓腔　　　　　恒牙髓腔

图6-1　乳恒牙髓腔

　　随年龄的增长，磨损或龋蚀等因素使乳牙牙本质暴露，牙髓产生防御性反应，表现为在受损处相对应的髓腔壁上形成修复性牙本质，髓腔体积减小。修复性牙本质多见于乳磨牙髓角及乳前牙切端相对应的髓腔壁，其次见于颈根部移行处的髓腔壁，也有不少发生在乳磨牙根分叉相对应的髓腔壁。

（三）乳牙的牙根吸收

　　牙根吸收可分为生理性和病理性两类，而乳牙在替换期的吸收属于生理性吸收，其吸收呈间断性，吸收部位受继承恒牙影响，先累及牙骨质表面，广泛向牙本质进展，渐渐累及髓腔。乳前牙牙根吸收常自根尖1/3的舌侧面开始，呈横向吸收；乳磨牙牙根吸收自根分叉的内侧面开始，呈斜面吸收。若继承恒牙先天缺失，乳牙牙根吸收仍可发生，但吸收较为缓慢，脱落较晚。

二、乳牙的重要意义

（一）促进儿童的正常生长发育

乳幼儿时期是生长发育的黄金期，健康的乳牙有助于消化作用，有利于儿童生长发育。另外良好咀嚼功能，可以生理性刺激颌、颅骨等组织，有助于颌面部正常发育。

（二）引导恒牙正常萌出及恒牙列的形成

乳牙过早缺失一方面可使继承恒牙过早萌出或过迟萌出，另一方面可致使继承恒牙因间隙不足而位置异常。除此之外，乳牙对恒牙的萌出还具有一定的诱导作用。

（三）有利于发音及保护心理

口头语言发展的关键期为 2~3 岁，正常的乳牙列有助于儿童正确发音。此外，乳牙缺损或缺失，尤其是上乳前牙疾患，常给儿童心理带来不利影响。

三、年轻恒牙的特点

所谓年轻恒牙是指已经萌出于口腔，但未达到𬌗平面，形态、组织结构尚未完全形成和成熟的恒牙。年轻恒牙萌出不久，磨耗少，形态清晰，前牙多可见明显的发育结节与舌边缘嵴，后牙𬌗面形态复杂，窝、沟、点隙深，难以自洁。大部分恒牙自萌出后到达𬌗平面需要 7~12 个月。

年轻恒牙硬组织薄，矿化低，溶解度高，渗透性强。此特点为年轻恒牙龋损进展较快又多为急性龋的因素之一。年轻恒牙根管口未闭合，呈喇叭裤状；牙髓血管丰富，生活力旺盛，可以为临床保存活髓疗法提供便利。但又因牙髓组织疏松、根尖孔大、血运丰富，感染也易扩散，故应及时治疗。

第二节　儿童龋病

一、乳牙龋的分类

乳牙龋损分类与恒牙相似，但由于其独特的组织结构、年龄特征，又具有独特的临床表现：

1. 奶瓶龋　长时间奶瓶人工喂养，可见患儿上颌乳前牙平滑面和上颌第一乳磨牙咬合面的广泛龋损（图 6-2）。

2. 环状龋　乳前牙唇面、邻面龋较快发展成围绕牙冠的广泛性环形龋，呈卷脱状。好发于牙冠中 1/3 至颈 1/3（图 6-3）。

3. 猖獗龋　短期内，累及多数牙位、牙面的急性进展型重度龋病（图 6-4）。

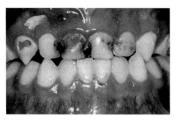 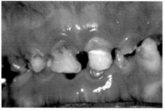 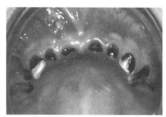

图 6-2　奶瓶龋　　　　　图 6-3　环状龋　　　　　图 6-4　猖獗龋

二、乳牙龋病的临床特点及易患龋的因素

（一）乳牙龋病临床特点

1. 患龋率高、发病早。
2. 龋齿多发、龋损范围广。
3. 龋蚀发展速度快。
4. 患儿自觉症状不明显。
5. 修复性牙本质形成活跃。
6. 充填率低，需治疗的患牙数量大。
7. 充填后继发龋多。
8. 乳牙龋好发牙位，以上颌乳侧切牙、下颌乳磨牙多见，其次是上颌乳磨牙，上、下颌乳尖牙和下颌乳切牙少见。

（二）乳牙易患龋因素

1. 解剖形态：邻面为面接触，𬌗面窝沟点隙及生理间隙易食物残留。
2. 组织形态：矿化低，釉质薄，不耐酸。
3. 饮食：多为含糖高、黏性大、软质食物，且进餐次数多。
4. 口腔自洁和清洁作用差。
5. 监护人的防龋意识不足。

三、乳牙龋病的危害

乳牙龋病对儿童口腔局部和全身都会形成不良影响。

（一）局部影响

1. 影响咀嚼功能　乳牙因龋致牙体缺损，尤其涉及乳磨牙大面积龋损，咀嚼功能将明显降低。

2. 影响恒牙萌出及恒牙列　乳牙龋损，使食物残渣、软垢等容易停滞口腔内，细菌滋生，易导致新萌出恒牙发生龋损。当龋损累及根尖周时，可影响继承恒牙胚发育，如导致特纳牙的发生。乳牙根尖周炎致局部牙槽骨破坏、牙根吸收异常、残根滞留等影响继承恒牙的萌出顺序和位置。另外乳牙牙冠因龋缺损或缺失，继承恒牙所占间隙缩小，而导致继承恒牙萌出时因间隙不足发生拥挤。

3. 损伤口腔黏膜组织　缺损的牙冠可刺激局部黏膜，甚至导致慢性创伤性溃疡。

（二）全身影响

1. 影响个体发育。因龋病导致咀嚼功能下降，影响儿童营养摄入，故颌面部和全身的生长发育会受影响。

2. 影响发音及心理健康。幼儿期为口头语言发展关键期，乳牙的缺损或早失会影响发音。龋损也会影响美观，尤其在前牙区严重龋损会给儿童心理造成一定影响。

3. 当龋病转成慢性根尖周炎时，可成为病灶牙使机体的其他组织发生病灶感染。

四、乳牙龋病治疗

乳牙龋齿的治疗目的是要终止龋病的发展，保护牙髓的正常活力，避免因龋而引起的并发症；恢复牙体解剖外形和咀嚼功能，维持牙列的完整性，保证乳恒牙交替正常进行，有利于儿童颌骨的正常发育。

（一）儿童龋病的诊断

1. 问诊　要注意态度和蔼，尽量避免使用专业术语。

2. 视诊　观察乳牙牙体的色、形是否发生改变。

3. 探诊　通过探针，了解龋坏组织的质地，是否有主观症状，还可探测龋洞的部位、深度、大小、有无穿髓孔。

4. 温度刺激试验　当龋损深达牙本质深层时，医师可用冷热交替刺激，观察龋损牙体的牙髓活力状况。亦可用电活力测试仪进行。

5. X 线检查　主要用于检查邻面龋、继发龋及判断龋洞深度与牙髓腔的距离。

（二）龋病的治疗

由于牙齿结构特殊，虽有再矿化能力，但对实质性缺损无自身修复能力。除少数情况可用药物外，均需根据牙齿缺损的范围、体积采用充填术、嵌体或人造冠修复治疗，以恢复形态和功能。

1. 药物治疗　药物治疗是在磨除龋坏的基础上，应用药物抑制龋病发展的方法，适用于龋损面广泛的浅龋或剥脱状环状龋，不易制备洞形的乳牙，亦用于乳牙和年轻恒牙龋病的预防。常用药物包括氨硝酸银和氟化钠等。

治疗方法：尽可能去净龋坏组织，并磨去薄壁锐尖，形成自洁区；清洁牙面，以棉条隔离唾液，擦干牙面后以小棉球蘸氨硝酸银溶液涂擦龋坏牙面 1～2 分钟，温热气枪吹干再涂，如此两次，然后以蘸丁香油小棉球涂擦，使之还原成黑色，吹干即完成治疗。所形成的还原银沉淀于牙本质小管中阻塞牙本质小管，阻止龋的发展。一般每周进行 1 次，3～4 次为一疗程，3～6 个月后复查，治疗中应防止灼伤软组织。涂氟剂后 30 分钟不漱口不饮食。

2. 修复治疗 乳牙的修复治疗在制备洞形时应考虑到乳牙牙体解剖组织结构特点，如釉质薄、髓腔人、髓角高、牙颈部显著缩窄、易磨耗等，冉恢复外形时也应考虑其生理间隙的特点，不必勉强恢复接触点，尽可能恢复原形。在多个牙冠均发生大面积缺损时，也应注意恢复咬合高度。制备洞形因充填材料类别有不同要求。

知识链接

什么是修复治疗

采用手术治疗，去净龋坏组织，并将窝洞制备成一定的形状，在保护牙髓的情况下，用材料充填窝洞，以达到恢复牙冠的形态和功能等。

（1）银汞合金充填术 对已形成实质性缺损的牙齿，充填术是目前应用最广泛且成效较好的方法，其基本过程可分为两步：先去除龋坏组织和失去支持的薄弱牙体组织，并按一定要求制备窝洞形态；然后以充填材料填充恢复其牙体形态和功能。主要适用于充填后牙和隐蔽部位的前牙龋损。

1）窝洞制备基本原则

①去净龋坏组织，防止继发龋。制洞作用之一类似清创，须去除龋坏组织，使窝洞建立在健康的牙体组织上，防止继发龋。

②保护牙髓。由于牙本质和牙髓关系密切，在切割牙体组织时，会对牙髓组织产生不同程度的刺激，严重时可导致牙髓充血和炎症反应，因此在操作中应注意保护牙髓，避免和减轻刺激。

③制备抗力形和固位形。由于牙齿修复后需承担咀嚼压力，因此充填修复后应达到两方面要求，一方面能长期保持修复物不致松动、脱落，即应具有固位形；另一方面修复物和剩余牙体组织都不致因承受咀嚼力而碎裂，即应具有抗力形。二者在窝洞制备时应同时兼顾。

2）充填术修复过程

①去除龋坏组织，建立窝洞外形。

②制备抗力形和固位形。

③洞形修整和窝洞清理。

④窝洞消毒。

⑤垫底。

⑥充填银汞合金。

⑦调磨、抛光。

（2）复合树脂充填术 复合树脂按用途可分为前牙用、后牙用及通用型三类；按固化形式分为化学固化及可见光固化两类。充填要点有：①比色；②制备一定的洞形；

③中度以上的窝洞需作垫底；④用35%或50%的磷酸，酸蚀牙面1～2分钟；⑤彻底冲洗干燥牙面，严防再污染；⑥涂黏接剂，充填光敏复合树脂后，分别用可见光照射20～40秒，使其固化；⑦调磨、抛光。

（3）嵌体　用金属或其他材料制成与牙齿窝洞适合的修复体，镶嵌在洞内，称为嵌体。乳牙的嵌体修复法适用于乳磨牙Ⅰ类及Ⅱ类洞。其要点为：①去净龋坏组织和悬空釉柱；②洞深不小于2.5mm，并有45°洞缘斜坡，洞壁与牙长轴的夹角小于5°；③可增添钉、沟辅助固位；④有薄壁弱尖者作全𬌗预备；⑤制作模型蜡型，及时包埋，尽量采用带模铸造。

五、年轻恒牙的龋病治疗

保护与及时治疗年轻恒牙，形成健全的恒牙列是儿童牙科的主要任务之一。在混合牙列期，随着恒牙的逐渐萌出，恒牙的患龋率也逐渐上升，特别是第一磨牙，龋发生早，患龋率高。处于混合牙列期的年轻恒牙常被家长误认为是乳牙，不予重视，因此在治疗乳牙的同时，也要做好年轻恒牙的检查工作，一旦发现应及早治疗。

年轻恒牙龋病治疗中，应尤其注意保护牙髓。银汞合金法适用于后牙Ⅰ类简单洞和复合洞、Ⅱ类洞及Ⅴ类洞。复合树脂充填法适用于前牙Ⅰ、Ⅲ、Ⅳ、Ⅴ类洞和后牙Ⅰ、Ⅴ类洞。嵌体应用较少。年轻恒牙的深龋，若去净龋坏组织可能露髓的病例，可采用再矿化治疗，使脱矿的牙本质再矿化，可避免露髓。

第三节　儿童牙髓病和根尖周病

儿童牙髓病与根尖周病的临床表现及治疗原则与乳牙、年轻恒牙的解剖生理特点密切相关。

一、乳牙牙髓病

乳牙若患龋病，应及时治疗，若未及时治疗，则可发展成为牙髓、根尖周病。为儿童的正常生理发育造成不良影响。

【治疗目的】

去除感染，消除疼痛；恢复牙齿功能，保持乳牙列的完整，利于颌骨和牙弓的发育；延长患牙的保留时间，发挥其对继承恒牙的引导作用，避免对继承牙胚的不利影响；维持良好的咀嚼功能，促进儿童的健康成长。

【临床表现】

由于牙髓被坚硬的牙体组织包绕，以及与牙周组织的紧密联系，使其诊断较为困难，需选用多种方法进行综合分析予以诊断。

1. 疼痛　疼痛是牙髓炎重要临床表现。可分为受到某种刺激后诱发的激发痛和不受外界刺激发生的自发痛。冷、热、酸、甜、食物嵌入龋洞均可引起激发痛，但对疼痛反应不一，患儿自发痛程度也不一。急性牙髓炎常伴有夜间痛，但疼痛不能定位；慢性牙髓炎症状不一，相差悬殊，多数患牙症状轻微，甚至无明显症状。

2. 检查 可见牙体缺损，急性期探痛明显，晚期可有叩痛；慢性期探诊迟钝，轻度叩痛。

3. X 线检查 急性炎症则根尖周正常，若为慢性牙髓炎的急性发作则可能有牙周膜间隙增宽、硬骨板改变等。

4. 牙髓敏感测试 主要采用温度测试和电测试法，但乳牙和年轻恒牙很难得到确切的反应，原因未明。

【治疗方法】

1. 乳牙牙髓病

（1）盖髓术 是一种用药物覆盖于近髓牙本质上或露髓的牙髓创面上，使牙髓病变恢复，保存全部生活牙髓的治疗方法。前者为间接盖髓术，后者为直接盖髓术。

（2）牙髓切断术 分活髓切断术和失活后断髓术。活髓切断术侧重于保存根部生活牙髓；而失活后断髓术则侧重保存患牙。

（3）牙髓摘除术 是在局麻下或牙髓失活后，将全部牙髓摘除后预备根管，用可被吸收的根充材料充填根管，保存患牙的治疗方法。

表 6 - 1　乳牙牙髓病的治疗方法

治疗方法		适应证	治疗步骤
盖髓术	间接盖髓术	①深龋或外伤近髓无明显牙髓炎症状的患牙；②症状轻微的牙髓充血患牙	①去龋、备洞；②盖髓；③充填
	直接盖髓术	①备洞时意外露髓，穿髓孔小于 1mm 的患牙；②外伤冠折新鲜露髓的患牙	①隔湿；②消毒；③盖髓；④充填
牙髓切断术	活髓切断术	①深龋、部分冠髓牙髓炎；②前牙外伤冠折牙髓外漏	①麻醉；②备洞；③切端冠髓；④盖髓；⑤充填
	FC 切断术	深龋、部分冠髓牙髓炎	①麻醉；②备洞；③切端冠髓；④盖髓；⑤充填
	干髓术	乳磨牙牙髓炎	第一次治疗：牙髓失活 第二次治疗：干髓充填
牙髓摘除术		牙髓炎症波及根髓，不宜行牙髓切断术的患牙	①麻醉；②备洞；③去除牙髓；④根管充填

二、乳牙根尖周病

乳牙根尖周病绝大多数是由牙髓感染发展而来。由于乳磨牙根分歧处的组织薄，副根管多，牙髓感染易通过这些途径扩散，因此乳磨牙根尖周炎症又常发生于根分歧下方的根周组织内。在牙髓治疗中不宜使用三氧化二砷和酚醛树脂液。

【临床表现】

1. 急性根尖周炎常伴有咬合痛，疼痛可定位。因疼痛表现悬殊较大，故有疼痛史表明牙髓已有炎症或坏死，但牙髓已有病变或坏死者不一定都有症状。因此，在询问病史时，医师应尽量了解患儿和家长对疼痛变化的诉述。

2. 乳牙根尖周病早期症状不明显，就诊时病变多较严重，甚至部分出现急性牙槽脓肿或间隙感染后方才就诊（图6-5）。

3. 临床上急性根尖周炎多为慢性根尖周炎急性发作。

4. 肿胀是根尖周炎的一个主要特征。乳牙根尖症可引起牙龈局部肿胀或相应部位的颌面部肿胀。慢性根尖周炎或牙槽脓肿往往在患牙附近留有瘘道孔。

5. 患牙松动并有叩痛。

6. 乳牙牙周组织疏松，脓液易从龈沟排出，加剧患牙松动。若治疗及时，炎症消退后，牙周组织可愈合并恢复正常。

7. 慢性炎症X线可见骨质破坏暗影。读片时应注意恒牙胚及牙囊骨壁是否完好。由于乳牙特殊的解剖结构，牙根生理吸收及恒牙牙胚发育等问题，读片时还应注意以下内容：①龋

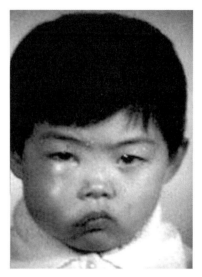

图6-5　乳牙根尖周炎致间隙感染

病的深度与髓腔的关系；②髓腔有无钙化，有无牙体吸收；③根尖周组织病变的情况和程度；④乳牙牙根是否出现生理或病理性吸收；⑤恒牙胚发育情况及其牙囊骨壁是否受损（图6-6）。

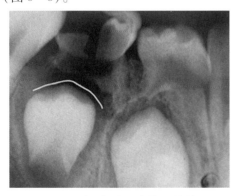

图6-6　乳牙根尖周炎的X线片

【治疗方法】

1. 乳牙急性根尖周炎的应急处理　主要包括：

（1）开髓引流。

（2）切开排脓。

（3）抗生素全身治疗。

2. 根管治疗术　乳牙根管治疗术的基本方法与恒牙根管治疗术大体相同（图6-7），但治疗时须注意：

（1）根管预备时勿将根管器械超出根尖孔，以免将感染物质退出根尖孔或损伤恒牙胚。

（2）乳牙根充材料仅可使用可吸收材料，不应影响乳恒牙交替的糊剂。

（3）术前须拍摄X线片，了解根尖周病变及牙根吸收状况。

（4）不宜对乳磨牙牙龈瘘道进行深搔刮术。

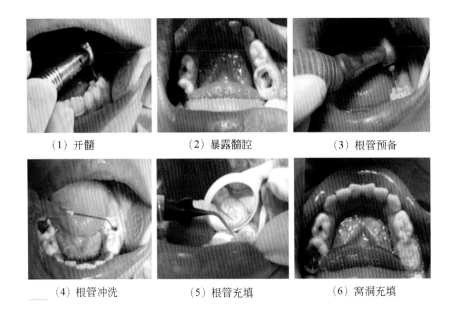

（1）开髓　　　　　　　（2）暴露髓腔　　　　　　　（3）根管预备

　（4）根管冲洗　　　　　　（5）根管充填　　　　　　（6）窝洞充填

图6-7　乳牙根管治疗步骤

三、年轻恒牙牙髓病和根尖周病

由于年轻恒牙解剖生理的特殊性，使其在牙髓病、根尖周病方面表现出如下特点。

【临床表现】

1. 年轻恒牙的牙髓炎症多由龋病引起。

2. 龋病引起的牙髓炎症多是慢性炎症。

3. 年轻恒牙的根尖周病多是牙髓炎症或牙髓坏死的继发病。

4. 年轻恒牙牙髓和根尖周组织疏松，血液丰富，一旦发生炎症感染易于扩散，如治疗及时，炎症也易于控制和恢复。

【治疗原则】

年轻恒牙的治疗原则是，尽量保存全部活髓，如不能保存全部活髓，也应保存根部活髓，如不能则应保存牙齿。

【治疗方法】

根尖诱导成形术是指牙根未全部形成之前发生牙髓严重病变或根尖周炎症的年轻恒牙，在控制感染的基础上，用药物及手术方法保存根尖部的牙髓或使根尖周组织沉积硬组织，促使牙根继续发育和根尖形成的治疗方法。

1. 牙根未发育完全的年轻恒牙根端形态　根端管壁可呈喇叭口状、平行状和内聚状（图6-8）。

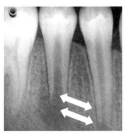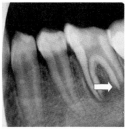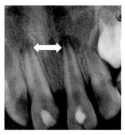

图 6 - 8 牙根未发育完全的年轻恒牙根端形态

2. 适应证

（1）牙髓病已波及根髓，不能保留或不能全部保留根髓的年轻恒牙。

（2）牙髓全部坏死或并发根尖周炎的年轻恒牙。

（3）根端残留生活牙髓或牙乳头尚未损害的患牙。

3. 治疗步骤 年轻恒牙的根尖诱导成形术分两阶段进行：

（1）第一阶段 消除感染，诱导牙根发育。

（2）第二阶段 根管充填，使根尖封闭。

两阶段间隔时间因牙根发育状况、病变情况不同而不等，约 6 个月至两年。治疗步骤包括：①备洞开髓；②根管预备；③根管消毒；④药物诱导；⑤暂时充填窝洞；⑥常规根充。在根管预备、根管消毒和根管充填的环节中，加强了根管消毒，增加了药物诱导。目前常用的诱导药物是氢氧化钙及其制剂。

4. 治疗效果 ①诱导根尖继续发育，管腔缩小，根尖封闭（图 6 - 9）；②根管腔无变化，根尖封闭；③X 线片上虽未见牙根继续发育，但根管内探测有明显阻力，说明根尖处有薄的钙化屏障；④X 线片上见根端 1/3 处形成钙化屏障。

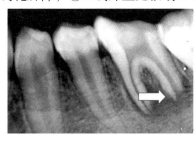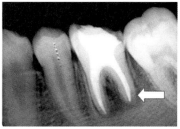

图 6 - 9 根尖诱导成形术治疗年轻恒牙根尖发育效果

5. 注意事项

（1）彻底清除根管内感染物质。

（2）去除感染物质时，应严格按照 X 线测量的工作长度，切勿将感染物质推出根尖或刺伤根尖部组织。

（3）严格掌握充填时机。无临床症状，且 X 线片显示尖周病变愈合，牙根继续发育，根管内探查有钙化物沉积。

（4）治疗疗程和效果不仅取决于病变程度，还取决于牙根发育状态和患儿的健康状况。

第四节 乳牙和年轻恒牙的拔除

一、乳牙和年轻恒牙拔除的适应证与禁忌证

儿童期因牙齿生理性替换、牙体疾病无法保留等，乳牙和年轻恒牙的拔除也是必要的。但因为乳牙的早失和年轻恒牙缺失会对恒牙列的建立带来不利的影响，因此对于适应证的选择需慎重。乳牙和年轻恒牙拔除的适应证和禁忌证见表 6 - 2。

表 6 - 2　乳牙和年轻恒牙拔除的适应证和禁忌证

	乳牙	年轻恒牙
适应证	1. 无法保留的患牙 2. 因咬合诱导需要拔除的乳牙 3. 多生牙及不能保留的恒牙	1. 无法保留的患牙 2. 正畸需要拔牙
禁忌证	1. 全身状况：①患血液病；②患内分泌疾病；③患心脏、肾脏等疾病；④急性感染、发热 2. 局部状况：①病灶牙局部有化脓性炎症时，先控制炎症，再拔牙；②同时伴有急性广泛性牙龈炎或严重口腔黏膜疾病时，先消炎，控制症状后拔牙	同乳牙拔牙禁忌证

二、拔牙方法

（一）乳牙拔除

乳牙拔牙的原则与恒牙相似，多选用乳牙牙钳进行拔除，在拔除残根时主要使用牙挺。乳前牙拔除采用扭转脱位，乳磨牙拔除多用颊舌向摆动脱位。

拔除乳牙时，应注意保护继承恒牙牙胚。若后者离根分叉很近，而乳牙牙根弯曲度较大，拔除阻力大时，可将牙冠分成近、远中两部分，分别拔除。切勿用力拔除，以免将继承恒牙胚一并拔除。拔牙后牙槽窝一般不做搔刮，避免损伤继承恒牙胚，但应去除残留牙体及肉芽组织。拔牙后应检查牙根完整性，鉴别牙根是生理性吸收还是折断，前者表面常为不规则粗糙面。

（二）年轻恒牙拔除

年轻恒牙拔除较容易，因此期牙槽骨并不坚硬，若使用牙挺时，应注意勿伤及骨质。

巩固练习

一、名词解释

年轻恒牙　　　根尖诱导成形术

二、填空题

1. 年轻恒牙的髓腔特点为_____、_____、_____。
2. 儿童龋病常用的治疗方法有_____、_____。
3. 儿童急性根尖周病的应急处理措施有_____、_____、_____。

三、简答题

1. 乳牙龋病的临床特点及治疗措施。
2. 年轻恒牙根尖诱导成形术的治疗步骤及注意事项。

第七章 牙周组织病

 本章导读

　　本章主要学习牙龈病、牙周炎的主要症状和诊断要点；牙周病的病因、治疗程序及常用治疗方法；牙周炎的伴发病变。

　　牙周组织作为口腔的一部分，可以发生各种疾病，如急性和慢性非特殊感染性炎症、某些特殊感染（如梅毒、结核、艾滋病等）、创伤、畸形、肿瘤，以及不少全身性疾病在口腔的特殊表现等。但本章要叙述的牙周组织病特指发生在牙周支持组织（牙龈、牙周膜、牙槽骨和牙骨质）的各种疾病，这些疾病包括两大类，即牙龈病和牙周炎。

第一节 牙周组织病的病因

一、局部因素

　　在牙周组织病的发病过程中，局部因素有时起着决定性的作用。在局部因素中，菌斑、细菌及其产物又是牙周病的主要病因，是引起牙周病的始动因子。而其他局部因素，如不良的口腔卫生习惯、牙石、食物嵌塞、创伤性𬌗等为局部促进因子。

（一）细菌

　　口腔是一个有菌的环境，其温度、湿度和营养环境均适合细菌的生长。健康牙龈龈沟液内少有细菌，龈上菌斑和龈下菌斑中细菌种类大致相同，为革兰阳性球菌和杆菌，如链球菌、放线菌等。

　　牙龈炎时，菌斑中细菌的种类和数量都会增加，由正常的革兰阳性球菌为主变为革兰阳性杆菌或革兰阴性杆菌为主，数量增加 10~20 倍。

　　与牙周病发病有直接关系的细菌主要有：牙龈卟啉单胞菌、中间普氏菌、福赛坦菌、核梭杆菌、伴放线杆菌、黏性放线菌、奋森密螺旋体和牙螺旋体等。

（二）牙菌斑

　　1. 组成　牙菌斑是寄居在牙面上的以细菌为主体的生态系，是不断生长发育并进行着复杂物质代谢的生物环境。菌斑肉眼无法直接看见，需借助菌斑显示剂才能看见。牙菌斑分龈上菌斑和龈下菌斑。

（1）龈上菌斑 指附着于牙龈缘以上，临床牙冠表面的菌斑。龈上菌斑主要由微生物和基质组成。微生物以需氧菌和兼性厌氧菌为主，如革兰阳性丝状菌、口腔链球菌等，同时夹杂着白细胞、巨噬细胞和脱落的上皮细胞等成分。基质由糖类、蛋白质、脂类和钙磷等组成。

（2）龈下菌斑 指附着于龈沟及牙周袋内根面的菌斑，其主要由革兰兼性及专性厌氧菌组成。

2. 致病机理 菌斑是牙周病发生的始动因子，其致病机理如下：

（1）细菌及菌斑的毒性产物直接破坏牙龈上皮、结缔组织及牙槽骨。

（2）细菌及其产物进入组织后，所引起的一系列免疫反应导致牙周组织的炎症和破坏。

（3）细菌及其产物抑制或削弱了机体的防御功能，使疾病进一步发生、发展。

（三）牙垢和牙石

1. 牙垢 牙垢是牙面上软而黏的沉积物，呈白色或黄色，肉眼可见附着在牙面、牙龈和修复体上，由食物碎屑、脱落的上皮细胞、白细胞、微生物、唾液混合而成。它不如菌斑附着牢固，能被刷牙、漱口及冲洗液去掉，但彻底清除仍需洁治。

2. 牙石 牙石是矿化了的菌斑和其他沉积物（图 7 -1）。

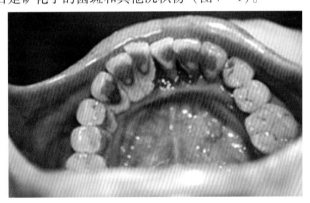

图 7 -1 牙结石

（1）分类 位于龈缘以上牙面上的牙石称为龈上牙石，位于龈缘以下牙面上的牙石称为龈下牙石。前者多呈黄或白色，亦可被染色为深色，一般体积较大；后者多呈褐或黑色体积小而硬（图 7 -2）。

（2）组成 牙石含无机盐 70% ～80%，主要成分为钙、磷，并有少量镁、钠、碳酸盐等微量元素。有机成分为蛋白质和碳水化合物。龈下牙石与牙面的附着比龈上牙石更为牢固。

（3）形成机理 牙石的形成包括三个步骤，即获得性膜形成、菌斑成熟和矿化。

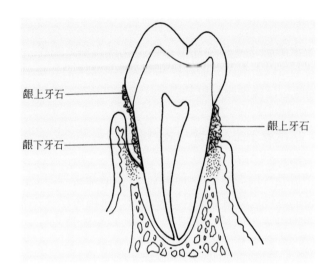

图 7 - 2　龈上牙石及龈下牙石

（四）𬌗创伤

𬌗创伤是指由于不正常的咬合接触或咀嚼功能而造成的咀嚼系统任何部位的病理损害。可以造成牙周损伤的𬌗叫创伤𬌗。包括咬合时的过早接触、牙尖干扰、夜间磨牙、紧咬牙习惯等。

𬌗创伤分为原发性和继发性两种。前者指过大𬌗力作用于健康的牙周组织所致的反应（或损害）；继发性𬌗创伤指𬌗力作用于病变的牙周组织，此种𬌗力可以是正常的，但对于病变的牙周组织却是异常的，可能造成损伤。

（五）食物嵌塞

在咀嚼过程中，由于各种原因使食物碎屑或纤维被挤压楔入两邻牙之间的缝隙中，称为食物嵌塞，分垂直型嵌塞和水平型嵌塞。它是使牙周组织产生炎症的一个常见原因，不仅如此，它还可加重原有病变。

1. 垂直型食物嵌塞　是指食物从咬合面方向被挤压入牙间隙（图 7 -3）。其原因如下：

（1）相邻两牙间失去正常的接触关系，出现缝隙，使食物嵌入。

（2）来自对颌牙的楔入力或异常𬌗力。

（3）由于邻面或𬌗面的磨损使𬌗面的溢出沟消失，食物可被挤入牙间隙。

2. 水平型食物嵌塞　是指食物从颊面或舌面压入牙间隙。老年人或牙周病患者，由于牙间乳头的萎缩和支持组织高度降低，使龈外展隙增大。在进食时，唇、颊和舌的运动可将食物压入牙间隙造成水平型食物嵌塞。

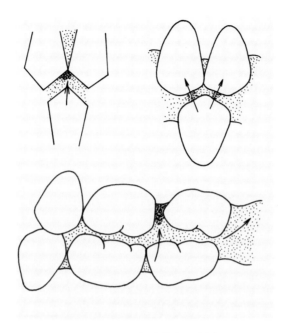

图 7 - 3　垂直型嵌塞示意图

（六）解剖因素

某些牙体或牙周组织的解剖缺陷或异常会造成有利于牙周病发生的条件。如约有1%的上颌侧切牙或中切牙的舌面有一畸形舌侧沟，此沟常延伸至根部，极易滞留菌斑，且结合上皮不易附着，易形成牙周袋。

（七）其他因素

1. 牙齿位置异常和错颌畸形　牙齿的错位、扭转、过长或萌出不足等均易造成接触区位置改变或边缘嵴高度不一致，形成创伤殆，引发牙周病。

2. 口呼吸　口呼吸可致牙龈表面干燥以及牙齿缺乏自洁作用，唾液中的免疫球蛋白不能作用于牙面的细菌，使菌斑丛生，产生龈炎。

3. 不良修复体　不恰当的牙体治疗和修复体可引起或加重牙周组织病。如充填体悬突、全冠修复体不恰当的冠边缘位置、未能恢复适当的接触区及边缘嵴以及外展隙等均可引起牙周组织的问题。

4. 不良习惯　如磨牙症、紧咬牙等都可加重牙周组织的负担造成殆创伤，加重已有的牙周病变。

二、全身因素

（一）机体防御机能的缺陷

口腔自身具有许多防御机能，如果这些机能因某些原因而发生紊乱或缺陷，则容易导致口腔疾病，其中包括牙周组织病的发生。如周期性中性粒细胞减少症、粒细胞缺乏病等，易使牙龈发炎并进而产生牙周炎。

（二）内分泌因素

雌激素缺乏时，牙龈上皮萎缩，如青春期龈炎、妊娠期龈炎等都是牙周组织受性激素影响的例证。另外，肾上腺皮质激素、甲状腺激素和糖尿病都与牙周组织病有密切的关系。

（三）饮食与营养

营养对牙周组织的正常生长和发育有一定影响。良好的营养特别是对发育期的个体有助于维护健康的牙周组织，抵抗细菌的感染。如维生素 C 缺乏时，易出现牙槽骨疏松，牙龈出血，牙齿松动等。

（四）遗传因素

总的来说，牙周组织病不属于遗传病，但某些病型如青少年牙周炎（牙周变性），患者往往具有家族史。近年来的研究表明本病的发生与患者末梢血中白细胞的趋化性减弱和吞噬功能的先天缺陷有关。

第二节　常见牙周组织病的临床表现和诊断

一、牙龈炎

牙龈是牙周组织（牙龈、牙周膜、牙槽骨、牙骨质）之一，直接暴露于口腔中，直视可见，由角化上皮和结缔组织组成，覆盖于牙槽骨和牙根。牙龈炎（gingivitis）是菌斑性龈炎（Plaque－induced Gingivitis）的简称，在牙周病国际新分类（1999 年）中归属于菌斑性牙龈病的一种类型。本病在过去称为慢性龈炎（chronic gingivitis）／慢性龈缘炎（chronic marginal gingivitis）／单纯性龈炎（simple gingivitis）等。

牙龈的炎症主要位于游离龈和龈乳头，是牙龈病中最常见的疾病。世界各地区、各种族、各年龄段的人都可发生。在我国，儿童和青少年的患病率为 70% ～90% 左右，成人患病率可达 70% 以上。牙龈炎预后良好，但可复发，若不重视治疗，有一部分牙龈炎可发展成为牙周炎，因此预防其发生和复发尤为重要。

【病因】

牙龈炎是慢性感染性疾病，主要感染源为堆积在牙颈部和龈沟内牙菌斑中的微生物。菌斑微生物及其产物长期作用于牙龈，首先导致牙龈的炎症反应，继而引发机体的免疫应答反应，因此，菌斑是最重要的始动因子，其他局部因素如牙石、不良修复体、食物嵌塞、错位拥挤、口呼吸等可加重菌斑的堆积，加重牙龈炎症。

【临床表现】

1. 主观症状　刷牙或咬硬物时牙龈出血常为牙龈炎患者就医的主诉症状。口腔异味（口臭）也是患者就诊的重要原因和较常见主诉症状。但一般无自发性出血，这有助于与血液系统疾病及其他原因引起的牙龈出血鉴别。

2. 牙龈色、形、质的变化

（1）色泽　发炎的游离龈和龈乳头因充血由粉红色变为鲜红或暗红色。

（2）外形　龈缘变厚，失去正常的扇贝状不再紧贴牙面；龈乳头圆钝肥大；附着龈水肿，点彩消失，表面光滑发亮。

（3）质地　牙龈质地松软，脆弱，缺乏弹性，施压时易引发压痕。

3. 龈沟及龈沟液　龈沟深度增加，龈沟液量增加，探诊易出血，正常龈沟深度不超过2~3mm，有少量龈沟液，探诊时不会出血。

【诊断】

主要依据临床表现，即牙龈的色、形、质的变化，结合主诉来确诊。龈缘附近有明显的菌斑和牙石堆积，其诊断特征为：

1. 龈缘处牙面有菌斑，疾病主要限于龈缘和龈乳头。
2. 牙龈色泽、形状、质地的改变，刺激后出血。
3. 无牙周袋形成，无附着丧失和牙槽骨的吸收。
4. 龈沟液量增加。
5. 龈沟温度升高。
6. 菌斑控制和其他刺激因素去除后病损可逆。

知识链接

牙龈出血是什么原因

大多数情况下，牙龈出血是由于牙龈炎或牙周炎引起的。牙龈出现炎症后，局部充血水肿，甚至糜烂，再加上局部刺激（如牙石、菌斑）就可引起出血。也有一部分情况是因为血液系统疾病引起的出血。前者需进行牙周局部治疗（如龈上洁治术等），后者则需要治疗相应的血液病方能解决。

二、牙周炎

牙周炎是由牙菌斑中微生物所引起的牙周支持组织的慢性感染性疾病，导致牙周支持组织的炎症和破坏，如牙周袋形成、进行性附着丧失和牙槽骨吸收，最后可导致牙松动和被拔除（图7-4）。它是我国成年人丧失牙齿的首位原因。牙周炎在临床上表现为多种类型，共同点都是以菌斑微生物为主要原因，但不同类型的牙周炎其致病菌可能不尽相同，其基本病理变化相近，但疾病的发展过程、组织破坏的速度和方式、临床表现特征、对治疗的反应和结局等可能不同。

（一）慢性牙周炎

慢性牙周炎（chronic periodontitis，CP）（1999年分类），原名成人牙周炎或慢性成

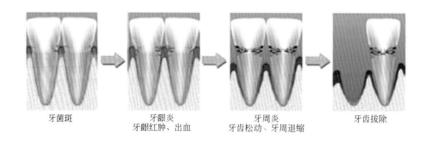

牙菌斑 牙龈炎 牙周炎 牙齿拔除
牙龈红肿、出血 牙齿松动、牙周退缩

图 7-4 牙周炎发生发展过程

人牙周炎，是最常见的一类牙周炎，约占牙周炎患者的 95%，由长期存在的慢性牙龈炎向深部牙周组织扩展而引起。牙龈炎和牙周炎之间虽有明确的病理学区别，但在临床上，二者却是逐渐、隐匿地过渡，因此早期发现和诊断牙周病十分重要，因为牙周炎的后果远比牙龈炎严重。

【病因】

牙周炎是多因素疾病，宿主对细菌挑战的应答反应是决定牙周炎发生与否，以及病情轻重、范围大小、发展速度等的必要因素。慢性牙周炎的病因与牙龈炎的局部因素基本相同，二者的不同点在于：造成龈炎的主要因素为龈上菌斑和龈上牙石，而造成牙周炎的主要因素为龈下菌斑和龈下牙石。

1. 始动因子 堆积在龈牙结合部的牙面和龈沟内的菌斑微生物及其产物是牙周病的始动因子。

2. 促进因素 任何能加重菌斑滞留的因子，如牙石、不良修复体、食物嵌塞、牙排列不齐、解剖形态的异常均都可称为牙周炎的局部促进因素。

【临床表现】

临床上根据牙周炎的特征性损害程度（牙周袋深度、牙周组织的附着水平及牙槽骨的吸收程度），将其分为轻、中、重三种程度，即：

轻度，上述三项指标不超过根长 1/3 者；

中度，上述三项指标不超过根长 1/2 者；

重度，上述三项指标超过根长 1/2 者。

不论程度如何，慢性牙周炎都有共同的临床表现：

1. 牙龈的炎性水肿及出血 牙周炎时，牙龈出血的程度可能会加重，这与龈下牙石的刺激有关，患者往往主诉刷牙时牙龈出血，有时说话或咬硬物也会出血，甚至有自发性出血。

2. 牙周袋形成、牙周附着丧失 牙周袋是牙周炎最重要的临床表现之一，进行性的牙周袋形成可导致牙周支持组织的不断破坏和牙齿的松动脱落。牙周袋的形成可引起牙龈的炎性退缩、附着丧失和根面暴露，因而单纯的牙周袋深度不能确定本病的严重程度。相同的牙周袋深度可以是不同的牙龈退缩量；而不同的牙周袋深度可以是相同的牙龈退缩量（图 7-5）。临床以牙周袋与牙槽骨嵴的关系将其分为龈袋、骨上袋和骨下袋三类（图 7-6）。

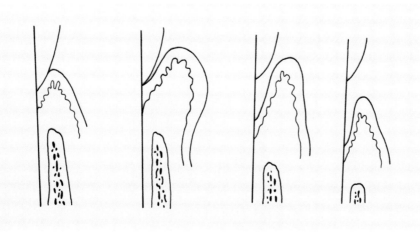

图 7 – 5　龈袋与牙周袋

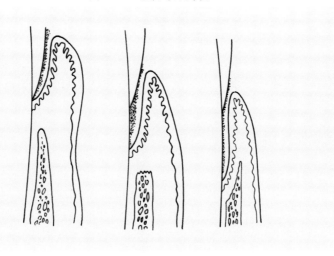

图 7 – 6　牙周袋与牙槽骨嵴的关系

　　3. 牙槽骨的破坏吸收　慢性牙周炎的主要变化之一是牙槽骨的吸收。虽然其他牙周组织的变化也很重要，由于牙槽骨的吸收，使牙齿的支持组织高度降低，牙齿逐渐松动，最后脱落或拔除。在生理情况下，功能性的骨吸收和骨新生是相互协调和平衡的。因此骨高度没有变化，但在局部发生炎症时破坏因子超过了形成因子，各种形式的骨缺损就产生了。

　　牙周炎时，骨吸收的形式有以下：①水平型吸收，是较常见的吸收方式。表现在，牙槽间隔、唇颊侧或舌侧的牙槽嵴顶呈水平吸收，使牙槽嵴顶的高度降低，通常形成骨上袋，即牙周袋底在牙槽嵴顶的冠方。②垂直型吸收，也称角形吸收，指牙槽骨发生垂直方向或斜形的吸收，与牙根面之间形成一定角度的骨缺损，牙槽嵴顶的高度降低不多，而靠近牙根侧的骨吸收较多。此型骨吸收通常形成骨下袋，即牙周袋底位于牙槽骨嵴顶的根方。

　　4. 牙齿松动或移位　牙周炎早期牙齿松动并不明显，牙周组织破坏到一定程度时牙齿才松动。

5. 牙龈退缩 牙周炎时，牙周袋袋壁结缔组织的炎性浸润与炎性变薄的牙龈表面上皮之间可以发生炎性吻合，使牙龈组织坏死脱落，此时，牙龈缘的位置退到釉牙骨质交界线以下的根面，使临床牙冠变长。

6. 疼痛 牙周炎时通常无疼痛，但可伴发以下症状：①牙根暴露的牙齿，温度变化、食物及触觉可引发敏感；②咀嚼压力引发疼痛；③根面继发龋疼痛。

【诊断】

牙周病的基本症状为：牙周袋形成，牙龈炎症或退缩，牙槽骨吸收，牙齿松动。这四大症状在临床诊断上，主要抓住牙周袋形成和牙齿松动，因为一旦形成牙周袋，说明病损已进入牙周炎早期，如果出现牙齿松动，说明病损已进入牙周炎晚期。慢性牙周炎的诊断特征：

1. 多为成年人，也可见于儿童和青少年。

2. 有明显的菌斑、牙石及局部刺激因素，且与牙周组织的炎症和破坏程度较一致。

3. 牙龈有炎症或有退缩，牙周附着丧失。

4. 临床检查有牙周袋形成，或 X 线检查有牙槽骨吸收。牙齿出现松动或移动。

5. 患病率和病情随年龄增大而加重，病情一般缓慢进展而加重，也可间有快速进展的活动期。

（二）侵袭性牙周炎

侵袭性牙周炎（aggressive periodontitis，AgP）是一组在临床表现和实验室检查（化验和微生物学检查）均与慢性牙周炎有明显区别的、相对少见的牙周炎。它包含了以前分类中的三个类型，即青少年牙周炎、快速进展性牙周炎和青春前期牙周炎，本病一般发展较迅猛，但也可转为间断性的静止期，临床对进展速度不易判断。

【临床特点】

根据患牙的分布可将侵袭性牙周炎分为局限型和广泛型，前者相当于过去的局限型青少年牙周炎；而后者相当于过去的弥漫型青少年牙周炎和快速进展性牙周炎。两种类型牙周炎的临床特征有相同之处，也各有其不同之处，在我国广泛型的较常见。

1. 快速进展的牙周组织破坏 快速的牙周附着丧失和骨吸收是 AgP 的主要特点。有研究认为牙周破坏的速度比慢性牙周炎快 3 ~ 4 倍，在 4 ~ 5 年内，牙周附着破坏可达 50% ~ 70%，患者常在 20 岁左右即已须拔牙或牙自行脱落。

2. 年龄与性别 本病患者一般年龄较小，发病可始于青春期前后，因早期无明显症状，患者就诊时常已 20 岁左右。有学者报告，广泛型的平均年龄大于局限型患者，一般也在 30 岁以下，也见于 35 岁以上的成年人，女性多于男性。

3. 口腔卫生情况 局限型患者的菌斑、牙石量很少，牙龈表面的炎症轻微，但却有深的牙周袋，牙周组织的破坏程度与局部刺激物的量不成比例。牙龈表面虽无明显炎症，但有袋内龈下菌斑，袋壁发炎，探针出血。

广泛型的患者有大量牙石菌斑，牙龈发炎呈鲜红色，并可伴有龈缘区肉芽性增殖，易出血，可溢脓，晚期还可发生牙周脓肿。

4. 好发牙位 局限型多见于第一恒磨牙和上下切牙，多为左右对称。X 线片可见第一磨牙的近远中均有垂直性骨吸收，形成典型的"弧形吸收"，在切牙区多为水平型骨吸收。广泛型的特征为广泛的邻面附着丧失，侵犯全口多数牙。

5. 家族聚集性 家族中常有多人患本病，患者的同胞有 50% 的患病机会。其遗传背景可能与白细胞功能缺陷有关，但临床上并非每位 AgP 患者都有家族史。

6. 全身情况 AgP 患者一般全身健康，无明显的系统性疾病，多数患者对常规治疗如刮治和全身药物治疗有明显的疗效。

总之，广泛型和局限型究竟是不是两个独立的类型，抑或广泛型是局限型发展和加重的结果，尚不肯定，但有不少研究结果支持二者为同一疾病不同阶段的观点。

【诊断】

本病应早诊断早治疗，因患者早期无明显症状，待就诊时多已为晚期。早期重点检查切牙和第一恒磨牙邻面，拍摄 X 片，有条件的可做微生物学检查，发现伴放线杆菌和大量的牙龈卟啉单胞菌，对诊断十分有利。

临床上将年龄（35 岁以下）和全口大多数牙的重度牙周破坏作为诊断广泛型侵袭性牙周炎的标准，也就是说牙周破坏与年龄不相称。但应排除以下因素：①是否有严重的错𬌗，导致咬合创伤，加速了牙周炎的病程；②是否接受过不正确的正畸治疗，或在正畸治疗前未认真治疗牙周病；③有无食物嵌塞、邻面龋、牙髓及根尖周病、不良修复体的刺激因素；④有无伴随的全身疾病，如糖尿病、白细胞黏附缺陷、HIV 感染等。

三、牙周炎的伴发病变

慢性牙周炎患者除有典型的临床表现外，晚期常可出现其他一些伴发病变，这使牙周炎的治疗更加迫切、更加棘手。常见的伴发病如下。

（一）根分叉病变

根分叉病变（furcation involvement）是指牙周炎的病变波及多根牙的根分叉区，可发生于任何类型的牙周炎。

【临床表现】

正常情况下，根分叉区充满着牙槽骨间隔，从龈沟内探不到，当牙周组织破坏波及此处时，根分叉便可暴露于口腔，也可被牙周袋遮盖。患牙牙龈退缩时，可使牙根暴露，根分叉外露，继而出现根面龋、温度刺激痛，甚至出现牙髓症状。依据病损严重程度将根分叉病变分为四度（Glickman）（图 7 -7）。

Ⅰ度病损：牙周袋深度达根分叉区，临床可探及根分叉，但无牙槽骨破坏，X 线片显示无骨质吸收。

Ⅱ度病损：根分叉区有牙槽骨吸收，但仅存在于颊、舌侧或颊舌侧同时存在，而无贯通。X 线片显示此区仅有牙周膜增宽，或骨密度降低。

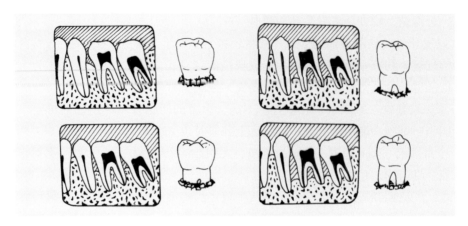

图 7 – 7　根分叉病变的分度（Glickman）

Ⅲ度病损：根分叉区牙槽骨吸收较明显，致颊舌向贯通，但仍有部分牙龈覆盖此区。X 线片显示根分叉区骨质消失，呈透射区。

Ⅳ度病损：病损波及大部根分叉区，根间牙槽骨吸收严重，范围较大，牙龈退缩，使根分叉区完全开放而能直视。

【诊断】

牙周病时，根分叉病变的诊断通常依据临床表现，通过临床检查，结合 X 线片检查便可确诊。

（二）牙周 – 牙髓联合病变

牙周 – 牙髓联合病变（periodontal – endodontic combined lesions）指牙周组织和牙髓组织同时存在病变，彼此可相互影响，在临床上出现错综复杂的情况首先要确定损害的原发感染，是来自牙周炎、牙髓病或是二者同时存在。

【临床分型】

牙周 – 牙髓联合症分为三种类型（图 7 –8），其临床表现如下：

1. 牙髓病引起牙周病变　牙髓病的炎性产物如细菌、毒素等，可通过侧支根管或牙本质小管，直接影响牙周组织，引起牙周膜和牙槽骨的破坏。除了深龋引起的牙髓炎症外，如砷类失活剂的不合理使用、根管内放置烈性消毒药物如醛类等，均可通过根尖孔或根分叉处的副根管引起牙周组织的破坏。本型特点是患牙牙髓无活力或活力异常，牙周袋和根分叉区病变仅限于个别牙，X 线片显示牙周骨质破坏与根尖病变相连，呈烧瓶状。

2. 牙周病引起牙髓病变　牙周病变的炎症可通过牙颈部暴露的牙本质小管或副根管、根尖孔而影响牙髓。一般来说牙周炎症程度越严重，继发引起牙髓炎症的可能性越大，深的牙周袋在达到根尖孔附近时，由于炎症的扩散，以及过度松动牙咬合时产生的根尖区的创伤，均可导致急性逆行性牙髓炎的产生，甚至发生牙髓坏死。

3. 牙周 – 牙髓联合性病变　这种类型的疾病，是指牙周和牙髓都存在着的两种原发性病损。其特点为既有牙周组织病损，如深牙周袋，牙龈广泛性红肿、溢脓等症状；另一方面患牙则又由于有深龋、牙折或深的楔状缺损等，使牙髓发生病变而导致根尖组织的炎症。

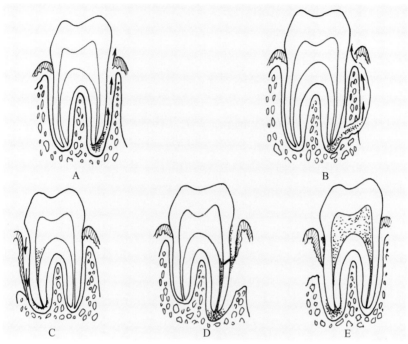

图 7 - 8　牙周 - 牙髓联合病变类型

A 根尖感染通过牙周膜向龈沟排脓　B 根尖感染通过骨膜下向龈沟排脓　C 逆行性牙髓炎

D 牙周感染通过根管侧支影响牙髓和根尖周组织　E 牙周病变与根尖感染并存

【诊断及鉴别诊断】

牙周牙髓联合病变的诊断较容易，关键是要确定损害的原发感染，鉴别哪种病变在先。

1. 由原发性牙髓、根尖周病引起的牙周炎者　牙髓必然有病变，而且开髓后牙髓多半已坏死，除了患牙外邻近牙齿的龈沟深度基本属于正常范围，牙周组织健康。

2. 由牙周病引起牙髓病变者　均有深牙周袋，牙龈有红肿溢脓情况，X 线片检查牙槽骨有吸收，牙齿有不同程度的松动。感染的牙髓根据炎症程度的不同，可以有活力或坏死。

3. 牙周炎和牙髓疾病同时为原发病　这种情况较少见。临床检查中可见深龋引起的牙髓坏死或根尖周炎症，同时又可探及深的牙周袋，以及牙龈红肿溢脓。

（三）牙周脓肿（periodontal abscesses）

牙周脓肿指发生在牙周袋附近组织的局限性化脓性感染，可导致牙周膜和牙槽骨的破坏。此病并非独立疾病，而是牙周病晚期的一种并发症。

【临床表现】

1. 急性牙周脓肿　通常发病较急，在患牙的唇颊或舌腭侧牙龈形成球形隆起，并伴有局部疼痛、肿胀及色泽改变，牙松动及浮出感，化脓时扪诊可有波动感。有时脓液可自袋内溢出，或自行破溃肿胀消退，可出现全身反应，如发热、寒战、淋巴肿大等。

2. 慢性牙周脓肿　由于急性期治疗不及时，或反复发作所致，一般无明显症状，但可见牙龈处有肿胀或有漏道形成。

【诊断和鉴别诊断】

牙周脓肿的诊断应联系病史和临床表现，并参考 X 线片，并与以下疾病相鉴别：

1. 牙周脓肿与牙龈脓肿的鉴别　后者为游离龈或龈乳头的化脓性感染，而前者为牙周组织的化脓性炎症，且有深的牙周袋，并有牙槽骨的破坏吸收。

2. 牙周脓肿与冠周脓肿的鉴别　后者为发生在牙冠周围组织的局限性感染，特别常见于下颌第三磨牙的冠周，通常发生在牙萌出阶段，无牙周袋及骨吸收发生。

3. 牙周脓肿与牙槽脓肿的鉴别　二者的区别见第五章（表 5 - 1）。

（四）其他伴发病变

1. 牙龈退缩、牙根敏感、根面龋　牙周炎发展到一定程度，患牙牙龈退缩，牙根暴露，外界刺激如温度、化学及机械性刺激均可引发敏感、不适等。同时由于牙根长期暴露在口腔，根面易发生龋损，这又会进一步加重敏感与不适。前牙区，还会影响患者美观。

2. 食物嵌塞　由于牙龈退缩及牙周袋的存在，牙间隙会变大；因牙齿松动或移位，原有的咬合关系发生改变。这些变化都会引起食物嵌塞，反过来，食物嵌塞又会加快牙周炎的发展过程。

3. 继发性咬合创伤　这是由于牙齿松动或移动，原来正常咬合发生异常，或患牙不能承受正常的咬合力而造成的牙周创伤。

4. 口臭　牙周炎时，由于口腔内炎性分泌物、嵌塞食物的发酵等因素，使口腔出现异味，影响患者工作、生活及社交活动。

知识链接

洗牙对牙齿是否有损害，多久洗牙一次为好

洗牙是人们对洁治术和刮治术的俗称。洗牙是出于正常的口腔保健和治疗目的，规范的操作不会对牙齿造成伤害。目前，临床多用超声或喷砂洁牙法，其主要通过高频率的超声波振动或高速沙流冲击牙石或色素，达到清洁作用，这种机械的创击不会损伤牙釉质和牙龈。如果出于口腔保健，因个体差异，通常每半年或一年洗牙一次，若为治疗，则可依医生的安排为好。

第三节　牙周病的治疗

牙龈炎的治疗相对简单，但需要找出病因，针对病因进行有效的治疗和口腔卫生指

导。牙周炎的治疗相对复杂，其治疗程序分为四个阶段。

第一阶段 基础治疗。

（1）向患者解释治疗计划 告诉患者准确的诊断、病因、治疗计划、预后及如不及时治疗的后果。还应告知治疗时间和费用情况。

（2）急症治疗 如牙髓－牙周或牙周－牙髓联合病变、急性龈脓肿、急性牙周脓肿、急性坏死性龈炎等急症，应尽早治疗。

（3）拔除无望保留的牙齿 牙周治疗要有长期计划，应选择合适的时机拔除治疗无望或不利于整体治疗计划的牙。

（4）洁治术及根面平整 清除龈上、龈下的菌斑、牙石及坏死的牙骨质。

（5）清除局部刺激因素 如去除充填物悬突、充填龋洞、去除不良修复体、调𬌗、解除食物嵌塞、牙髓及根管治疗等。

（6）纠正不良习惯 如戒烟限酒等。

（7）口腔卫生指导 教会患者正确的刷牙方法及牙线、牙签、间隙刷的正确使用方法。

（8）松牙固定 在牙周基础治疗后，对个别松动牙进行固定有利于牙周组织的进一步恢复和再生。

（9）调𬌗 可减轻病牙负担，消除干扰等不利于牙周恢复的因素。

（10）药物辅助治疗 包括局部用药和全身用药。

第二阶段 手术治疗。

第三阶段 修复及正畸治疗。

第四阶段 维护期。

一、龈上洁治术

龈上洁治术（supragingival scaling）属于牙周病基础治疗，目的在于消除牙周疾病的致病因素，从而控制炎症、终止疾病的进展。

（一）概念

龈上洁治术指使用洁治器械去除龈上结石、菌斑和牙面上沉积的色素，并抛光牙面。龈上洁治术是牙龈炎的主要治疗方法，也是牙周炎治疗的最初阶段，是最基本的治疗方法。

（二）龈上洁治器

1. 手工洁治器 基本结构均由柄、颈及工作尖构成，包括镰形洁治器和锄形洁治器，共六件。

2. 超声洁治器 由超声波发生器和换能器两大部分组成，将电能转换为高频超声振动的机械能，振动频率为 2.5 万～4.5 万 Hz，通过换能器上工作头的高频震荡将附着于牙面的牙石去除。

超声洁牙机上还带有喷水系统，在启动工作头超声振动时，喷水系统同时向工作头喷水，形成雾状，一方面起到冷却工作头的作用，另一重要方面是形成空穴作用，即在喷雾的水滴内有细微的真空泡迅速塌陷而产生能量，对牙石、菌斑等产生冲刷作用，并将震碎的牙石和血污冲走。

（三）基本方法

分手工洁治法和机器洁治法两种，目前，多采用机器洁治法。

超声洁治法　使用时，将工作头放在牙面上，与牙面成15°左右角，放稳支点（方法同手工法）后，开启开关，右手手指前后移动，使牙石在工作头快速的振动下层层剥脱。遇到大块且坚硬的牙石时，可将工作头放在牙石的边缘处移动，使牙石与牙面分离，也可采用分割法，将大块牙石先分割成多个小块，再逐一击碎击落。右手握持器械时需稳而轻，如施力过大，则工作头与牙面接触多，产热多而效率下降，患者感到不适。如患牙有明显炎症，或有松动，应调低工作头输出功率，达到既能完成洁治，患者又无不适感为佳。全口可分区进行，洁治时，通常将全口牙分为上颌、下颌的前牙及后牙左、右侧六个区段，逐区进行，以免遗漏。

二、龈下刮治术

（一）概念

龈下刮治术（subgingival scaling）是指使用比洁治器械更为精细的龈下刮治器械除去附着于牙周袋内根面上的牙石和菌斑，并刮除受到细菌毒素污染的病变牙骨质，从而去除引起牙龈炎症的刺激物，形成光滑、坚硬且清洁的、具有生物相容性的根面，形成有利于牙周附着性愈合的条件。

（二）龈下刮治器

1. 手工器械　龈下刮治器械组成同龈上洁治器，但工作尖更精细，包括匙形刮治器、锄形刮治器和根面锉。常用匙性刮治器，分为通用型刮治器和专用型刮治器两种（图7-9）。前者工作尖为双刃，刃与颈部面成90°。专用型是针对不同牙齿和不同牙面的形状而设计的，工作尖为单刃，刃与颈部面成70°，仅适用于牙齿的某一特定区域。目前，国际上普遍使用的是专用型刮治器——Gracey刮治器，因Gracey设计而得名。

2. 电动器械　同龈上洁治器，只不过其工作头是针对龈下刮治而专门设计的。

（三）基本方法

龈下刮治可以使用手工器械或超声器械。在龈下刮治开始之前，对于全口牙龈的炎症程度和范围以及牙周支持组织的破坏情况必须给予恰当的评定。通过牙周探诊明确牙周袋深度、位置、形状、根面的解剖形态（异常形态、根面沟、开放的根分叉等）以及牙石的分布和量。对于深牙周袋的刮治需在局麻下进行。

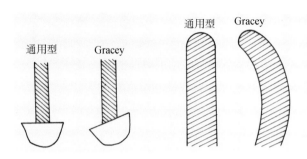

图 7 - 9　不同形状刮治器比较

1. 手工刮治方法　操作时，用改良握笔法握持器械，并建立稳定的口内支点，以中指和无名指紧贴在一起作支点，将刮治器工作头置袋底处牙石的基底部，然后使刮治器进入适当的"切割"位置，即使刮治器的工作面与牙面成 45°～90°，以 70°～80° 为最佳。

在做刮治动作时，先向根面施以侧向压力，使刃紧贴牙面，借助前臂和腕部的转动发力，将力传至工作头，产生向冠方的运动，将牙石整体刮除，切忌层层刮除牙石。在刮除龈下牙石的同时，工作端的另一侧刃会将袋内壁炎症肉芽组织及残存的袋内上皮刮掉，注意不要遗漏残存的肉芽组织，否则会造成术后出血。

2. 超声龈下刮治方法　其基本要求同超声龈上洁治术，不同点在于：

（1）治疗前需对治疗部位进行详细的检查，了解牙周袋深度，探查牙石、根分叉或根面凹陷等根面解剖和形态。

（2）选用专用的刮治工作头，选择合适的功率。

（3）水量调节在 14～23mL/min，使工作间的温度保持在生理范围内。

（4）用改良握笔法握持器械（图 7 -10），支点可靠，工作头与牙面保持平行，施压要小。

（5）操作应仔细，不能伤害牙龈组织，要以一系列快速、有重叠的水平迂回动作，从根方逐渐移向冠方。工作中应随时用探针探查根面，以了解刮治的彻底性。

（6）刮治完成后，用 3% 的双氧水深入龈缘下冲洗，将残余在袋内的牙石碎片及肉芽组织彻底清除。

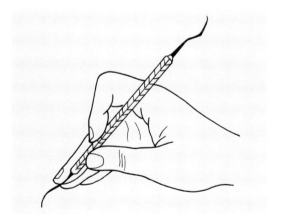

图 7 -10　改良握笔法握持洁牙器

三、调𬌗

调𬌗即咬合调整（occlusal adjustment），是牙周病治疗中𬌗治疗的一种方法。咬合创伤的存在可能是牙周进一步破坏的局部因素之一，通过咬合调整建立平衡咬合，有助于提高牙周治疗效果，降低患牙松动度，增加牙周附着的获得。

咬合创伤，广义上是指不正常的咬合接触或咀嚼系统的异常功能，造成咀嚼系统任何部分的病理性变化，如牙周组织破坏、牙体组织磨损、牙根吸收、牙髓病变、颞颌关节病变以及咀嚼肌群的疼痛等。分为原发性和继发性两类。

（一）调𬌗的适应证、禁忌证及时机

1. 适应证

（1）原发性和继发性咬合创伤。

（2）咬合关系异常使咀嚼功能障碍或效率降低。

2. 禁忌证

（1）无创伤的预防性咬合调整。

（2）未做牙周基础治疗者。

（3）严重松动、移位及无保留价值的牙。

（4）未征得患者理解、同意和配合者。

3. 时机

（1）牙周炎手术治疗前。

（2）牙周炎症控制后。

（二）调𬌗的治疗方法——选磨法

选磨法（selective grinding）就是消除早接触点，恢复咬合平衡，减轻以致恢复正常的咬合负荷的方法。

1. 选磨前准备

（1）教会患者正确进行各种咬合运动。

（2）准备检查工具，如咬合纸、红蜡片、各种磨石等。

（3）检查早接触牙、早接触关系及早接触点。

2. 选磨原则 由于咬合是上下牙的相对接触，选磨时，是磨改牙尖还是磨改牙面要根据以下原则：

（1）若正中𬌗有早接触，非正中𬌗也有早接触，说明患牙牙尖与对颌牙的𬌗面窝或斜面有早接触，应磨改有早接触的牙尖，即可同时解决两种𬌗运动时的不正常关系。此时如果磨改𬌗面窝或斜面，则磨改的组织太多。

（2）若正中𬌗有早接触，非正中𬌗关系正常，说明患牙牙尖与对颌牙的𬌗面窝有早接触，而牙尖循斜面滑行时，与其他牙协调一致，无早接触。此时只能磨改对颌牙的𬌗面窝的早接触区，不可磨改牙尖，以免破坏正常的非正中𬌗关系。

（3）若正中𬌗关系正常，非正中𬌗有早接触，说明患牙牙尖循斜面滑行时比其他牙先接触，但正中𬌗时尖窝关系与其他牙协调一致，此时只能磨改斜面上的早接触区，不可磨改牙尖，以免正中𬌗脱离接触。

3. 选磨方法 在有可靠的降温措施条件下，中速间断磨改，必要时，可用右手手

指固定患牙，以稳固患牙、减少振动和创伤。

（1）正中𬌗的磨改　一般先磨改正中𬌗位的早接触关系。至于磨尖或磨窝，则根据非正中𬌗运动时有无早接触关系才能确定。尽量保持功能牙尖与切缘的外形与高度，以维持正中𬌗位时的垂直距离。要注意保持正中𬌗位上下牙最大功能接触面积。

（2）前伸𬌗的磨改　在只有前伸𬌗有早接触的情况下，应磨改上前牙腭面，不能磨改下前牙切缘。

（3）侧向𬌗的磨改　分工作侧与平衡侧，工作侧的高点在上牙颊尖𬌗斜面与下牙舌尖𬌗斜面上，只限于磨改这两个斜面，且多磨改下后牙的舌尖的𬌗斜面。

只有在平衡侧有早接触关系，妨碍了工作侧运动时才能磨改上牙腭尖𬌗斜面或下牙颊尖𬌗斜面，在天然牙列中，平衡侧无接触关系，这样就不存在磨改的问题。

（4）异常𬌗关系的磨改　深覆𬌗、对刃𬌗、反𬌗是几种常见的异常𬌗关系，最好采用正畸或正𬌗的方法进行改正，有时也可暂时采用磨改的方法解决。如深覆𬌗时下前牙咬伤上前牙腭侧龈组织引起局部发炎时，可适当磨改下前牙切缘。

4. 选磨后的注意事项

（1）磨改牙齿后，必须用硬橡皮轮将牙面打磨光滑。

（2）磨改后的牙本质常有过敏，应进行脱敏治疗。

（3）对有牙周袋的患牙进行磨改后，应冲洗牙周袋。

（4）选磨治疗应分次完成，磨改后应嘱患者注意疗效，以利下次进一步磨改。

四、食物嵌塞的治疗

食物嵌塞（food impaction）是指在咀嚼过程中，食物被咬合压力楔入相邻两牙的牙间隙内，或唇、颊和舌的压力等将食物压入牙间隙。食物嵌塞是导致局部牙周组织炎症和破坏的常见原因之一，由于嵌塞物的机械刺激作用和细菌的定植，除引起牙周组织的炎症外，还可引起牙龈退缩、龈乳头炎、邻面龋、牙槽骨吸收和口臭等。

（一）食物嵌塞的分类

1. 垂直型嵌塞　指食物在咀嚼过程中被咬合压力从𬌗面垂直嵌入牙间隙内。此类嵌塞嵌入较紧，不易剔除。

2. 水平型嵌塞　指除咬合力引起的食物嵌塞以外，唇、颊和舌的压力等将食物压入牙间隙。牙周炎患者由于牙间乳头退缩和支持组织的高度降低，使龈外展隙增大，在进食时，唇、颊和舌的运动可将食物压入牙间隙造成水平型食物嵌塞。

（二）食物嵌塞的治疗方法

1. 磨改牙齿法

（1）磨改边缘嵴　相邻牙高低不一样，由于对𬌗牙尖的压力，常使食物塞进间隙中，此时可以磨改过高的边缘嵴，与相邻牙协调（图7-11）。

（2）重建食物溢出沟　过度磨损的咬合面，上下对颌牙呈面与面的接触，咀嚼食

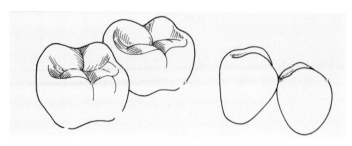

图7-11 磨改牙齿边缘嵴

物时，磨碎的食物无法沿沟溢出，而被挤压进牙间隙，此时可通过磨改加深已经消失或变浅的𬌗面靠近邻面的沟窝，沟呈八字形，底窄口宽，内小外大称溢出沟（图7-12）。

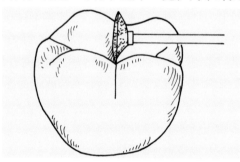

图7-12 磨改牙齿溢出沟

（3）磨改楔形牙尖和悬吊牙尖　由于磨损不均匀，个别与对颌牙邻面间隙相对应的牙尖过高、过锐，在咬合时易将食物挤压入牙间隙中，或第三磨牙远中尖因咬合关系，形成悬吊牙尖，咬合时形成异常分力，使第二、第三磨牙之间间隙加宽，嵌塞食物。可将悬吊的牙尖磨短，以消除咬合时的分力（图7-13）。

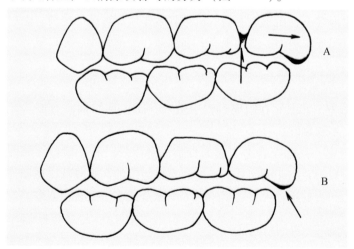

图7-13 磨改楔形尖（A）和磨改悬吊尖（B）

（4）修整接触点的位置　磨改接触区颊舌侧邻面轴角，修整牙冠颊舌面的曲度，加大外展隙，以改变过于偏向颊、舌侧的接触关系，或减小过宽的接触面（图7-14）。

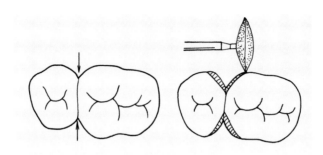

图 7 – 14　恢复外展隙

2. 牙体修复法　包括充填法或联合充填法，嵌体或全冠修复法和矫正器修复法。

3. 正畸治疗法　对于青少年因牙𬌗畸形造成的食物嵌塞应首先考虑正畸治疗。

4. 拔牙治疗　对于多余牙、严重错位牙、无对𬌗关系的第三磨牙、残根残冠引起的食物嵌塞，可拔除致病牙。

五、药物治疗

（一）药物治疗的目的和原则

1. 目的

（1）辅助牙周机械治疗，杀灭或控制病原微生物。

（2）预防或减少菌斑的形成，巩固疗效，防止复发。

（3）控制牙周组织的急性感染。

（4）预防性抗生素的应用。

（5）调节宿主的防御机能。

2. 原则

（1）遵照循症医学的原则，合理使用药物。

（2）用药前要清除牙石、破坏菌斑生物膜的形成。

（3）尽量采用局部给药途径并尽量避免耐药菌的产生。

（4）在选择抗生素时，尽量做细菌学检查及药敏试验。

（二）药物治疗的途径

1. 全身用药　用于牙周炎治疗的全身性药物，根据其作用机制可分为以下几种：

（1）硝基咪唑类　主要通过干扰细菌 DNA 合成而起到杀菌作用。常用的有甲硝唑，替硝唑和奥硝唑等。

（2）β－内酰胺类抗生素　主要通过抑制细胞壁的合成而具有杀菌作用。常用的有羟氨苄青霉素（阿莫西林），常与甲硝唑联合使用治疗侵袭性牙周炎。

（3）四环素族　此类药物的特点是口服后在体内分布广，可存在于多种组织、器官和体液中，尤其对骨组织亲和力强，在龈沟液中的浓度也高，为血药浓度的 2～10 倍，有利于牙周治疗。

（4）大环内酯类　主要通过与敏感细菌的50S核糖体亚单位结合而抑制蛋白合成，起到抑菌或杀菌作用，是抑菌还是杀菌取决于药物的浓度和微生物的性质。常用的有螺旋霉素、罗红霉素等。

2. 局部用药　局部用药方式及所用药物如下：

（1）含漱　药物含漱可减少口腔内细菌的数量，消除或减少牙面、舌背、扁桃体、颊黏膜等处的微生物，并控制龈上菌斑的堆积，阻止致病菌重新在牙面和牙周袋内定植，防止牙龈炎症的复发。常用药物有：0.12%~0.2%氯己定液（洗必泰）、西吡氯烷（西吡氯铵或CPC）、1%的过氧化氢液。

（2）冲洗　局部冲洗可清洁牙周局部，改善局部微生态环境。有龈上冲洗和龈下冲洗。常用的冲洗药物有：3%的过氧化氢液、0.12%~0.2%的氯己定液（洗必泰）、0.5%聚维酮碘等。

（3）涂布　局部药物涂布具有灭菌、除脓、止痛、收敛等作用。常用药物有：复方碘液、碘甘油等。

（4）缓释系统　即通过牙周缓释制剂在局部持续缓慢释放药物，发挥作用。如各种药膜、药条、膏剂等。

（5）控释系统　指通过物理、化学等方法改变制剂结构，使药物在预定时间内自动按某一速度从制剂中恒速（零级速度）释放于特定的靶组织或器官，使药物浓度较长时间恒定地维持在有效浓度范围内。

知识链接

牙齿松动一定要拔除吗

首先要明确牙齿松动的原因。若为牙外伤引起的松动，只要未断根，可通过适当的复位固定术使患牙恢复创伤，重新稳固。若是因牙周炎引起的松动，就要根据年龄、松动程度及牙周治疗情况来决定是否保留患牙。通常情况下，松动度达到Ⅲ度，年龄偏大时，则考虑拔除患牙。松动度Ⅱ度以下，通常不考虑拔牙，可通过松牙固定术等治疗手段达到保留患牙的目的。

六、松牙固定术

松牙固定术是通过牙周夹板将松动的患牙连接，并固定在健康稳定的邻牙上，形成一个咀嚼群体，当其中某一颗牙受力时，𬌗力就会同时传递到被固定的相邻牙的牙周组织，从而分散了𬌗力，减轻了患牙的负担，调动了牙周组织的代偿能力，为牙周组织的修复和行使正常的功能创造了条件。当然，其他原因引起的牙松动若需保留牙齿，也可采用松牙固定术。

1. 暂时性牙周夹板

（1）结扎丝固定暂时性牙周夹板：主要是利用细不锈钢结扎丝将患牙结扎在一起，

并固定于健康稳固的邻牙上。

（2）光敏复合树脂暂时性牙周夹板。

（3）不锈钢丝联合复合树脂暂时性牙周夹板。

（4）玻璃纤维牙周夹板。

2. 永久性牙周夹板　永久性牙周夹板是一种需要患者长期戴用，将松动牙和健康牙连接固定在一起，比较坚固的修复体。在伴有牙列缺损时，可同时起到牙周夹板和义齿修复的功效。适应证为：

（1）经过暂时性固定后，疗效良好，考虑换用永久性牙周夹板。

（2）牙周病患牙经过治疗，炎症基本消失或控制，但需长期固定松动牙。

（3）部分牙列缺损，修复缺牙同时需要固定松动牙。

七、手术治疗

手术治疗是牙周病总体治疗计划的第二阶段，是牙周病治疗的重要组成部分。牙周病发展到较严重阶段后，单靠基础治疗不能解决全部问题。此时，就需要通过手术的方法对牙周软、硬组织进行处理，才能获得良好的效果，从而保持牙周组织健康，维持牙列完整性，促进全身健康。

（一）手术的目的和时机

1. 目的　牙周手术治疗是为了解决基础治疗阶段未能解决的问题。一是针对牙周袋的治疗，消除牙周袋壁的病理学改变；二是改正牙周组织的解剖形态学缺陷，最终达到改善患牙的预后和美观的目的。

2. 时机　一般在治疗后6~8周时进行全面的牙周检查；在治疗后3个月可进行必要的X线检查，评估疗效，决定是否手术。

（二）手术方法

1. 牙龈切除术（gingivectomy）　是用手术方法切除增生肥大的牙龈组织，或后牙某些部位的中等深度的牙周袋，重建牙龈的生理外形及正常龈沟。适用于：

（1）基础治疗后仍存在的肥大、增生的牙龈。

（2）后牙区中等深度的骨上袋，袋底不超过膜龈联合，并有足够的附着龈宽度者。

（3）牙龈瘤及严重妨碍进食的妊娠瘤。

（4）覆盖在位置基本正常的阻生牙殆面的龈片。

2. 牙周翻瓣术（periodontal flap surgery）　是应用最广泛的牙周手术，采用手术的方法达到消除牙周袋或使牙周袋变浅的目的，也为骨成形术和骨切除术、组织再生性手术、截根术等其他手术提供基本方法。适用于：

（1）基础治疗后仍有5mm以上的深牙周袋或有复杂性牙周袋，袋壁有炎症，牙周探诊后出血。

（2）袋底超过膜龈联合的深牙周袋。应注意，此类牙周袋不宜采用龈切术，而应采用翻瓣术。

（3）牙槽骨缺损需作骨修整或进行植骨、牙周组织再生性治疗。

（4）根分叉病变伴深牙周袋或牙周－牙髓联合病变者。

（5）范围广泛的显著肥大增生的牙龈，单独牙龈切除术会形成过大的创面。

3. 引导性组织再生术（guided tissue regeneration，GTR） 属牙周再生性手术，是在牙周手术中利用膜性材料作为屏障，阻挡牙龈上皮和牙龈结缔组织在愈合过程中向根面的生长，并提供一定的空间，引导具有形成新附着能力的牙周膜细胞优先占领根面，从而在曾暴露于牙周袋的病变根面上形成新的牙骨质，并有牙周膜纤维埋入，形成新附着性愈合。适用于：

（1）骨下袋 垂直吸收形成的骨下袋适于 GTR，窄而深的骨下袋效果好，过宽的骨下袋效果差。

（2）根分叉病变 Ⅱ度根分叉病变适于 GTR，Ⅲ度根分叉病变不适合 GTR。

（3）局限型牙龈退缩 牙龈退缩不涉及唇面，且邻面无牙槽骨吸收、龈乳头完好者，即 Miller 分类的Ⅰ度和Ⅱ度，也是 GTR 的适应证。

4. 牙冠延长术（crown lengthening surgery） 属牙周成形手术，就是通过手术恢复患牙的生物学宽度。所谓生物学宽度是指从龈沟底到牙槽嵴顶的距离，约为 2mm，包括结合上皮的长度（平均 0.97mm）和牙槽嵴顶冠方附着于根面的牙龈结缔组织的宽度（平均 1.07mm），这一距离基本是恒定的。牙冠延长术正是基于生物学宽度的原理，通过手术降低牙槽嵴顶和龈缘的水平，在龈沟底与牙槽嵴顶之间建立符合生物学宽度的距离。

【适应证】

（1）因牙齿断裂、龋坏等原因形成的残根边缘达龈下，影响牙体预备、制取印模及修复，需将牙根残端暴露者。

（2）龋坏达龈下、根管侧穿或压根外吸收在牙颈 1/3 处，而该牙尚有保存价值者。

（3）破坏了生物学宽度的修复体，需手术重建生物学宽度，以利重新修复者。

（4）临床牙冠过短，修复体难以固位，或无法粘贴正畸装置者。

（5）因牙齿被动萌出不足或牙龈过长而引起的露龈笑，需改善美观者。

【禁忌证】

（1）牙根过短，冠根比例失调者。

（2）牙齿折裂达龈下过多，术后影响牙齿稳固者。

（3）手术会影响邻牙健康或术后与邻牙不协调者。

（4）因全身状况不宜手术者。

5. 膜龈手术（mucogingival surgery） 属牙周成形手术，是指用复位翻瓣的方法解决附着龈与前庭沟、牙槽黏膜关系的手术。膜龈手术种类很多，常用的有：①根向复位瓣术；②前庭开窗术；③侧向复位瓣术；④冠向复位瓣术；⑤系带成形术。

【适应证】

（1）消除过深的、超过膜龈联合的牙周袋。

（2）加宽附着龈或重建新的附着龈区。

（3）加深口腔前庭沟深度，同时增加附着龈宽度。

（4）调整肌肉及系带附丽，消除龈缘的张力。

（5）修复因龈退缩而裸露的根面。

同步训练

一、名词解释

牙龈退缩　　龈上洁治术

二、选择题

1. 引起牙龈炎最主要的细菌是（　　）
   A. 革兰阳性杆菌　　　　B. 革兰阴性杆菌　　　　C. 螺旋体
   D. 衣原体　　　　　　　E. 黏性放线菌

2. 正常龈沟深度（　　）
   A. ≤0.5mm　　　　　　B. ≤1mm　　　　　　　C. ≤2mm
   D. 2～3mm　　　　　　E. ≤3mm

3. 牙龈炎患者主诉症状通常为（　　）
   A. 牙齿移位　　　　　　B. 口腔异味　　　　　　C. 食物嵌塞
   D. 牙龈出血　　　　　　E. 以上均是

4. 牙周病的局部促进因素不包括（　　）
   A. 牙面及白垢　　　　　B. 食物嵌塞　　　　　　C. 咬合创伤
   D. 酸、碱等化学刺激　　E. 不良充填物及修复体

5. 牙周病最重要的临床表现之一是（　　）
   A. 牙齿移位　　　　　　B. 牙周溢脓　　　　　　C. 口臭
   D. 牙周袋形成　　　　　E. 牙龈肿胀、出血、疼痛

6. 龈沟底在釉牙骨质界的根方，同时龈沟深度超过多少称为牙周袋（　　）
   A. 2mm　　　　　　　　B. 2.5mm　　　　　　　C. 3mm
   D. 4mm　　　　　　　　E. 6mm

7. 治疗牙龈炎首选方法（　　）
   A. 用漱口水，保持口腔卫生
   B. 去除牙石　　　　　　C. 牙龈切
   D. 选用抗生素　　　　　E. A＋B＋D

8. 确定有牙槽骨吸收的标准是（　　）
   A. 牙齿松动程度，Ⅱ度以上松动为有骨吸收
   B. 牙周袋深度，大于4mm的牙周袋为有骨吸收

C. 牙槽嵴顶到釉牙本质界的距离，超过 2mm 可确定有骨吸收

D. X 线示牙周膜间隙透射区变宽

E. X 线示根端有圆形或椭圆形阴影

9. 牙齿松动与下述哪项因素关系不大（　　　）

    A. 牙槽骨吸收　　　　　　B. 创伤　　　　　　　　　C. 牙周韧带的急性炎症

    D. 女性激素水平变化　　E. 牙龈重度炎症

10. 牙周病最有效的预防措施有（　　　）

    A. 正确刷牙、定期洁治，养成良好的口腔卫生习惯

    B. 盐水漱口，使用药物牙膏

    C. 改变偏侧咀嚼习惯

    D. 定期调𬌗，去除合创伤因素

    E. 牙龈翻瓣手术

三、简答题

1. 牙龈炎与早期牙周炎的区别。

2. 根分叉病变的临床表现。

3. 牙周病药物治疗应遵循的原则。

第八章 口腔黏膜病

 本章导读

您是否听说过，有人口腔内常有反复发生的溃疡，最初偶有发作，有时一两个，有时出现许多小溃疡，疼痛、影响进食及言语，可不治自愈。而有人就不那么幸运了，溃疡此起彼伏，辗转多家医院诊治，效果不佳，患者为此而痛苦不已。这究竟是什么病？能否预防和根治？会癌变吗？就让我们一起走进知识的殿堂，学习几种口腔黏膜病。

口腔黏膜病是指发生在口腔黏膜与软组织上的类型各异、种类繁多的疾病总称。口腔黏膜病病因复杂，常与全身性疾病或皮肤病有一定的联系，临床表现也多种多样，而有些则是全身疾病在口腔的局部表现。

口腔黏膜病在性别、年龄及部位上具有一定特点。每一种黏膜病有其特殊的损害特征，但病损又具有更迭与重叠性、部位的差异性及病损的共存性等特点。诊断方法上除了将临床病损横向比较外，还常需结合病理检查等辅助手段，有时甚至病理也难以确诊，需要在临床上进行治疗性诊断。多数口腔黏膜病预后良好，但对少数癌前病变或一些严重全身性疾病的先兆，应当高度警惕。本章仅介绍有代表性的几种疾病。

第一节 复发性阿弗他溃疡

复发性阿弗他溃疡（RAU），又称复发性口腔溃疡、复发性阿弗他性口炎，是口腔黏膜病中最常见的一种疾病，发病率较高。本病具有周期性、复发性及自限性等特征。

【病因】

本病病因不明，存在明显个体差异。目前趋向于认为 RAU 是多种因素综合作用的结果，如免疫、遗传、系统性疾病、感染、患者的心理、生活和社会环境等。此外，体内氧自由基的产生和清除失调、微循环障碍等也与本病发病有关。大量研究提示免疫因素，尤其是 T 细胞介导的细胞免疫异常，是 RAU 最重要的发病机制。

【临床表现】

病损一般为孤立的圆形或椭圆形溃疡，好发于唇、颊、舌、软腭等角化程度较差的黏膜，牙龈、硬腭等角化黏膜很少发病。临床可分为三种类型：

1. 轻型　最常见的类型，溃疡直径5~10mm，数目一般为3~5个，散在分布，周界清晰。溃疡具有"黄、红、凹、痛"特征，即溃疡表面覆盖黄色假膜、周边有充血红晕带、中央凹陷、疼痛明显（图8-1）。本病具有不治自愈的自限性，病程为10~14天，愈后不留瘢痕。可有复发，间歇期长短不一。患者多无明显全身症状。

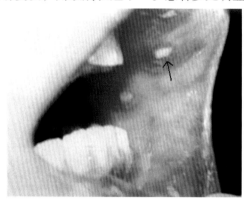

图8-1　轻型口疮

2. 疱疹型　又称口炎型口疮，好发部位及发作规律同轻型，愈后不留瘢痕。溃疡小而多，直径约2mm，数目可达数十个甚至更多，散在分布，似"满天星"。邻近溃疡可融合成片，疼痛最重，唾液分泌增加，常影响说话、进食、心情及生活质量。可伴局部淋巴结肿痛和头痛、低热等全身症状。

3. 重型　又称复发性坏死性黏膜腺周围炎或腺周口疮，是各型中最严重的一种类型。初期好发于口角，其后有向口腔后部移行的趋势，如软腭、腭垂等部位。溃疡常单个发生，大而深，边缘红肿隆起，基底微硬，似"弹坑"，直径可达10~30mm，深及黏膜下层甚至肌层。疼痛剧烈，病程长达1~2个月甚至更长，也有自限性，愈后遗留瘢痕，严重者舌尖、腭垂缺损或畸形。常伴局部淋巴结肿痛、发热等全身症状。

【诊断】

诊断主要根据临床体征及复发性、周期性、自限性病史特点，一般不需特殊实验室检查。对大而深且长期不愈的溃疡，应警惕癌性溃疡的可能，必要时做活检可明确诊断。血常规检查有助于及时发现营养不良、血液病或消化道疾病等RAU发病的相关诱因。

知识链接

　　溃疡是口腔黏膜病最常见的病损之一，对其检查不容忽视。溃疡是多种多样的，大小、数目、深浅均不一。检查溃疡时尤其要注意"一边、二膜、三底、四周"，即：边缘是否整齐，有无倒凹；溃疡表面有无假膜形成；底部是平坦，抑或是有颗粒结节，基底部有无硬结；溃疡是否向四周浸润。这些现象对于确定诊断及分析黏膜病，特别是早期发现恶性病变极其重要。

【治疗】

由于病因及发病机制尚未完全明了，目前国内外尚无特效的根治方法，尤其在防止复发方面更为困难。临床上以局部治疗为主，结合全身治疗可延长间歇期，缓解病情。对溃疡数目少、发作不频繁、疼痛可耐受者，不需治疗或以局部治疗为主；对反复发作、间歇期短、溃疡深、数目多、症状较重者须配合全身治疗。

1. 局部治疗 主要目的是消炎、止痛、防止继发感染、促进溃疡愈合。

（1）消炎类药物 ①膜剂、软膏或凝胶：用基质中含有抗生素、表面麻醉剂及糖皮质激素等药物，贴敷或涂于溃疡表面；②含漱剂：用 0.1% 高锰酸钾液、0.02% 氯已定液、0.1% 依沙吖啶液、3% 复方硼砂液等，每天 4～5 次，每次 10mL，含漱 5～10 分钟；③含片：含服西地碘片、溶菌酶片等，有抗菌抗病毒、收敛和消肿止血作用；④散剂：局部涂布复方皮质散、冰硼散、锡类散、养阴生肌散、西瓜霜等；⑤超声雾化剂：将庆大霉素注射液 8 万 U、地塞米松注射液 5mL、2% 利多卡因或 1% 丁卡因 20mL 加入生理盐水至 200mL，制成雾化剂，每天 1 次，每次 15～20 分钟，3 天为 1 疗程。

（2）止痛类药物 可选用利多卡因凝胶、喷剂，苄达明喷雾剂、含漱液等，在疼痛难忍、严重影响进食时涂于溃疡面。

（3）糖皮质激素类药物 局部应用糖皮质激素已成为治疗 RAU 的一线药物，如曲安奈德口腔糊剂、地塞米松软膏、含漱剂等。

（4）局部封闭 适用于经久不愈或疼痛明显的溃疡，如腺周口疮。常用曲安奈德混悬液加等量的 2% 利多卡因液，作黏膜下封闭注射，有止痛和加速溃疡愈合的作用。

2. 全身治疗 主要目的是对因治疗、减少复发、延长间歇期、缩短溃疡期、缓解病情，常用药物有糖皮质激素、免疫抑制剂、免疫增强剂、生物治疗等，针对系统性疾病、精神神经症状、营养状态等的内科用药。中成药及中医辨证施治可改善病情。

3. 物理治疗 可选用激光、微波、超声波雾化、紫外线或冷冻等疗法，有减少渗出、促进愈合的作用。

4. 心理治疗 患者多有恐癌等心理问题，适当加强心理疏导，缓解其紧张情绪非常必要。

【预防】

应摸索复发规律，积极寻找诱发因素。注意调整生活规律，营养均衡，少吃刺激性食物。睡眠充足，保持乐观情绪。去除口腔局部刺激因素，保持口腔卫生。

第二节 单纯疱疹

单纯疱疹是由单纯疱疹病毒（HSV）引起的皮肤和黏膜的感染性疾病。

【病因】

人类是单纯疱疹病毒的天然宿主，口腔病损主要由 I 型单纯疱疹病毒引起，但约 10% 的口腔损害也可分离出 II 型单纯疱疹病毒。口腔单纯疱疹病毒感染患者及带病毒者为传染源，传播途径主要为唾液、飞沫及疱疹液直接接触传染。

【临床表现】

1. 原发性疱疹性口炎 本病临床症状不明显，好发于6岁以下儿童，尤其是6个月至2岁的婴幼儿。有时可表现为较严重的龈炎和口腔黏膜多处溃疡，即急性疱疹性龈口炎（图8-2）。

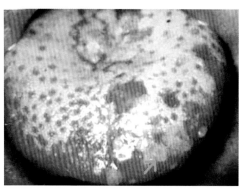

图8-2 疱疹性龈口炎

（1）前驱期 4~7天，以后出现发热、头痛、疲乏不适、咽痛等症状，下颌下淋巴结肿大、触痛。患儿流涎、拒食、躁动不安。

（2）水疱期 1~2天后，口腔黏膜广泛充血水肿，并出现成簇的小水疱。水疱小而透明，壁薄易破，破溃后形成浅表溃疡，并可相互融合。

（3）糜烂期 水疱破溃后引起大面积糜烂，上覆黄白色假膜。唇和口周皮肤也有类似病损，疱破溃后形成痂壳。

（4）愈合期 该病有自限性，病程为7~10天。

少数病例，原发感染可能在体内广泛播散，如恶性营养不良，抵抗力虚弱的儿童可伴发脑炎或脑膜炎。

2. 复发性疱疹性口炎 又称复发性唇疱疹，多见于成人，原发性损害愈合后，约30%~50%的病例可复发。发病前有灼痛、痒痛，继之出现水疱，周围有轻度红斑。24小时左右疱破裂、糜烂、结痂。有自限性及复发性，一般10天左右愈合，愈后不留瘢痕，但可有暂时性色素沉着。若继发感染则形成小脓疱，疼痛加剧。病损多位于唇部及口周，少数影响到牙龈和硬腭，全身反应较轻。复发的口唇损害临床特征：①损害复发时位置较固定，总是发生在已患部位或其邻近部位；②损害总是以出现多个成簇的小水疱开始。

【诊断】

多数病例，根据临床表现即可作出诊断。如原发性单纯疱疹多见于婴幼儿，急性发作，全身反应重，口腔黏膜任何部位均可出现成簇的小水疱，疱破后形成糜烂面，口周皮肤形成痂壳；复发性唇疱疹常见于成人，好发于唇红部黏膜及其邻近皮肤，全身反应较轻。

【治疗】

1. 抗病毒药物 可根据病情选用阿昔洛韦、伐昔洛韦、泛昔洛韦、利巴韦林、干扰素、聚肌胞等。

2. 对症和全身支持疗法　应适当休息，保证足够营养，维持体液平衡。进食困难者可补充维生素 B、C 等，高热者用退热剂。

3. 局部治疗　可酌情选用抗病毒漱口水（如 0.1%～0.2% 氯己定溶液）、抗病毒软膏（如 3% 阿昔洛韦软膏）、抗生素软膏（如 5% 金霉素甘油糊剂或 5% 四环素甘油糊剂）等漱口、局部涂布或湿敷。对复发损害可用氦氖激光治疗。

4. 中医中药治疗　以疏风清热、凉血解毒、泻火通腑为主。

【预防】

对原发性单纯疱疹感染患儿应隔离，避免与其他儿童接触，防止传播扩散。对复发性感染尚无理想的预防方法，主要是消除诱使复发的刺激因素，如感冒发热、局部机械损伤、阳光、情绪等。

第三节　口腔念珠菌病

口腔念珠菌病是由念珠菌属感染所引起的口腔黏膜病，是人类最常见的口腔真菌感染。20 世纪 40 年代以来，随着广谱抗生素、糖皮质激素和免疫抑制剂的广泛应用，加之器官移植、糖尿病、艾滋病患者的逐渐增多，口腔念珠菌病的发病率日益增加，口腔念珠菌病还有可能发生癌变。

【病因】

念珠菌是常见的条件致病菌，已发现的约有 200 余种，其中白色念珠菌和热带念珠菌致病力最强。本病主要由白色念珠菌引起，该菌不耐热，酸性环境下易于生长。念珠菌常寄生在正常人的口腔、肠道、阴道和皮肤等处，但并不发病。当宿主的防御功能降低时，非致病性念珠菌转化为致病性，致病性念珠菌侵入机体后是否发病，与病原体的毒力、数量、入侵途径、机体适应性、抵抗力等有关。各种原因所致的皮肤黏膜屏障作用降低、长期滥用广谱抗生素致使菌群失调、原发性和继发性免疫功能下降、糖尿病或恶病质等全身严重疾患、大手术后、放疗后、口干综合征等均可成为发病的易感因素。白色念珠菌感染还可导致口腔黏膜上皮过度角化和异常增生，形成念珠菌性白斑，甚至发生癌变。

【临床表现】

以下主要介绍念珠菌性口炎的几种类型：

1. 急性假膜型念珠菌口炎　是最常见的一种类型，又称雪口病或新生儿鹅口疮。本病多见于婴幼儿、长期应用激素、HIV 感染者、免疫缺陷及体弱者，尤以新生儿最多见，好发于颊、舌、软腭及唇。典型特征是损害区黏膜充血，有许多散在的似帽状、针头大小、色白如雪的小斑点，不久融合成白色丝绒状斑片，稍用力即可擦掉，露出黏膜糜烂面及轻度出血（图 8-3）。早期黏膜充血明显，鲜红与雪白呈鲜明对比，而陈旧病损黏膜充血减退，白色斑片略带淡黄色。患儿烦躁不安、哭闹、拒食，全身反应一般较轻，有时轻度发热，少数患儿可能蔓延到食管、支气管和肺部，还可并发皮肤念珠菌病。

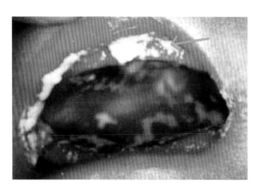

图8-3 雪口病

此型若发生在成人患者多有易感因素，且易复发，尤其是艾滋病患者。病损表现为乳白色绒状假膜，由菌丝及孢子汇聚而成，如强行剥离可发生渗血，不久又会有新的假膜形成。患者自觉口干、烧灼痛。

2. 急性红斑型念珠菌口炎 又称抗生素口炎、抗生素舌炎。常见于长期使用抗生素、激素及HIV感染者，多数患者患有慢性消耗性疾病。主要表现为黏膜红斑，以舌黏膜多见，严重时舌乳头萎缩、舌背黏膜呈鲜红色。若继发于假膜型，表面可见白色假膜。患者常有味觉异常、口干、黏膜灼热感及疼痛。

3. 慢性红斑型（萎缩型）念珠菌病 又称为义齿性口炎，主要病因是义齿上附着的真菌。硅橡胶制弹性义齿更易吸附真菌，导致义齿性口炎；义齿软衬材料使用不当，也会引起本病。本型多见于女性患者，损害部位多在上颌义齿基托相对应的上腭黏膜。黏膜充血呈亮红色水肿，有时可见黄白色条索状或斑点状假膜。患者自觉症状不明显，严重者可有口干和灼痛。

4. 慢性增殖型念珠菌病 又称慢性肥厚型念珠菌口炎、念珠菌性白斑。本型有高于4%的恶变率，应提高警惕，早期活检以明确诊断。多发生于颊黏膜、舌背及腭部。颊部病损常对称分布于口角内侧三角区，呈固着紧密的白色斑块，类似黏膜白斑，严重时呈结节状或颗粒状增生。腭部病损可由义齿性口炎发展而来，黏膜呈乳头状增生。

按病变部位口腔念珠菌病还可有念珠菌唇炎、念珠菌口角炎、慢性黏膜皮肤念珠菌病、艾滋病相关性口腔念珠菌病等类型。

【诊断】

主要依据病史、临床特征并结合涂片、分离培养、免疫法、活检法和基因诊断等真菌学检查以辅助诊断。

【治疗】

首先应去除可能的诱发因素，积极治疗全身疾病。以局部治疗为主，严重者及慢性念珠菌感染常需辅以全身治疗。

1. 局部治疗

（1）用2%～4%碳酸氢钠（小苏打）溶液清洗口腔，使口腔成为碱性环境，可抑制念珠菌生长繁殖。本药为治疗鹅口疮的常用药物，亦可用于哺乳前后清洗乳头及浸泡义齿。

（2）用0.2%氯已定液或1%凝胶局部涂布、冲洗或含漱，有抗真菌作用。可与制霉菌素配伍制成软膏或霜剂，治疗口角炎及义齿性口炎等。如与碳酸氢钠液交替漱洗，可消除白色念珠菌的某些协同致病菌。

（3）用制霉菌素混悬液局部涂布，含漱剂漱口，或制成含片、乳剂、药膜等。本药局部应用口感较差。

（4）西地碘（华素片）抗炎杀菌能力强且适合于混合感染，口感好。禁用于碘过敏者。

（5）咪康唑具有抗真菌及抗革兰阳性菌的作用。贴片可用于口腔黏膜，霜剂适用于舌炎及口角炎，凝胶可涂于患处与义齿组织面，治疗义齿性口炎。

（6）克霉唑霜、酮康唑液及中成药西瓜霜、冰硼散等均可局部应用。

2. 全身治疗

（1）抗真菌治疗：酮康唑为第一个口服有效的广谱抗真菌药，但对肝脏有严重的毒性，目前已较少应用；氟康唑为目前临床应用最广的新型抗真菌药，为治疗白念珠菌的首选药物，对人体无明显肝毒性；伊曲康唑主要用于浅表真菌感染，作用优于酮康唑，抗菌谱广，对白念珠菌及其他念珠菌都有效，尤其对耐氟康唑的念珠菌可考虑用此药。

（2）支持治疗：对身体衰弱、长期使用免疫抑制剂、有免疫缺陷病或相关的全身疾病及慢性念珠菌感染者，常需辅以注射转移因子、胸腺素等增强机体免疫力的综合措施。

（3）手术治疗：对念珠菌白斑伴上皮异常增生者，应定期追踪观察，必要时考虑手术切除。

第四节　艾滋病的口腔表现

艾滋病是获得性免疫缺陷综合征（AIDS）的简称，是由人类免疫缺陷病毒（HIV）感染引起的进行性免疫功能缺陷。传播途径主要有性接触传播、血液传播和母婴传播。艾滋病患者早期常出现口腔损害，可能首先在口腔科就诊，作为口腔医生如能作出正确判断，则可及时发现早期患者，以控制病情、减少传播。

【病因】

HIV属于反转录病毒，患者感染HIV后，宿主细胞受到感染，特别是$CD4^+T$淋巴细胞受到强烈攻击，使得细胞免疫功能下降，诱发顽固的各种机会性感染和恶性肿瘤，最终导致死亡。

HIV对热及各种消毒剂均敏感，如75%乙醇、0.2%次氯酸钠、1%戊二醛等。该病毒耐寒，对紫外线、γ-射线不敏感。

【临床表现】

艾滋病的口腔表现是诊断艾滋病的重要指征之一，多数HIV感染者都有口腔表现。

主要有：

1. 口腔念珠菌病 是 HIV 感染者最常见的口腔损害，且常在疾病早期出现。主要特点：①发生于无任何诱因的健康年轻人或成人；②多表现为假膜型或红斑型，病情反复或严重；③假膜型最常见，为黏膜上白色的膜状物，可擦去。红斑型多发生于上腭及舌背，偶见于颊黏膜，为弥散的红斑，严重者伴舌乳头萎缩。累及咽部、软腭、腭垂的假膜型和累及颊部的红斑型白色念珠菌病具有高度提示性，应进行血清学检查以排除 HIV 感染的可能性。

2. 毛状白斑 是 HIV 感染者的一种特殊口腔病损，被认为是患者全身免疫严重抑制的征象之一，发生率仅次于口腔念珠菌病（图 8 -4）。主要特点：①双侧舌缘的白色或灰白斑块可蔓延至舌背和舌腹；②外观呈垂直皱褶，有的因过度增生而呈毛茸状，不能被擦去。

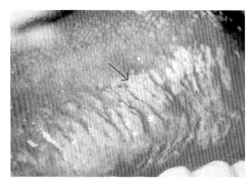

图 8 -4 口腔毛状白斑

3. Kaposi（卡波西）肉瘤 是 HIV 感染中最常见的口腔恶性肿瘤，也是艾滋病患者临床诊断指征之一。临床特点：好发于腭部及牙龈，呈单个或多个紫色或褐色的结节或斑块，病变初期较平，逐渐高出黏膜，可有分叶、溃烂或出血。

4. 口腔疱疹 单纯疱疹是 HIV 感染者常见的疱疹病毒损害，病情常较重，范围广，病程长，反复发作，病损可持续一个月以上。带状疱疹也是艾滋病的早期表现之一，病情严重，持续时间长，甚至为播散型，预后不良。

5. HIV 相关性牙周病

（1）牙龈线形红斑 又称 HIV 相关龈炎。在游离龈出现宽 2～3mm、界限清楚的火红色线状充血带（图 8 -5）。无溃疡、牙周袋及牙周附着丧失，常规治疗疗效不佳。

（2）HIV 相关牙周炎 牙周附着短期内丧失，进展快，但牙周袋不深，主要为牙周软硬组织同时破坏所致，牙松动甚至脱落。

（3）急性坏死性溃疡性牙龈炎 牙龈红肿，龈缘及龈乳头有灰黄色坏死组织，极易出血。以前牙牙龈单个或多个乳头坏死最为严重，口内有恶臭。

（4）坏死性牙周炎 以牙周软组织的坏死和缺损为特点，疼痛明显，牙齿松动。

6. 坏死性口炎 表现为广泛的组织坏死，严重者与走马牙疳相似。

7. 复发性阿弗他溃疡 表现为口腔黏膜单个或多个反复发作的圆形疼痛性溃疡，患者可缺乏明确的致病因素，溃疡范围大，不易愈合。研究发现，疱疹型和重型患者的

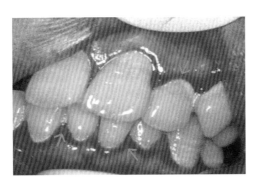

图 8 – 5　牙龈线形红斑

细胞免疫破坏更为严重。

8. 非霍奇金淋巴瘤　为确诊 AIDS 的指征之一，常以无痛性颈、锁骨上淋巴结肿大为首要表现，发展迅速，易远处扩散。口内损害为固定而有弹性的红色或紫色肿块，好发于软腭、牙龈、舌根等部位，伴或不伴有溃疡。

9. 儿童患者的口腔表现　以口腔念珠菌病、口角炎、腮腺肿大和单纯疱疹多见，口腔 Kaposi 肉瘤、舌毛状白斑罕见。

【治疗】

目前尚无特效疗法，主要从以下几方面着手：①提供健康教育和心理咨询，增强患者与疾病斗争的信心；②抗病毒治疗，坚持早期、持久、联合用药原则；③免疫治疗与抗病毒治疗联合应用；④针对机会性感染和肿瘤进行治疗；⑤支持、对症治疗。口腔病损的治疗如下：

1. 口腔念珠菌病　常规治疗仍以全身及局部应用抗真菌药物为主，如氟康唑或酮康唑口服，局部用 2% ~ 4% 碳酸氢钠液漱口，克霉唑含片含服，咪康唑软膏涂擦等。治疗 10 ~ 14 天病变可消失，应同时进行高效抗病毒治疗，以重建免疫功能，否则易复发。为防止复发，常采用维持治疗，局部用药同上，全身使用氟康唑 100mg/d 或酮康唑 200mg/d。

2. 毛状白斑　局部可用维 A 酸和抗真菌剂，严重者用无环鸟苷 2 ~ 3g/d，疗程 2 ~ 3 周。停药后易复发，可用大剂量无环鸟苷维持治疗。采用高效抗反转录病毒治疗后，毛状白斑也可消失。

3. Kaposi 肉瘤　采用手术切除、烧灼刮治或冷冻治疗，可同时配合放疗、局部化疗及生物诱导疗法。

4. 口腔疱疹　单纯疱疹可用阿昔洛韦（无环鸟苷）200 ~ 800mg/d，口服 5 天，或 5 ~ 10mg/kg，静脉滴注，每 8 小时 1 次，连用 5 ~ 7 天。伴生殖器疱疹者，延长至 10 天。耐药者可改用膦甲酸 40mg，静脉滴注，每 8 小时 1 次。此外也可选用泛昔洛韦、阿糖胞苷、肌注干扰素等。带状疱疹可用阿昔洛韦 800mg/d 或 5 ~ 10mg/kg，静脉滴注，每 8 小时 1 次，连用 7 ~ 10 天，也可选用万乃洛韦、泛昔洛韦等。一般不用皮质类固醇药物。

5. AIDS 相关牙周病变　常规洁治刮治，动作要轻柔，术后用氯已定液冲洗或含漱。

病情严重可同时口服甲硝唑、阿莫西林，疗程7~14天。

6. 复发性阿弗他溃疡　局部使用皮质类固醇和抗菌含漱液，一般不全身使用皮质类固醇。

知识链接

目前尚无临床有效的疫苗来预防HIV感染，应大力开展宣传教育，采取综合措施来控制传染源、切断传播途径、保护易感人群。为了避免患者之间及医患之间的交叉感染，口腔医护人员在临床操作中，应有高度的责任心及良好的职业习惯，注意自我防护，严格执行各项消毒灭菌程序。医务人员的职业感染多数由针具刺伤所致，少数从黏膜感染。深刺伤、器械上有可视性血迹、刺伤动脉或静脉、污染源来自晚期患者均增加了HIV感染的危险性。有意外职业暴露时，应立即用肥皂水和清水清洗皮肤，或用清水冲洗黏膜；如临床证实污染源HIV为阳性，应尽快进行预防性治疗；如污染源HIV为阴性，也应在当日、6周、3个月和6个月进行血清抗体检测，直至6个月后证实血清学阴性为止。

巩固练习

一、填空题

1. 复发性唇疱疹的好发部位是_____。
2. 抗生素性口炎的病损特征可以表现为_____和_____。
3. 可发生癌变的口腔念珠菌口炎类型是_____。
4. 艾滋病的主要传播途径有_____、_____、_____。

二、单选题

1. 腺周口疮的特点（　　　）
   A. 好发于牙龈　　　　　B. 溃疡深达黏膜下层　　　C. 愈后不留瘢痕
   D. 疼痛不明显　　　　　E. 7~10天可自愈
2. 疱疹性口炎的病原体是（　　　）
   A. Ⅰ型单纯疱疹病毒　　B. Ⅱ型单纯疱疹病毒　　　C. 水痘带状疱疹病毒
   D. 带状疱疹病毒　　　　E. EB病毒
3. 轻型口疮的特点是（　　　）
   A. 10~14天可愈　　　　B. 疼痛不明显　　　　　　C. 体温升高
   D. 唾液减少　　　　　　E. 愈合留瘢痕
4. 疱疹性口炎的病程一般为（　　　）

A. 3～5 天 B. 3～7 天 C. 5～7 天

D. 7～10 天 E. 10～14 天

5. 疱疹型口疮的特点为（　　）

  A. 溃疡大而深 B. 黏膜充血不明显 C. 病程长

  D. 伴皮损 E. 溃疡数可达数十个

6. 轻型口疮不可能发生在（　　）

  A. 软腭 B. 腭垂 C. 硬腭

  D. 移行沟 E. 口底

三、简答题

1. 叙述复发性阿弗他溃疡的分型及临床特点。

2. 简述假膜型念珠菌病的主要临床特征。

3. 原发性疱疹性口炎与疱疹型口疮的主要区别有哪些？

4. 说出口腔念珠菌口炎的临床分型及艾滋病的几种口腔表现。

第九章　口腔颌面外科局部麻醉

 本章导读

　　局部麻醉在口腔颌面外科手术中应用广泛，良好的麻醉效果可以保证手术及治疗能够顺利地完成。通过本章的学习，可以了解到：①常用局麻药物的效能强度、毒性强度、一次最大剂量和临床应用；②表面麻醉、浸润麻醉和阻滞麻醉的概念；③不同牙位选用的麻醉方法；④常用的局部麻醉操作方法和麻醉效果判断；⑤常见局部麻醉的并发症并能作出相应处理。

　　麻醉可分为全身麻醉和局部麻醉。局部麻醉简称局麻，是指用药物暂时地阻断机体一定区域内神经干和神经末梢的感觉传导，从而达到一定区域内疼痛消失、产生麻醉效果、便于进行手术的目的。局麻时病员仍旧处于清醒状态，比较安全，操作简单、经济，但局麻不适用于不合作的病人以及有炎症的部位，而且本体感觉依然存在。因此，局麻的应用也存在一定的限制。口腔门诊手术多可以选择在局麻下进行。口腔科医生必须熟悉局麻的基本理论，掌握局麻的操作技术，才能确保工作的顺利进行。

第一节　常用局麻药

　　知己知彼，百战不殆。这就要求我们使用口腔局麻药物的时候，必须清楚知道口腔局麻药物的药理性质。局麻药物应具备的药理性质包括：①毒性小，转化降解快，反复用药体内无蓄积；②麻醉全而快，维持时间长，安全范围大；③渗透性强，弥散性广，性质稳定，与血管收缩药物无配伍禁忌且不分解；④对组织无刺激或损害，无不良反应及副作用，不成瘾。

　　局麻药物均有一定的毒性，应用中需注意切勿超量。局麻药物一次最大用量因使用目的不同而各有差异，局麻药物的毒性与药物剂量、浓度、单位时间用量及个体差异等均有密切关系。年老体弱患者，一次极量和浓度相应减少，一次用量已达极量，尚需补加药液时，距上次注药时间至少相隔半小时以上，以免引起毒性反应。

　　口腔外科临床上常用的局麻药物有普鲁卡因、利多卡因、丁卡因、阿替卡因等，其类型、性能及毒性比较见表 9 -1。

表 9 – 1　常用局麻药物

药名	普鲁卡因	利多卡因	丁卡因
类型	酯类	酰胺类	酯类
效能强度	1	1.5～2	10
毒性强度	1	1～1.5	10
显效时间（分）	2	2	4
维持时间（分）	45～60	90～120	120～150
浸润性	弱	强	弱
表面麻醉浓度（%）	不用	2～4	2
浸润麻醉浓度（%）	0.5～1	0.25～0.5	不用
阻滞麻醉浓度（%）	2	1～2	不用
一次最大剂量（mg）	800～1000	300～400	60～100

注：效能及毒性均以普鲁卡因为 1 相比较。

一、普鲁卡因

普鲁卡因常用其盐酸盐溶液，无色无味，水溶液在碱性环境下不稳定，曝光、加热或久贮后，可逐渐变成淡黄色，高压消毒后为深黄色，其局麻药效降低。

本品毒性小，副作用少，麻醉效果良好，价格低廉，因其通透性和弥散性差，不易被黏膜吸收，故不适用于表面麻醉，局部注射用于浸润麻醉、传导麻醉、蛛网膜下腔麻醉和硬膜外麻醉。

普鲁卡因在血浆中能被酯酶水解，对抗磺胺类药物的抗菌作用，故使用磺胺类药物治疗的患者，不应使用普鲁卡因进行局部麻醉。普鲁卡因也可用于损伤部位的局部封闭。有时可引起过敏反应，故用药前应做皮肤过敏试验，但皮试阴性者仍可能发生过敏反应。对本药过敏者可用利多卡因代替。

知识链接

普鲁卡因皮内过敏试验

抽 1% 普鲁卡因溶液 0.1mL，用生理盐水稀释至 1mL。在前臂内侧皮内注射 0.1mL，20 分钟后观察反应。局部红肿，红晕直径超过 1cm 者为阳性。

二、利多卡因

其盐酸盐溶液性质稳定，可以反复高压消毒灭菌。是目前应用最多的局麻药。

相同浓度下与普鲁卡因相比，利多卡因具有起效快、作用强而持久、穿透力强及安全范围较大等特点，同时无扩张血管作用及对组织几乎没有刺激性。可用于多种形式的局部麻醉，有全能麻醉药之称，主要用于传导麻醉和硬膜外麻醉。

利多卡因还具有迅速而安全的抗室性快速性心律失常作用，因而对室性快速性心律失常患者常作为首选的局麻药物。

因毒性及麻醉作用均较普鲁卡因大，故用量应比普鲁卡因少 1/3～1/2 为安全。

临床上常用于普鲁卡因过敏者，高血压、心脏病患者以及普鲁卡因麻醉效果不理想时。利多卡因的过敏反应发生率虽然较低，但为安全起见，凡对普鲁卡因过敏而改用利多卡因的患者，使用前亦须做过敏试验。

三、阿替卡因

常用其盐酸盐溶液，本品为注射液，内容物为无色澄清液体。组织穿透性和扩散性强，2～3 分钟显效，可持续 60 分钟。适用于成人，特别适用于涉及切骨术及黏膜切开的外科手术过程。浸润效果强于利多卡因，可用于利多卡因麻醉效果不理想的患者。

四、丁卡因

丁卡因又称地卡因，化学结构与普鲁卡因相似，其水溶液通透性强，临床上主要用于表面麻醉，也可用于传导麻醉、腰麻和硬膜外麻醉，因毒性大，一般不用于浸润麻醉。以 0.5%～1% 溶液滴眼，无角膜损伤等不良反应。其毒性比普鲁卡因大 10 倍，麻醉作用较普鲁卡因强 20 倍。

知识链接

肾上腺素局麻中的应用

经实验及临床观察结果，微量的肾上腺素一般不会引起或加重心动过速，或血压升高，如在镇痛不全下手术，易使患者血压升高、心率加快，反而对患者不利。故对严重的心脏病或高血压患者，应视具体病情而慎用，或改用不含肾上腺素的利多卡因。

对由于肾上腺素用量过大或注射时误入血管，可使血压骤升而可能发生脑出血，或因心脏过度兴奋引起心律失常，甚至心室纤颤等不良反应，应予以注意。对糖尿病、甲状腺功能亢进、两周内服用过单胺氧化酶抑制剂及三环类抗忧郁药（如丙米嗪、阿米替林、多塞平）的患者忌用。

所有局麻药物都能通过对交感神经节的节后神经纤维的阻滞，使血管扩张，致吸收加快。

为了使局麻药物吸收减慢，增强镇痛效果，延长麻醉时间，降低毒性反应，减少术区出血，使术野清晰，通常在局麻药物中加入收缩血管的药物。目前，肾上腺素仍是口腔局麻药物中应用最普遍的血管收缩剂，其临床安全有效浓度为 1∶500 000～250 000（500mL 或 250mL 普鲁卡因溶液中加 0.1% 肾上腺素 1mL，即为 1∶500 000 或 1∶250 000）。

第二节　常用局部麻醉方法

口腔科临床上常用的局部麻醉方法有表面麻醉、浸润麻醉和阻滞麻醉。

一、表面麻醉

表面麻醉是将穿透性强的局麻药根据需要涂于黏膜或皮肤，通过直接接触使末梢神经麻痹，以达到痛觉消失的麻醉效果。常用药物为 1%～2% 的丁卡因。本法适用于表浅的黏膜下脓肿切开引流，及松动的乳牙与恒牙的拔除。

二、浸润麻醉

浸润麻醉是将局麻药液注入组织内，以麻醉神经末梢产生麻醉效果。

（一）软组织手术的浸润麻醉法

1. 适应证　脓肿切开引流、外伤清创缝合及小肿物的切除等软组织手术。

2. 方法　常用 0.25%～1% 普鲁卡因或 0.5%～1% 利多卡因。先作皮内注射形成一皮丘，再沿切口线作皮下或黏膜下注射，由浅至深分层注射，由近及远扇形注射或将病变区作包围注射，使之失去传导痛觉的功能。

注射药液时应稍加大压力，使其在组织内形成张力性浸润，达到与神经末梢广泛接触，以增强麻醉效果。

3. 注意事项

（1）尽可能减少穿刺次数，改变穿刺方向时，应先退至黏膜下或皮下，以避免针头弯曲或折断。

（2）每次注药前应回抽，以防局麻药液注入血管内。

（3）每次注药量不宜过大，以防局麻药物的中毒反应。

（4）注射针不要穿过感染或肿瘤部位，以防炎症的扩散和肿瘤细胞的种植。

（二）牙及牙槽骨手术的浸润麻醉法

在牙及牙槽外科手术中，所有上颌牙及下颌切牙区均可采用浸润麻醉，因为这些部位的牙槽骨骨密质比较薄，骨质疏松多孔，麻醉药液容易渗入颌骨而麻醉牙神经丛。

常用的浸润麻醉方法有：

1. 骨膜上（黏膜下）浸润麻醉法　常用麻醉剂为 2% 普鲁卡因或 2% 利多卡因。唇（颊）侧刺入点在所拔牙唇（颊）侧的前庭沟黏膜皱襞处。以执笔式持针，针尖斜面向着骨面，刺入至黏膜下（骨膜上），先注入麻药少许，然后使针与骨面平行，在骨面上滑行至所拔牙的根尖部位，注入麻药 1～1.5mL（图 9-1）。

若需要麻醉几个牙的区域，可将针向前或后注射到各个牙的根尖周围。

上颌腭侧刺入点是距牙龈缘 0.5～1cm 处，相当于所拔牙腭侧的根尖处，注入麻药

0.5mL。下颌舌侧刺入点是在近根尖处或舌下黏膜皱襞处，注入麻药0.5mL。

骨膜下浸润麻醉虽然麻醉效果好，但由于注射时疼痛以及手术后的局部反应较重，所以临床上很少使用。

为了避免骨膜下浸润所致的骨膜分离疼痛和手术后的局部反应，当注射针头抵触骨面后，应退针少许，然后注射麻药。

2. 牙周膜浸润麻醉法 牙周膜浸润麻醉是将局麻药物注射于牙的近中和远中侧牙周膜，使麻药浸润于牙周膜，从而达到无痛的效果。

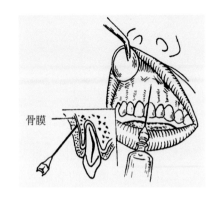

图9-1 骨膜上浸润麻醉法

用较短而细的注射针头，自牙的近中和远中侧刺入牙周膜，深约0.5cm，用较大压力注入局麻药0.5mL，即可麻醉牙及牙周组织。本法在注射时较痛，但因注射所致损伤很小，所以适用于有出血倾向的患者以及在其他麻醉注射法效果不全时，加用牙周膜注射，常可取得满意的镇痛效果（图9-2）。

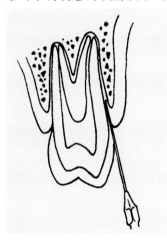

图9-2 牙周膜浸润麻醉法

三、阻滞麻醉

阻滞麻醉是将麻醉药物注射到神经干或主要分支周围，以阻断神经末梢传入的刺激，使该神经分布区产生麻醉效果。此法麻醉区域广泛，麻醉效果完全，麻醉作用深，维持时间长。由于可以远离病变部位进行注射，因此作为整形手术和感染病例的首选麻醉方法。

（一）上牙槽后神经阻滞麻醉

是将麻醉药物注射于上颌结节后外方，以麻醉上牙槽后神经，又称上颌结节注射法。有口内注射法和口外注射法两种，临床上常用口内注射法，故口外注射法不作介绍。

口内注射法的操作方法如下：注射时患者采取坐位，头微后仰，半张口，使上颌牙殆平面与地面成45°角。进针点为上颌第二磨牙远中颊侧根的前庭沟处（图9-3）（如第二磨牙缺失或未萌出，进针点则在第一磨牙远中颊侧根的前庭沟处，如上颌磨牙全缺失，则以颧牙槽嵴稍后处的前庭沟为进针点）。注射针与上颌牙的长轴成45°角，向上后内方刺入，使针尖沿上颌结节外后面的弧形骨面滑动，深约2cm，回抽无血，即可注入麻醉药液1.5～2mL。注射针尖不宜过深，以免刺破上颌结节后方的翼静脉丛，引起深部血肿。

此法可以麻醉除上颌第一磨牙近中颊根以外的同侧上颌磨牙，牙槽突及颊侧的牙周膜、骨膜、牙龈。一般注射5～10分钟后显效，此时用探针刺测颊侧龈组织应无痛觉。

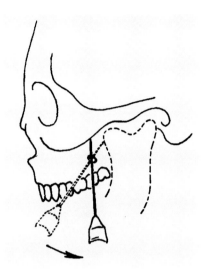

图 9 - 3　上牙槽后神经阻滞麻醉

（二）眶下神经阻滞麻醉

是将麻醉药物注射到眶下孔或眶下管内，以麻醉眶下神经及其分支，亦称眶下孔或眶下管注射法（图 9 - 4）。分口内注射法和口外注射法，临床上常用口外注射法，故口内注射法不作介绍。

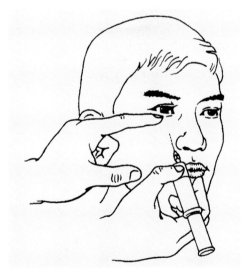

图 9 - 4　眶下神经阻滞麻醉（口外法）

应用口外注射法注射时，左手示指扪出眶下缘，右手持注射器，注射针自同侧鼻翼旁约 1cm 处刺入皮肤；使注射针与皮肤呈 45°角，向上、后、外进针约 1.5cm，可直接刺入眶下孔，有时针尖抵触骨面不能顺利进入孔管，可先注射少量麻药，使局部无痛，然后移动针尖探寻眶下孔，直到感觉阻力消失，表明已进入孔内。随即注射麻药 1 ～ 1.5mL。注射时注射针进入眶下管不可过深，以防损伤眼球。

此法可以麻醉同侧下睑、鼻、眶下区、上唇、上前牙、上前磨牙，以及这些牙的唇侧或颊侧的牙槽骨、骨膜、牙龈和黏膜等。一般注射 3～5 分钟后显效，此时感觉上唇及下眼睑等部位麻木。

（三）腭前神经阻滞麻醉

是将麻醉药物注射入腭大孔或其附近，以麻醉腭前神经，又称腭大孔注射法（图9－5）。

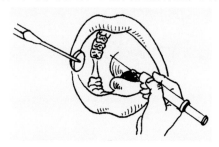

图 9－5　腭大神经阻滞麻醉（腭大孔注射法）

注射时患者取坐位，头后仰，大张口，上颌牙𬌗平面与地面成 60°角，进针点为上颌第三磨牙腭侧（如第三磨牙未萌出，则在第二磨牙的腭侧）龈缘至腭中线连线的弓形凹面的中点，此处黏膜表面可见一小凹陷。注射针针尖对准进针点或稍前方刺入腭黏膜，往后上方推入腭大孔，回抽无血，即可注射麻药 0.3～0.5mL。

此法可麻醉同侧上颌磨牙、前磨牙腭侧的黏骨膜、牙龈及牙槽骨等组织。

我们应该注意到：鼻腭神经与腭前神经在尖牙腭侧相吻合。腭前神经麻醉时，注意不可过量、过后，以免同时麻醉腭中、腭后神经，引起软腭、悬雍垂麻醉，导致恶心、呕吐。如发生恶心、呕吐，应向患者解释，并嘱患者大口呼吸，缓解症状。

（四）鼻腭神经阻滞麻醉

是将局麻药物注射到腭前孔（切牙孔）内麻醉鼻腭神经，又称腭前孔或切牙孔注射法（图9－6）。

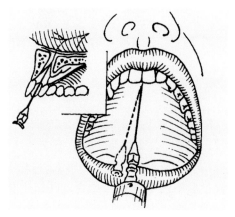

图 9－6　鼻腭神经阻滞麻醉（切牙孔注射法）

　　注射时，患者取坐位，头后仰，大张口，针尖从侧面刺入腭乳头的基部，然后将注射器转向中线，使之与中切牙长轴平行，向后上方推入约 0.5cm，可进入腭前孔，注射麻药 0.3~0.5mL。由于该处组织致密，注射药物时，需固定注射器，加大注射压力。

　　此法可麻醉两侧尖牙连线前方的腭侧牙龈、黏膜和牙槽突，尖牙腭侧远中组织因有腭前神经交叉分布，所以，该处不能获得完全的麻醉效果。必要时应辅以局部浸润麻醉，或加以腭前神经阻滞麻醉。

（五）下牙槽神经阻滞麻醉

　　是将麻醉药物注射到下颌孔的上方，下颌神经沟附近，麻醉下牙槽神经，又称下颌孔注射法。下牙槽神经阻滞麻醉有口内注射法和口外注射法，临床上常用口内注射法，故口外注射法不作介绍。

　　应用口内注射法时患者取坐位，大张口，下颌牙𬌗平面与地面平行。注射器置于对侧下颌前磨牙区，高出𬌗平面 1cm，并与之平行，注射针与中线成 45°角刺入，进针点为翼下颌皱襞中点外侧 3~4mm 处，或翼下颌皱襞外侧的颊脂垫尖处（图 9-7）。深达 2~2.5cm，针尖触及骨壁，即可达下颌神经沟附近。回抽无血，即可注射麻药 2~3mL。如针尖触及骨面时深度不足 2cm，说明部位过于靠前，如深度超过 2.5cm 还未触及骨面说明过于靠后，此时应调整方向后再进行注射。

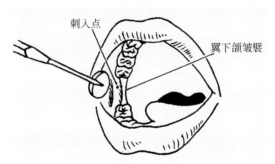

刺入点

翼下颌皱襞

图 9-7　下牙槽神经阻滞麻醉（口内法）

　　此法可麻醉同侧下颌骨、下颌牙、牙周膜、前磨牙至中切牙的唇侧牙龈，黏骨膜和下唇。一般注射 3~5 分钟后显效，病员感觉同侧下唇麻木，肿胀。

（六）舌神经阻滞麻醉

　　是将麻醉药物注射到舌神经周围，以麻醉该神经。舌神经在下牙槽神经的前内侧，在相当于下颌神经沟水平，舌神经位于下牙槽神经前内 1cm。

　　麻醉方法为：在进行下牙槽神经阻滞麻醉口内注射法完成后，将注射针向后退 1cm，再注射麻药 1mL，或边退针边注射麻药，可麻醉舌神经。

　　此法可麻醉同侧舌侧牙龈、黏骨膜、口底黏膜及舌前 2/3 黏膜。麻醉显效时病员可感觉同侧舌尖有烧灼、肿胀或麻木。

（七）颊神经阻滞麻醉

是将局麻药物注射到颊神经周围，以麻醉该神经。颊神经位于下颌支前缘内侧，在相当于下颌磨牙半面，颊神经离开颞筋膜进入颊部。

麻醉方法为：在进行下牙槽神经和舌神经阻滞麻醉后，将针尖退至黏膜下，注射麻药1mL，或边退针边注射麻药至黏膜下即可麻醉颊神经。

（八）下牙槽、舌、颊神经一次阻滞麻醉

又称下颌升支内侧隆突阻滞麻醉。

下颌支内侧隆突位于下颌小舌的前上方，是由髁状突向前下和喙突向后下汇合成的骨嵴。当大张口时，下颌支内侧隆突可随下颌骨的运动移向下前，不致被上颌后缘遮挡。在此区域内由前向后有颊神经、舌神经、下牙槽神经通过（图9-8）。

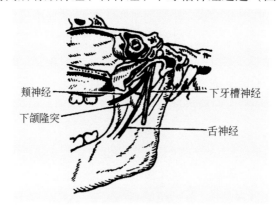

颊神经　　　　　　　　　　下牙槽神经

下颌隆突

舌神经

图9-8　下颌升支内侧隆突部位颊、舌、下牙槽神经的走行

麻醉方法为：注射时，患者大张口，注射器置于对侧口角处，并尽量后推，使注射器与患者颊黏膜接近垂直，在翼下颌皱襞外侧，相当于上颌第三磨牙𬌗平面下0.5cm处（若上颌无牙，则在相当于第三磨牙牙槽突下1.5cm处），刺入黏膜，深约1.5cm左右，针尖触及骨面，回抽无血时，注射麻药1.5～2mL。然后，边退针边注射麻药1mL。此法只注射一针，即可同时麻醉下牙槽、舌、颊三条神经。

（九）咀嚼肌神经阻滞麻醉

三叉神经第三支的运动神经分别分布于咬肌、颞肌、翼外肌和翼内肌，因而被称为咀嚼肌神经。麻醉该神经可以暂时解除或减轻由炎症，如冠周炎、牙源性感染等引起的牙关紧闭，增大开口度，以利于病灶牙的拔除及治疗。咬肌神经封闭还可以治疗某些颞下颌关节疾病。

进针点为颧弓下缘与下颌切迹中点。注射时用21号长针对准进针点垂直刺入皮肤，进针2.5～3.5cm，回抽无血，注射麻药4～6mL（图9-9）。一般注射5～10分钟后显效，患者有同侧灼热麻木感，张口度有不同程度的改善。

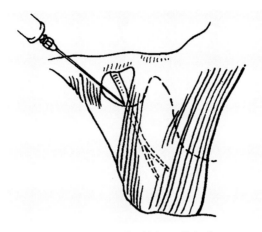

图 9 - 9　咀嚼肌神经阻滞麻醉

第三节　局部麻醉的并发症及防治

一、晕厥

晕厥是由于一时性的中枢缺血所致短暂的意识丧失过程。可由精神紧张、恐惧、饥饿、疲劳、疼痛、全身健康情况较差及体位不良等因素引起。

发作时患者可感觉头晕、胸闷、恶心等症状，严重者面色苍白、出冷汗、四肢厥冷、呼吸短促，进一步可出现血压下降，呼吸困难和短暂意识丧失。

因此，在术前做好检查，缓解患者紧张情绪。如体质较弱者，可暂缓手术。一旦出现晕厥，应立即停止注射，放平坐椅，松解衣领，通畅呼吸，还可用酒精或者氨水刺激呼吸。严重者可以刺激人中，吸氧和注射高渗葡萄糖。

二、过敏反应

药物过敏反应是指有特异体质的患者使用某种药物后产生的不良反应。过敏反应突出地表现在酯类局麻药，但并不多见，可分延迟反应和即刻反应。延迟反应常是血管神经性水肿，偶见荨麻疹、药疹、哮喘和过敏性紫癜；即刻反应是用极少量药后，立即发生极严重的类似中毒的症状，如突然惊厥、昏迷，甚至呼吸心博骤停而死亡。

过敏反应在同类局麻药中有交叉现象，例如对普鲁卡因过敏者，地卡因也不能使用。

防治原则：术前详细询问有无酯类局麻药如普鲁卡因过敏史，对酯类局麻药过敏及过敏体质的病员，均改用酰胺类药物，如利多卡因，并预先作皮内过敏试验。

对轻症的过敏反应，可给脱敏药物如钙剂、异丙嗪、糖皮质激素肌注或静脉滴注。严重过敏反应应立即注射肾上腺素，给氧；出现抽搐或惊厥时，应迅速静注地西泮或者分次注射硫喷妥钠；如呼吸心跳停止，则按心肺复苏方法迅速抢救。

三、中毒反应

中毒反应是指单位时间内进入血循环中麻醉药量超过分解速度时，血内浓度升高，达到一定的浓度时出现的中毒症状或过量反应。

决定中毒反应的因素有：①总药量/单位时间药量；②浓度；③注射速度；④药物是否直接快速进入血液。

因此，术前必须了解药物的毒性和一次的最大剂量。注射前要回抽无血，方可注射，注射时要慢。对年老体弱和体质较差的患者，要适当控制剂量。

四、感染

感染是由于注射针被污染，注射部位消毒不严格或者注射针穿过感染区域等引起。临床症状可出现红、肿、热、痛，甚至张口受限、呼吸困难等全身症状。因此，对于注射器及术区都应严格消毒。

五、注射针折断

注射针折断临床上较少见，主要由于注射针质量较差以及医生用力不当造成。因此，注射前应仔细检查注射针质量，术前向患者做好解释，争取患者配合，操作要规范。如发生折断，不要慌张，可夹住针头外露部分将其拔出；表面看不见，可拍 X 线片定位取针。

六、血肿

血肿系注射针尖刺破血管所致，多发生于上颌结节和眶下孔注射。当发生刺破血管时，在深部可出现局部迅速肿胀，浅部者可出现黏膜和皮肤颜色的改变。

因此，应正确掌握注射点和注射方法。注射针不可有倒钩。注射前应注意回抽无血，方可注射。

知识链接

在行口腔外科手术时，应根据患者的体质、精神状态、疾病性质、手术部位以及麻醉剂对机体的影响等，选择安全、有效、方便、经济的麻醉方法。各类牙拔除术的麻醉选择如下：①上颌中切牙、侧切牙拔除时多选用唇、腭侧局部浸润麻醉，也可选择眶下孔和切牙孔等阻滞麻醉。上颌尖牙拔除时，因上牙槽前神经与上牙槽中神经、鼻腭神经与腭前神经多在此交叉，故最好选择唇、腭侧局部浸润麻醉。②上颌双尖牙拔除时一般采用颊侧局部浸润麻醉，腭侧局部浸润或腭大孔麻醉。③上颌磨牙拔除主要选择上颌结节及腭大孔麻醉，但在上颌第一磨牙的近中颊根处，上牙槽后神经与上牙槽中神经有交叉，因此，拔除上颌第一磨牙时还应在其颊侧近中作浸润麻醉。④下颌前牙的拔除可选择下牙槽神经阻滞麻醉加舌神经阻滞麻醉，或唇舌侧浸润麻醉。因两侧神经在中线有交叉，故下颌中切牙拔除应采用局部浸润麻醉。⑤下颌双尖牙、磨牙拔除术应同时使用下牙槽神经阻滞麻醉、舌神经阻滞麻醉和颊神经麻醉。

巩 固 练 习

一、名词解释

局部麻醉　　　晕厥　　　阻滞麻醉　　　浸润麻醉

二、填空题

1. 下颌双尖牙拔除术应麻醉_____、_____和_____神经。
2. 口腔科临床上常用的局部麻醉方法有_____、_____和_____麻醉。
3. 决定局麻药物中毒反应的因素有：_____、_____、_____、_____。

三、单项选择题

1. 将局麻药注入血管可发生（　　　）
   A. 药物过敏　　　　　　　B. 药物中毒　　　　　　C. 晕厥
   D. 血管扩张，伤口出血　　E. 中枢神经麻醉
2. 下牙槽神经阻滞麻醉口内注射法的进针点为（　　　）
   A. 颊脂垫尖　　　　　　　B. 眶下孔　　　　　　　C. 切牙孔
   D. 颏孔　　　　　　　　　E. 腭大孔
3. 以下局部麻醉药中毒性最大的是（　　　）
   A. 普鲁卡因　　　　　　　B. 利多卡因　　　　　　C. 丁哌卡因
   D. 丁卡因　　　　　　　　E. 阿替卡因
4. 选择以下哪一种药物作为表面麻醉用药（　　　）
   A. 普鲁卡因　　　　　　　B. 利多卡因　　　　　　C. 丁哌卡因
   D. 丁卡因　　　　　　　　E. 阿替卡因
5. 注射上牙槽后神经时突然颊部肿胀，其原因是（　　　）
   A. 药物注入翼内肌　　　　B. 药物注入嚼肌　　　　C. 血肿
   D. 咀嚼肌痉挛　　　　　　E. 感染
6. 上颌结节阻滞麻醉容易发生的并发症是（　　　）
   A. 注射针尖折断　　　　　B. 晕厥　　　　　　　　C. 血肿
   D. 疼痛　　　　　　　　　E. 暂时性面瘫
7. 腭前神经阻滞麻醉容易发生（　　　）
   A. 暂时性失明　　　　　　B. 血肿　　　　　　　　C. 窒息
   D. 恶心　　　　　　　　　E. 针头折断

四、问答题

1. 常见局部麻醉的并发症有哪些？
2. 试述下牙槽神经阻滞麻醉口内注射法的方法。

第十章　牙及牙槽外科

本章导读

　　牙及牙槽外科是口腔颌面外科的重要内容。在口腔内"有害无益"的牙应予拔除。为安全地进行拔牙术，应注意拔牙的禁忌证和进行适当的术前、术中及术后的处理；选择合适的拔牙手术器械，方能顺利完成牙拔除术。本章主要内容包括牙拔除术的适应证、禁忌证、基本步骤和方法及常见并发症的发生原因、临床表现和防治方法等。

第一节　牙拔除术的基本知识

　　牙是重要的咀嚼器官之一，对牙的拔除与否，须持慎重态度，要根据患牙的病变程度和对局部与全身的影响，患者的全身状况及其所在社区的社会、经济、医疗条件等全面考虑决定。牙拔除术又称拔牙术，是口腔颌面外科门诊最常规的手术。有些是由于牙本身的病变无法通过治疗而保留，只能拔除后进行修复；有些牙的拔除则是治疗全身疾病或其他需要的手段之一。

　　牙拔除术虽然是小手术，但同其他手术一样，需要麻醉，有组织创伤，而且口腔是一个有菌的环境，拔牙后的创口又暴露在口腔中。因此，在拔牙的过程中以及拔牙之后，有可能出现局部或全身的并发症，也可加重原有的疾病。所以，不能把拔牙简单地看成是一个小手术。我们除了掌握拔牙手术方法之外，还应具有一定的基础医学和临床医学知识，要有爱伤观念、无菌观念和整体观念，只有这样，才能权衡利弊，正确掌握拔牙的适应证和禁忌证。随着人民生活水平的提高和医疗水平的提高，尤其是社区医疗的开展，以及口腔修复学、材料学等的快速发展，使以往必须拔除的牙，现在可以通过治疗和修复而得以保留。

一、适应证

　　牙拔除术的适应证是相对的，应当根据病人全身及局部的具体情况，结合当地牙科诊疗、修复水平，以及病人的客观条件和要求而灵活掌握，必要时请相关的医生会诊决定。

1. 龋病 因严重而广泛的牙体龋坏，无法通过治疗和修复的方法而保留的牙。

2. 根尖周病 根尖病变严重，通过根管治疗甚至根尖切除无法消除病变，仍症状明显者。

3. 牙周病 牙周病变导致牙槽骨吸收严重，牙明显松动，经牙周治疗症状仍明显者。

4. 阻生牙 经常引起冠周炎或与邻牙之间经常食物嵌塞，易导致邻牙龋坏的阻生牙；由于压迫神经而出现临床症状的低位阻生牙；或因其萌出可导致其他牙错位的阻生牙。至于无症状的阻生牙则应视情况而定。

5. 损伤 因外伤导致牙折断至龈下或根折，不能用其他方法治疗或保留者；骨折线上的牙，只要不影响骨折的复位、固定和愈合，应尽量保留，否则应予拔除。

6. 错位牙 影响咀嚼功能，引起食物嵌塞，导致软组织创伤，妨碍义齿修复，影响美观又不能用正畸方法复位的错位牙。

7. 额外牙 致使邻牙迟萌，牙根吸收或错位萌出，或导致牙列拥挤影响面容美观者。

8. 病灶牙 经常引起周围组织感染的病源牙；可疑是引起全身其他系统或器官疾病（如风湿性心脏病、细菌性心内膜炎、肾炎、虹膜睫状体炎等）的病灶牙。

9. 治疗需要 由于治疗的需要应当拔除的牙，如正畸、修复、肿瘤治疗、颌骨骨折或牙槽骨骨折累及的牙齿等。

10. 滞留乳牙 影响恒牙正常萌出的滞留乳牙应拔除；如果乳牙滞留而无明显松动，相应的恒牙缺失，则应保留。

二、禁忌证

虽然医学的进步和发展会使拔牙手术更为安全地进行，使原先不能拔牙的病人，在经过各科室的协同治疗和术前、术中及术后的适当处理后，能进行拔牙治疗。但仍须根据患者的具体情况，权衡利弊，再决定能否拔牙。

1. 高血压 一般成人如血压≥140/90mmHg时，应视为高血压。此类病人多伴有动脉硬化，可并发心脏、脑、肾及眼底等多脏器的病变。平时病人可有头痛、头晕和相关脏器病变的症状和体征。当拔牙时，高血压病人可因恐惧和疼痛而血压骤升，导致眼底出血甚至脑出血而危及生命，也可因血压高致术后拔牙创出血不止。所以，给高血压病人拔牙时应谨慎，当血压≥180/100mmHg时应暂缓拔牙，先行内科治疗控制血压。

为使高血压病人拔牙手术顺利进行，避免并发症的发生，可以采取：①拔牙前可给镇静剂；②选择一天中血压较低的时段进行手术；③麻药中勿加血管收缩剂（如肾上腺素）；④保证良好的麻醉效果；⑤选择有经验、手术操作熟练且病人信赖的医生进行手术。

2. 心脏病 常见的心脏病有：冠状动脉粥样硬化性心脏病、风湿性心脏病、先天性心脏病、高血压性心脏病。常见的临床表现有：心慌、气短、胸前区疼痛，活动后加剧等，听诊可有心脏杂音，心电图和超声心动检查可有异常。心功能衰竭的病人可出现呼吸困难、发绀、昏厥等；心肌梗死的病人，可突然发病而猝死。所以，对患有此类疾病的病人应谨慎拔牙，尤其是对半年内患过心肌梗死的病人应禁止拔牙。对于心脏功能尚好的心脏病患者，则应在内科医生的相应治疗或监护下进行拔牙。

3. **血液病**　血液病患者由于血液系统的病理改变，导致其凝血功能障碍和抗感染能力减低甚至丧失。此类病人在拔牙后可出现严重的出血不止和难以控制的感染，甚至危及生命。常见的血液病有白血病、血友病、再生障碍性贫血、血小板减少性紫癜等。平时可有皮肤、黏膜及牙龈的自发性出血，或轻微受损后即出血不止，关节肿痛，重者出现血尿、便血、高热等，血液检查异常。有上述表现者应请相关科室会诊，以确定能否拔牙。急性白血病患者应禁止拔牙。血液病患者必须拔牙时，应请相关科室医生给予必要的治疗，并在拔牙手术前、后给予止血药物和抗生素预防感染。

4. **肝病**　常见的有急性肝炎、慢性肝炎和肝硬化。由于肝功能的损伤使肝脏不能利用维生素 K 合成有关凝血因子，同时缺乏凝血酶原和纤维蛋白。此时拔牙易出现拔牙后出血不止，尤其是急性肝炎应禁止拔牙。非急性期必须拔牙时，应请相关科室给予治疗，待凝血时间正常后再进行手术，并配合使用止血药物。

5. **糖尿病**　糖尿病患者的抗感染能力低下，易使拔牙创口感染甚至不愈合，加重原有的疾病。故拔牙前应仔细询问病史，控制血糖在 8.88mmol/L 以下再行手术。术前、术后应用足量有效的抗菌药物，防止感染的发生。糖尿病常见的表现有"三多一少"，即多饮、多食、多尿和日渐消瘦，化验检查血糖和尿糖高于正常。

6. **肾病**　多数肾病患者为慢性肾炎，常见的症状有眼睑和下肢浮肿，尿液检查不正常，重者可有血尿、高血压、贫血甚至尿毒症。拔牙后可因短暂的菌血症而加重原有肾病，或引起急性发作。在急性期和肾衰竭时禁止拔牙，慢性期必须拔牙时，应术前、术后使用抗生素，避免感染的发生。

7. **甲状腺功能亢进**　为一种内分泌性疾病。常见表现有突眼、易怒、多汗、手震颤、甲状腺肿大及基础代谢率增高。感染和手术可引起"甲状腺危象"，致患者迅速衰竭死亡。此类病人应尽量避免拔牙。必须拔牙时，应在内科医生的治疗下，控制基础代谢率在正常范围，术中不用肾上腺素，尽量减少病人恐惧感。手术前后注意抗感染，防止甲状腺危象的发生。

8. **月经、妊娠期**　为女性病人的特殊生理时期。月经期拔牙可引起代偿性出血，如果无特殊情况应暂缓拔牙。妊娠早期拔牙易发生流产，而妊娠晚期拔牙则易造成早产，所以孕妇尽量避免拔牙。必须拔牙时，应选在妊娠第 4～6 个月期间，或在妇产科医生的指导下，由病人信赖且技术熟练的医生予以手术，并制定好预防措施。

9. **恶性肿瘤**　恶性肿瘤区域内的牙在短期内日渐松动，并常常先于肿瘤被发现，易被误诊为牙周病而将牙拔除。拔牙后创口不能愈合，肿瘤可由此向周围扩散，或沿血行向远处转移，不仅给治疗增加了困难，还可能因此失去治疗的时机。故对短期内快速发展的多个相邻牙的松动，应提高警惕，进行必要的检查，如拍 X 线片等。一旦确诊，禁止单纯拔牙，应在肿瘤手术时与肿瘤一块切除。恶性肿瘤放射治疗期间和放射后短期时间内，放疗术野内禁止拔牙，以防止发生难以治疗的放射性骨髓炎。

10. 急性炎症期　应根据患者的全身情况和局部炎症的轻重、患牙所在的部位、拔牙手术的难易程度、术者的熟练程度等因素进行综合分析，权衡利弊来决定急性炎症期是否进行拔牙。如病人全身情况良好，炎症范围局限的上颌松动病牙，手术简单、创伤小，拔牙较容易，可急性期拔除，由拔牙创建立良好的引流，利于炎症的消退和缩短疗程。反之，则应待炎症消退后再行拔牙。

拔牙的禁忌证是相对的，临床上病人的情况也是复杂而多样的，此处不能面面俱到，医生应当对具体的病人作具体地分析，酌情决定。

三、拔牙器械

拔牙手术需要借助各种拔牙器械方能顺利完成。常用的拔牙器械有：牙钳、牙挺、牙龈分离器、刮匙等。除此之外，常用的辅助器械有：骨凿、骨锤、手术刀、手术剪、骨膜分离器、高速牙钻等。

（一）牙钳

牙钳是拔牙最常见、最基本的器械。由钳喙、关节、钳柄三部分组成。钳喙的内面根据牙表面的弧度不同而制成相应的凹面，以利于稳固地夹持牙齿，钳柄为手持部分（图 10 −1）。

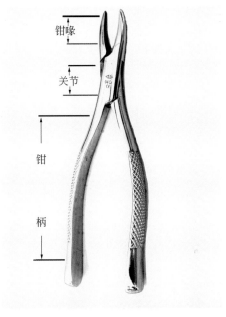

图 10 − 1　牙钳的构造

根据牙钳的形态和用途，将牙钳分为上颌牙钳和下颌牙钳两大类：

1. 上颌牙钳　上颌牙钳是直的或 S 形的。直钳可用来拔除前牙和前磨牙。后牙牙钳构造的规律为越是后方的牙钳，其钳喙越短，以适应口角的阻挡和张口时𬌗间隙由前向后逐渐变小的解剖结构。选钳时应注意与所拔牙齿相对应。第一、二磨牙钳是左右成对的，钳喙的一侧中间向内突起，拔牙时正好卡在颊侧根分叉之间。钳喙细而长的牙钳为根钳。值得注意的是同样结构的牙钳，也有不同的型号，应根据所拔牙的形态选择钳喙合适的牙钳，以保证拔牙的顺利进行。

2. 下颌牙钳　下颌牙钳的钳喙与钳柄近于直角弯曲，呈 L 形。用于前牙的钳喙长而窄，用于磨牙的钳喙短而宽，其钳喙的两个内侧面均有一尖突，利于卡在颊、舌侧两根分叉间。智齿牙钳喙更短，由于融合根较多，喙内侧没有间突。根钳喙长而窄，可顺利进入牙槽窝夹持残根。牛角钳的钳喙较特殊，形似牛角，主要用于残冠的拔除，其钳喙可以牢固地卡在根分叉处，将牙拔除或将根分开，辅助拔牙（图 10 - 2）。

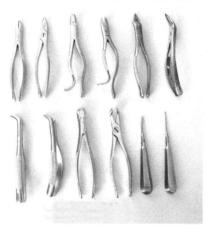

图 10 - 2　各类牙钳

（二）牙挺

泛指拔牙手术中常用的一种辅助器械，由挺刃、挺杆、挺柄三部分组成。根据其形状及用途将牙挺分为以下几类（图 10 - 3）：

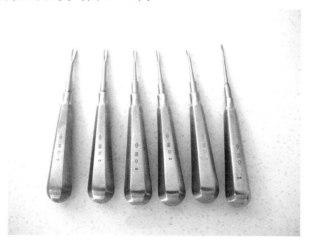

图 10 - 3　各类牙挺

1. 牙挺　这里所指的牙挺较上面广义的牙挺更加具体，主要指用来挺松牙齿或较大牙根的牙挺。挺刃多数为直的，用于后牙的稍有弯曲。挺刃的宽度不一，宽的用于磨牙，窄的用于前牙或牙根。挺刃的内侧面内凹，其横断面呈弯月形。

2. 根尖挺　是用于挺松断于牙槽窝内残余牙根的一种牙挺。挺刃尖细锐利，内侧面较平。挺杆有直的和弯曲的两种，相反弯曲的根尖挺为一对，根据所需来选用其一。

3. 特殊挺　常用的有三角挺（挺刃为三角形），也叫丁字挺（挺刃、挺杆及挺柄构成一丁字形），挺刃相反方向的为一对。主要用于多根牙拔除术中，相邻近的一个牙根已拔除，而另一个牙根未拔除时。

（三）辅助器械

主要有手术刀、骨膜剥离子、骨凿、锤子、止血钳、持针器、缝针、缝线、开口器等外科常用器械。用于拔牙时辅助地切开、凿骨、止血、缝合等（图 10 −4）。

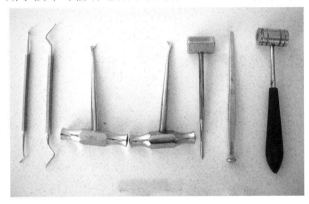

图 10 −4　拔牙辅助器械

四、术前准备

（一）术前检查

准备拔牙前，应仔细核对患者及病历，询问病史，进行必要的全身检查和局部检查。

（二）器械准备

包括麻醉及拔牙所用的器械，应根据手术设计充分估计可能出现的情况及可能用到的器械，尽量术前准备好，以免术中多次取拿耽误时间，或找不到可用器械而影响手术的顺利进行。

（三）患者的体位

适当调整治疗椅高低至适宜的位置。

（四）术前准备

拔牙术前应嘱患者摘下眼镜、义齿等，以免术中滑脱或碰落。简单拔牙手术时，可用1:5000的高锰酸钾液含漱。复杂的手术，应按常规的无菌原则进行黏膜、皮肤消毒，铺无菌巾。

第二节 牙拔除术的基本步骤和方法

一、一般牙拔除术的基本步骤

1. 分离牙龈 用牙龈分离器分离牙龈，在拔除上、下颌第三磨牙时，尤其应注意将其远中龈彻底分离，以免在牙脱位时撕裂牙龈导致术后创口出血。

2. 挺松患牙 对坚固不松动的牙、死髓牙、冠部有大的充填物或牙冠破坏较大时，应先用牙挺将牙挺松至一定程度，然后换用牙钳。

3. 置放牙钳 将牙钳的钳喙张开。分别从牙的颊舌侧插入已分离的牙龈间隙内，将钳喙沿牙体长轴向根方推压到其根颈部后，握紧钳柄。置放牙钳时应注意：①再次核对牙位；②切勿夹住牙龈；③确定未侵及邻牙；④选对牙钳，钳喙应与所拔牙长轴方向一致。

4. 拔牙 拔牙术是通过扩大牙槽窝和撕断牙周膜纤维，破坏牙与牙槽骨质的正常连接，使牙从牙槽窝中顺利地脱位。术者应根据牙槽骨的解剖特点和所拔牙的病损程度，在术中灵活地施力逐渐扩大牙槽窝，最后使牙循阻力小的方向脱位。

根据使牙脱位运动中用力的方向，可分为：

（1）摇动力 术者紧握牙钳，循所拔牙的唇（颊）舌（腭）侧方向缓慢、反复施力，摇动牙。摇动应先向牙槽骨壁薄、弹性大、阻力小的一侧进行，摇动力应随牙松动幅度的增加而加大，直至牙在牙槽窝内完全松动。

（2）旋转力 术者紧握牙钳循牙体的纵轴作左右方向旋动，旋动的幅度应由小到大，使牙在逐渐撕断牙周膜纤维并扩大牙槽窝后松动。适用拔除圆锥形的单根牙，不能用于多根牙及扁形根或根端弯曲的单根牙。

（3）牵引力 是在施摇动、旋动力使牙松动之后，使牙脱出牙槽窝的力量。开始时应结合摇动或旋动力，并循阻力小和牙根弯曲的弧度方向，将牙牵引脱位；对多根牙更须注意循诸根共同的最小阻力方向牵引，防止断根。

在脱位运动中所使用力的原则，应该是缓慢、反复、渐进的力量，切忌过急和用暴力。术者主要运用腕部及前臂的力量；有时，需要术者腰部以上躯干的力量来支持和控制好手臂的运动幅度。

5. 拔除牙后的检查与处理 在牙被拔除后，应搔刮牙槽窝，清除创口内的牙碎片、骨屑、牙石及炎性肉芽组织等，使新鲜血液充盈，以免引起术后出血、疼痛、感染和影响创口的正常愈合。但在急性炎症期拔牙时，则不宜过分搔刮牙槽窝。

在拔牙过程中由于牙槽窝骨壁扩大变形，术后应用手指垫以敷料挤压颊舌侧牙槽窝骨壁，使其复位并缩小牙槽窝。牙槽骨骨折未与骨膜分离者，要尽量保留，并将其复位，如与骨膜完全分离的骨折片，应予以摘除。创口内过高的骨尖、骨嵴、牙根间隔或牙槽间隔，应及时修整。对有化脓性根尖周感染的创口应以生理盐水冲洗，并置碘仿纱条引流。对龈缘游离或牙龈撕裂，同时拔除多个相邻牙者，应缝合牙龈，以防术后出血。如术中出血较多者，牙槽窝内可放置明胶海绵等止血剂后，再将牙龈缝合。

经上述处理后，清除口腔内积血或血凝块，创口表面置消毒敷料，嘱患者咬住压迫止血。如有出血倾向者，术后应观察30分钟以上，复查出血停止后再让患者离去。

6. 术后医嘱

（1）压迫止血的敷料于30分钟后吐出，2小时后可进温、软的食物，当日不用手术侧咀嚼。

（2）术后当日不要反复吐唾液和吮吸创口，不要用手指或舌尖触舔创口，亦不宜反复漱口或刷牙。次日可刷牙，但勿伤及创口。

（3）手术后24小时内，唾液内有少量血丝或唾液呈淡红色属正常现象；如出血较多，应及时就诊。术后当日适当休息，不宜剧烈运动。

（4）对手术损伤大、操作时间较长或炎症期拔牙，以及全身抵抗力较差者，可酌情给予抗菌、镇痛及止血药物，必要时，可予以输液等。

（5）留置的引流条在术后24～48小时撤除或更换。创口的缝线，术后5～7天拆线。

（6）（除智慧齿与多生牙外）一般成人拔牙3个月后应到口腔科修复缺失牙。

二、牙拔除术的基本方法

拔牙时要使牙脱位，必须使牙周膜断裂，牙与牙槽骨分离。除此之外，还得使牙槽窝口的口径大于牙的最大周径。否则，牙难以脱位。应根据各种不同的情况，酌情使用下列方法。

（一）钳拔法

指利用各种不同的牙钳拔除完整的牙或较大的残冠、残根的方法。使用牙钳拔牙常用的方法步骤是：

1. 安放牙钳　首先根据所拔牙冠、牙根的大小、形态选择钳喙合适的牙钳，钳喙要紧贴牙冠的颊（唇）、舌（腭）侧，尽量向根方推进，注意勿置于牙龈之外，尤其是下颌磨牙钳因其钳喙中间有突起易伤牙龈，更应注意。残冠、牙根外露较少者，可先利用增隙办法增加外露的部分，以便牙钳夹持。安放牙钳时，应使钳喙的长轴与牙长轴相一致，以免偏斜误夹邻牙。牛角钳应将钳喙的尖端插入下颌磨牙的根分叉下用力夹紧。错位牙、扭转牙应根据情况安放牙钳。

2. 摇动牙齿　所有正常位置的牙用钳夹紧后，都可使用颊（唇）、舌（腭）面的摇动力。根据牙的解剖，先向阻力小（即牙槽骨壁薄、质疏松）的一侧用力摇动，再向另一侧摇动，然后逐渐加大摇动的力量和幅度。通过摇动、离断牙周膜和扩大牙槽窝，使牙完全松动。有的牙解剖位置不正常，则应根据摇动时的感觉，向哪一侧摇得动，就先向哪一侧摇动。禁止用力过猛或摇动的幅度过大，造成牙折断。上颌第一磨牙颊侧有颧牙槽嵴，下颌第二、三磨牙颊侧有外斜线，阻力较大；上颌尖牙、下颌中切牙的唇侧骨板较薄，摇晃时要注意，以免牙折断或骨板折裂；下颌前牙排列较紧，摇时应注意邻牙的情况。错位牙的拔除，如其颊（唇）、舌（腭）侧有牙阻挡，则应根据情况酌情而定。

3. 旋转牙齿　主要是利用旋转的力量撕断牙周膜，较摇动省力而效果好。但只能用于圆锥形且为单根的牙，或单个圆锥形牙残根（图 10 - 5）。如上颌中切牙，上颌尖牙，下颌尖牙或根，上颌磨牙的腭侧或颊侧根。旋转的方法是：绕牙根纵轴的方向反复左右旋转，幅度由小到大，直至牙或根松动，但应避免旋转幅度过大而伤及邻牙。多根牙禁止使用旋转力，扁根牙不用或慎用旋转力，以免牙根折断。

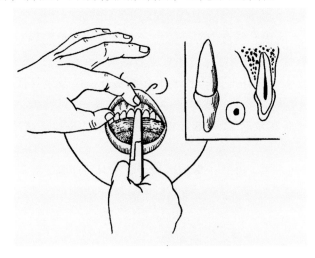

图 10 - 5　上颌切牙拔除术

4. 牵引脱位　将经过上述方法和步骤后已松动的牙取出牙槽窝，要向阻力小侧，或顺牙根弯曲的方向，缓慢、适当弧线牵引。严禁在牙还未松动时直接用牵引，避免向对𬌗牙方向用力牵引。否则，会因牙脱位时，牙钳夹持牙突然失去阻力而碰伤对𬌗牙。用牙钳拔牙有困难时，可先用其他方法予以辅助处理，再用牙钳拔除。下颌近中倾斜的牙，可用相应的上颌牙钳反向握持代替下颌牙钳进行拔牙。

（二）挺除法

牙挺施力主要是杠杆、楔和轮轴原理，较牙钳更为省力，常用于各种用牙钳难以拔除的牙或牙根。根据用力的方式、方法不一，又将其分为以下几种方法：

1. 挺法　主要用于较牢固的牙和牙钳无法夹持的残冠、残根、错位牙，也用于多根牙中的一个牙根已脱位，而另一牙根未取出时。前者主要用牙挺，后者用三角挺。挺牙或根时，将牙挺的挺刃置于牙根颊侧的近中与齿槽嵴之间，挺刃的凹面朝向牙的根面，凸面朝向齿槽嵴。挺杆与牙的颊面近于垂直，挺柄稍上抬。施力时，以牙槽嵴为支点，挺刃位于根方的边缘施力于牙根上，用力使卡于根方的挺刃边缘向殆向转动。如果是多根牙的一个根已脱位，取另一根时，选一合适的三角挺插入已取出的牙根的齿槽窝内，挺杆位于其颊侧，将挺刃的凹面对向齿槽间隔，以齿槽窝骨壁的另一侧为支点，使卡于齿槽间隔的挺刃向齿槽窝口转动，连同齿槽间隔和牙根一同挺出。

2. 推法　主要用于较牢固且远中有间的牙。其置挺的位置和方法相同，只有用力旋转牙挺的方向与挺法相反。以牙槽嵴为支点，挺刃位于冠方的边缘施力于牙上，用力使卡于冠方的挺刃边缘向远中向转动，牙受力后向远中脱位。故远中没有空隙时不能使用，以免拔牙术中损伤远中邻牙。

3. 楔法　主要用于较稳定的单根牙、龋病破坏所致的残根和拔牙过程中断于齿槽窝内的断根。此时拔牙或残根时，主要用牙挺进行楔法。操作方法是：选择挺刃宽度、弧度合适的牙挺，将挺刃置于牙周任一位置的牙周膜处，挺刃的凹面对着牙根面，挺杆的轴面与牙长轴相一致，一边向根方楔入一边轻轻转动牙挺，当牙挺插入之后，牙由于受牙挺的楔力便会脱出。断面低于牙槽嵴的断根，可用根尖挺，置挺的位置和操作的方法和牙挺一样。但无论是用牙挺还是用根尖挺，均应注意：应将挺刃置于牙根与齿槽之间的牙周膜处，切勿将挺刃置于牙根面上，以免用力时将牙根推向根方深处的间隙内。

4. 撬法　主要用于向一侧倾倒且另一侧有空间的牙或牙根、断面为一斜面的断根，前者主要用牙挺或三角挺，后者用根尖挺。如果为一倾斜的牙或牙根，将牙挺或三角挺置于倾倒侧的根与齿槽嵴之间，挺刃的凹面对着根面，以齿槽嵴为支点，用撬力使牙或牙根反向倾倒脱位。由于使用的力是杠杆原理，其所产生的力远较手上所用的力大，应仔细感觉和观察，防止撬断牙或发生骨折。如果是断根，可用根尖挺置于断面高的一侧根与齿槽骨之间的根周间隙内，挺刃的平面对着根面，以齿槽骨为支点用撬力，使牙根松动，或结合楔力使牙根脱位。

综上所述，使用牙挺拔牙时，应根据不同的情况具体分析，酌情使用各种牙挺和手法，有时是几种手法配合交替使用，如撬法和楔法、挺法和推法，应在使用中随时感觉阻力随时调整，以便用最短的时间使牙脱位。

（三）增隙法

利用增隙凿或圆骨凿或涡轮钻，在牙或根周牙槽骨的适当位置，通过挤压齿槽骨或去除部分齿槽骨来形成一定间隙，以便于牙钳夹持或牙挺插入，或利于用牙钳、牙挺施力时牙的倾倒脱位。拔除牙根使用凿增隙时，注意勿将凿刃置于牙根上，还应注意敲锤时力量不要过大，以防根受力被挤压进入深处。涡轮钻去骨与凿相比，震动小，但钻时产生骨屑，或因喷水、吸唾等会增加手术的繁琐。

（四）分牙法

主要用于阻生牙，有邻牙阻挡的错位牙，根分叉过大、异向弯曲的多根牙或无法用牙钳夹持的多根残冠、残根等。分牙法可以将牙或牙根化整为零，分别取出，在较短的时间内除去牙脱位的阻力，较用去骨的方法来消除牙或根脱位的阻力，损伤小是显而易见的，但分牙的设计和操作有一定的难度，应认真学习，掌握其要领。分牙或分根常用的器械有骨凿（平凿）、高速牙钻，按设想分牙线将牙分开。此外，分牙用骨凿时，敲击的力量较增隙要大，速度要快，锤子与凿的接触时间要短。如果牙已松动，用骨凿分牙易失败，融合根的牙有被冲入间隙的危险，应予注意，可改用高速牙钻分牙。但使用高速牙钻分牙一般术后反应会比较大，应适当给予抗生素预防感染。分根除上述器械外，还可用牛角钳、牙挺等。下颌磨牙可用牛角钳的钳喙置于颊、舌根分叉处，用力夹紧，可将两根分开；也可用宽一点的牙挺的挺刃插入牙根的分叉之间，用力左右旋转，牙根便可分开。

（五）翻瓣去骨法

主要用于上述方法不能拔除的牙或牙根，如埋伏牙、阻生牙、断根等。方法和步骤如下（图10-6）：

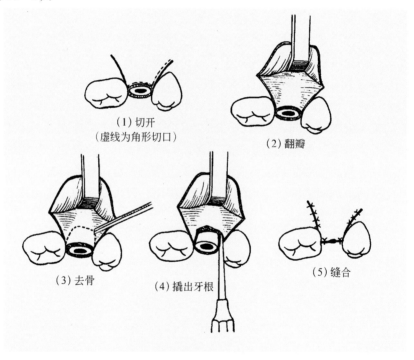

图10-6 翻瓣去骨牙根拔除术

1. 切开 应切透黏骨膜全层，常用角形、弧形或梯形切口。应遵循的原则是：①切口的边缘应在去骨边缘外2~3mm，以便切口缝合后创口有骨组织支持，有利于愈合；②沿切口翻开的组织瓣，其蒂部要宽于游离缘，以保证血液供应；③切口勿至翼颌韧带内侧或超过前庭沟，以免术后组织水肿和出血。

2. 翻瓣 用骨膜剥离器，沿骨与黏骨膜之间，从切口边缘或角部开始，逐步向组织瓣蒂部剥离，要仔细操作，避免组织瓣撕裂，在颏孔区勿损伤颏神经。

3. 去骨 用骨凿或高速牙钻尽可能少地去除部分骨组织，以能插入牙挺或放置牙钳可使牙脱位为度，或通过分牙将牙取出即可。骨组织去除越少，术后反应越小，愈合越快。

4. 拔牙　利用前面所提到的各种拔牙方法，将牙拔除。

5. 缝合　缝合前，用生理盐水冲洗拔牙创，以清除拔牙创内的异物，搔刮使牙槽窝内充盈鲜血，修整组织瓣，对齐缝合，一周左右拆线。

第三节　阻生牙拔除术

由于邻牙、骨或软组织的阻碍而不能萌出至正常位置的牙称为阻生牙，其中完全不能萌出者称为埋伏牙。常见的阻生牙为下颌第三磨牙、上颌第三磨牙和尖牙。这里只介绍下颌第三磨牙拔除术。

一、临床分类

阻生牙分类的方法有多种，临床上的诊断常同时包含多种分类，以更准确、全面地涵盖阻生牙的情况，据此进一步制定治疗措施。常用的分类有：

（一）按阻生牙的轴向变化进行分类（图 10 -7）

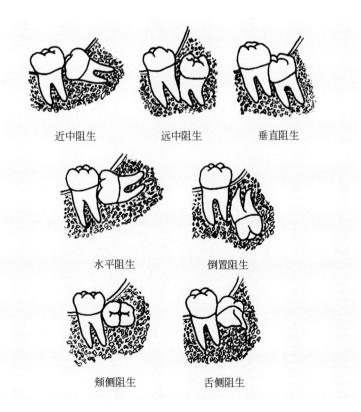

近中阻生　　　远中阻生　　　垂直阻生

水平阻生　　　倒置阻生

颊侧阻生　　　舌侧阻生

图 10 -7　下颌第三磨牙阻生类型

近中阻生：阻生牙的牙轴近中转位。

远中阻生：阻生牙的牙轴远中转位。

垂直阻生：阻生牙的牙轴为垂直向（与正常时同向）。

水平阻生：阻生牙的牙轴横向转位 90° 为水平向。

倒置阻生：阻生牙的牙轴 180° 转位（与正常时反向）。

颊侧阻生：阻生牙的牙轴颊侧转位或颊侧错位阻生。

舌侧阻生：阻生牙的牙轴舌侧转位或舌侧错位阻生。

（二）按阻生牙所在的位置水平与正常第二磨牙位置水平的关系进行分类

高位阻生：阻生牙最高位置水平相当于或高于第二磨牙𬌗平面。

中位阻生：阻生牙最高位置水平低于第二磨牙𬌗平面，但高于第二磨牙的牙颈部。

低位阻生：阻生牙最高位置水平低于第二磨牙的牙颈部。

（三）按阻生牙与第二磨牙远中至下颌升支前缘的距离大小进行分类

Ⅰ类阻生：第二磨牙远中至下颌升支前缘之间的距离可以容纳下阻生牙冠的近远中径。

Ⅱ类阻生：第二磨牙远中至下颌升支前缘之间有一定的距离，但不能容纳下阻生牙的近远中径。

Ⅲ类阻生：第二磨牙远中至下颌升支前缘之间没有间隙，阻生牙的大部分或全部位于下颌升支内。

其他分类有软组织阻生、骨组织阻生、埋伏阻生等。

二、拔除适应证

1. 经常引起冠周炎的阻生牙，应在炎症消除后，将其拔除。如仅为软组织阻生Ⅰ类垂直向高位阻生牙，或虽为Ⅰ类垂直中、低位阻生牙，但正值萌出期，估计有可能萌出至正常位置者，可予以保留，行龈瓣切除术。

2. 已经龋坏或第二磨牙间食物嵌塞较严重且无对𬌗牙的阻生牙，应予拔除。近中低位阻生的智齿，常卡于第二磨牙的远中牙颈部，易引起第二磨牙远中牙骨质吸收或因食物嵌塞致第二磨牙远中发生龋坏，可预防性拔除。但第二磨牙已因牙病无法治疗和保留时，如果阻生牙有可能萌至第二磨牙处或可以作为基牙进行修复时则应保留。

3. 低位阻生牙如压迫下牙槽神经引起疼痛，埋伏阻生牙引起颌骨囊肿或疑为病灶牙，均应予以拔除。

4. 阻生牙的存在或萌出运动可导致牙列错𬌗畸形，影响牙齿美容和功能或导致颞下颌关节功能紊乱，因治疗的需要可将阻生牙拔除。

三、术前准备

阻生牙的拔除手术，较一般牙拔除手术复杂，常常需要翻瓣去骨，损伤大，术后反应重。因此，应仔细准备。

1. 术前检查 对病人进行必要的全身检查，当前的全身状况应良好，能够耐受手术。

（1）对阻生牙局部进行仔细的检查，如阻生牙的阻生类型，周围软组织、骨组织的覆盖情况，阻生牙有无龋坏，发育沟是否明显，牙冠周围有无感染。

（2）颌面部有无感染，张口有无受限，下唇有无麻木。

（3）第二磨牙的远中有无龋坏，牙有无松动，远中牙槽嵴有无吸收。

（4）拍X线片，了解阻生牙的位置及脱位阻力所在、与下颌神经管的关系、周围骨质结构情况。

2. 拔牙阻力分析

（1）软组织阻力　阻生牙的牙冠最大周径已萌出牙槽骨，根部无阻力，只有软组织覆盖于牙冠之上，阻碍其脱位。常见的为高位、中位垂直阻生牙，或高位舌侧阻生牙。此类阻生牙脱位的阻力主要是其上面覆盖的牙龈组织，解除阻力的方法需按合理的设计切口、翻瓣暴露至牙冠的最大周径处即可。

（2）邻牙阻力　阻生牙由于相邻的第二磨牙牙冠的远中阻碍而无法脱位。常见的为高、中位近中阻生或低位垂直阻生的智齿。前者的近中边缘嵴在第二磨牙的远中牙颈部或根部，远中牙颈为骨组织覆盖，由阻生牙的近中边缘嵴至远中牙颈所形成的矩形牙冠的对角线，明显大于第二磨牙远中至阻生牙远中牙槽嵴的距离。后者由于低位，一般远中都有骨组织覆盖，阻生牙最大周径在第二磨牙最大周径的下方。解除阻力可用分牙的方法减小阻生牙的周径，或用去骨的方法增加牙槽窝的口径。

（3）骨组织阻力　阻生牙的牙冠部分由于骨阻力而不能脱位。阻力因阻生牙的类型不同而变化。常见于Ⅱ、Ⅲ类的阻生牙，远中或颊侧阻生牙，低位阻生牙。解除这类阻生牙的阻力，应根据具体情况进行设计，但多数需不同程度地去除骨组织，方能使牙脱位。根部骨阻力：阻生牙的位置或根部解剖形态致使骨组织阻碍其脱位。除垂直位的阻生牙外，其他位置的阻生牙根部都不同程度地存在骨阻力。尤其是较长的根、根分叉过大、多根、肥大根、根向近中弯曲或两根对向弯曲的阻生牙，根部的骨阻力更大。解除此类阻生牙的脱位阻力，往往需要去骨、分牙和分根结合进行。

知识链接

根据上述检查，分析了解与拔牙手术相关的情况，结合临床进行拔牙阻力的分析，制定拔牙最佳方案。要充分估计手术的难度和术中、术后可能出现的情况，向病人进行必要的交代，以取得病人的理解和配合。根据拔牙方案准备需要的手术器械，进行严格的灭菌消毒，术区皮肤、黏膜应当按手术原则进行消毒，避免和减少感染的发生。

四、阻生牙拔除

根据阻力分析设计拔牙方案，采用前述的拔牙方法拔除患牙。剥离时要用力均匀，有支点，防止滑脱撕裂黏骨膜瓣，直至所需的视野全部暴露清楚。剥离至蒂部仍不能暴露清楚的，可采用切开翻瓣、去骨、劈开等方法（图10-8）。

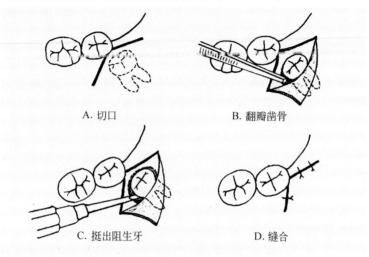

A. 切口　　　　　　　　　B. 翻瓣凿骨

C. 挺出阻生牙　　　　　　D. 缝合

图10-8　下颌阻生第三磨牙拔除术

第四节　牙拔除术的并发症及其防治

拔牙并发症并非罕见，有些并发症是由于技术原因所致，应努力避免；有些并发症是非技术原因所致，应术前仔细检查，针对存在并发症的潜在因素，制定相应的措施，减少并发症的发生。一旦发生并发症，会使手术难度增加和损伤加重，进一步影响创口的愈合，所以防重于治。

一、术中并发症

（一）牙及牙根折断

是最常见的拔牙术中并发症。常见的原因有：①技术因素。选用牙钳不合适，致使钳喙与牙冠呈点状接触，钳夹时受力不均而碎裂；用牙钳摇动力量和幅度过大或多根牙、扁根牙用了旋转力；用牙挺时用力不当。②非技术因素。残冠或残根、充填过的死髓牙，因牙体较脆或牙体组织较薄，不能承受钳夹力和挺力，发生碎裂；牙根分叉过大、弯曲、肥大或根与骨组织粘连等。

预防及处理：拔牙时，首先选择合适的牙钳和牙挺，安放部位要正确，注意手法和力量的合理使用；在拔牙的过程中，应随时感觉阻力的存在与变化，并据此调整，避免使用暴力。残冠或残根应先增隙将支点移向根方以减少阻力。也可术前拍X线片，了解牙根的解剖形态，做到心中有数。必要时先行分牙，再分别取出。一旦发生牙或牙根折断，应立即取出，对于小于5mm的无炎症断根，根据情况可以不取。

（二）软组织损伤

最常见的是牙龈损伤。原因有：分离牙龈时，牙龈分离器或镊子、探针从牙龈缘滑脱；牙龈分离不彻底时，牵引牙脱位时将未分离处牙龈撕裂带下；插入挺或用力时，挺刃划伤牙龈；用牙钳夹持牙时，钳喙置于牙龈的外侧，尤其是下颌磨牙钳的钳喙中间有突尖，更易损伤牙龈。除此之外，有时牙挺滑脱，可刺伤上颌的上腭软组织、舌及口底软组织；还可因麻醉后，下唇被牙钳或镊子误夹损伤；用牙钻分牙时，如保护不好或病人舌体活动而损伤舌根边缘等。

预防及处理：尽可能用牙龈分离器分离牙龈，因其较深针钝，不易划伤牙龈。分离牙龈时，应寻找支点。用牙钳时，一般先置放不易看到的一侧，再放置易看到的一侧，要紧贴牙冠的表面向根方推压，用力前再仔细查看一下钳喙是否钳夹了牙龈组织，钳柄是否夹了下唇组织等。用牙挺时，持挺的手要有支点，防止牙挺滑脱，另一只手要进行保护。用牙钻时，应事先叮嘱病人注意事项及如何配合，钻牙时要注意保护舌及颊部软组织。如果已经发生损伤，轻者可用碘甘油涂擦，出血不止者，应缝合创口，并给予抗菌药物。

（三）邻牙或对𬌗牙损伤

邻牙损伤较对𬌗损伤更多见，但如果术中注意多数可以避免。邻牙损伤的常见原因是：所选钳喙过宽，摇动时连邻牙同时摇动；钳喙的长轴与牙冠的纵轴不一致，钳夹时夹住邻牙；牙列过于拥挤，摇动时使邻牙受力；旋转牙齿时，旋转的角度过大，使邻牙受力；用挺时，将牙挺置于牙与牙之间，同时缺乏左手的保护，对错位牙、阻生牙有阻力的邻牙易受损伤；更有甚者将牙钳置于邻牙上，导致误拔。对𬌗牙损伤多见于拔下前牙，往往由于在牙尚未松动的情况下牵引力过大，牙突然脱位而击伤上前牙，或者牙钳滑脱击伤对𬌗牙。

预防及处理：注意选择合适的牙钳，置放牙钳时，使钳喙的长轴与牙冠的纵轴相一致。用力前再次核对牙位，尤其是正畸拔牙时，两个前磨牙形态相似，更应注意。摇动或旋转牙的时候，注意邻牙有无动度，不可旋转的角度过大。挺牙或推牙时，应注意左手的保护。拥挤的牙列，尽量用牙挺的楔力拔除，少用牙钳的摇动或旋转力，必要时，可用分牙法先将有阻力的牙冠去除，再取牙根。有邻牙阻力的阻生牙，一定先消除阻力。用牙钳拔牙时，应待牙松动后，稍向颊（唇）、舌（腭）弧形牵引，并将牙夹紧，防止牙钳滑脱。对于已造成损伤的牙，轻者嘱病人进软食，适当调低咬合；牙已松动者，应予以结扎固定。误拔的牙应立即进行牙再植术（见牙再植术）。

（四）骨组织损伤

常见于骨组织结构较薄或疏松处。如尖牙拔除时，摇动力过大可造成其唇侧骨板骨折，或在唇侧插牙挺也可致此处骨板骨折。下颌第三磨牙的舌侧骨板较薄，尤其是舌侧阻生的第三磨牙更薄，从舌侧插挺或向舌侧推出时，易致此处的骨板发生小块折裂。上颌第三磨牙拔除时，如果牙根过长，远中骨组织较少或推力过猛过大时，均可造成上颌结节的折断。低位阻生的下颌智齿，用撬力过大或分牙时，可在牙槽窝底与下颌管之间或下颌角部发生骨折。下颌磨牙使用三角挺时，如牙槽窝过低或有牙骨质粘连的，也曾有发生下颌骨骨折，但较少见。

预防及处理：骨结构薄弱处，用力要轻柔并尽量不在骨结构薄弱处插挺。低位阻生牙分牙可用牙钻，用牙挺撬牙或使用三角挺取根时，要仔细感觉手上的阻力，如阻力过大，切勿野蛮用力，以防发生骨折。发生骨折后，如小的骨折片与骨膜相连，可将其复位；如小的骨折片与骨膜已分离，应将其摘除；较大范围的骨折，应按骨折的处理原则复位固定。

（五）神经、血管损伤

常见的是下齿槽神经、血管损伤，偶见颏神经、血管损伤。前者多见于低位阻生的第三磨牙，牙根距下齿槽神经管较近，在分牙时，分开的牙根或其下方的牙槽骨断裂刺伤下齿槽神经、血管；使用根尖挺掏根时也可刺伤神经、血管，致术中、术后拔牙创出血不止。牙根下移可压迫神经，致术后下唇麻木。颏神经或血管损伤见于下颌前磨牙根肥大需翻瓣时的操作不慎。

预防及处理：对于低位阻生的第三磨牙，拔牙前应拍 X 线片了解阻生牙的根端情况，其根尖与下齿槽神经管的位置关系及根尖的形态。根尖已近下颌管的阻生牙应避免用骨凿分牙，而代以高速牙钻分牙更安全。用牙挺取根时，切勿将挺刃置于根断面上。在颏孔区手术时，关键是要熟悉颏孔区的解剖结构，分离要轻而适度。一旦发生血管损伤出血，颏孔可进行结扎止血或用骨蜡止血。下齿槽血管损伤应用碘仿纱条填塞牙槽窝止血，单纯的神经损伤可给抗水肿、促进神经恢复的药物，如地塞米松、维生素 B1、维生素 B6、维生素 B12 等。

（六）上颌窦损伤

常见于上颌前磨牙。原因可以是操作不当，如取根时将牙挺或根尖挺置于断根的根面上或用牙挺时楔力过大等；也可由于上颌窦本身的解剖结构所致，如上颌窦底壁过低，与牙根仅一薄层黏膜相隔或很少的骨组织相隔，或根尖已伸入上颌窦内，有根尖炎症或根尖与上颌窦底壁粘连时，拔牙就很容易造成上颌窦底壁穿孔或牙根进入上颌窦。当上颌小的断根在取根时突然不见，应想到有进入上颌窦的可能或滑到上颌窦底壁与骨之间。可让病人闭嘴鼓气或捏鼻鼓气，如果口腔气体经拔牙创从鼻腔冲出或拔牙创处有气体溢出，则说明上颌窦已穿孔。

预防和处理：牙根一旦进入上颌窦，取出相当困难，故应以预防为主。对于外露较少的牙根，可通过增隙的方法，使其外露部分增加，以防由于钳夹不住致牙钳滑脱时将牙根推入上颌窦。用牙挺取根时，应将牙挺或根尖挺的挺刃插于牙周膜的间隙内或稍微斜向牙槽骨；用楔力时应谨慎小心，避免将牙根推向上颌窦。小的断根如无炎症，也可不取。一旦牙根进入了上颌窦，应立即取出，必要时行上颌窦开窗取根术。如为单纯的上颌窦穿孔，轻的可于拔牙创内填塞碘仿纱条待其自愈；大的穿孔应行上颌窦穿孔修补术。

（七）颞下颌关节损伤

有颞下颌关节紊乱病和颞下颌关节脱位，常见于难拔的上下颌后牙拔除术。原因为长时间大张口致提颌肌群疲劳，尤其是下颌牙用锤击时更易发生。原有颞下颌关节病变的可加重。

预防及处理：对于难以脱位的牙，避免盲目重复无效的操作，应仔细分析阻力所在，用简单而有效的方法去除阻力，缩短手术时间。对有习惯性颞下颌关节脱位的病人，应注意不要张口过大和张口时间过长。敲锤时，应用手向上托住下颌骨下缘，保护肌肉免受损伤。一旦发生颞下颌关节脱位或颞下颌关节紊乱病，应及时进行复位和治疗。

（八）牙脱位后进入间隙或滑入咽腔

两种情况均不多见，如若发生，较难处理。前者多见于下颌第三磨牙，其舌侧骨板较薄，分牙或取根用挺不当，可将牙冲入或楔入翼颌间隙；后者多见于上颌第三磨牙，尤其是短的融合根牙。用牙挺时，牙可突然脱位滑入口腔，由于病人头位后仰，易落入咽腔甚至食管，更危险的是掉入呼吸道。

预防及处理：对于下颌第三磨牙，尤其是融合根，分牙时可用高速牙钻或手贴于牙根舌侧压紧，防止牙或牙根脱位后滑入翼颌间隙或更下方的间隙。取断根时，挺刃勿置于根面上，可稍向牙槽骨偏斜一点，然后用撬的力量撬出，尽量避免用楔的力量。拔上颌第三磨牙时，病人体位不要过于后仰，用牙挺时，用力不要过猛且左手要置于牙上给予保护，防止牙脱位时滑脱。一旦发生上述情况，要及时处理。滑入较深的，应X线定位后手术取出，切勿盲目掏取。上颌牙掉入口腔的，立即让病人低头吐出。如已滑入食道，可不予处理，任其自行排出。如果被误吸或滑入呼吸道内者，一旦发生，应立即请有关科室医生处理。

二、术后并发症

（一）拔牙后出血

正常情况下，拔牙后唾液中有少量血丝是正常的，但如拔牙创有明显出血时，则为拔牙后出血。可分为原发性和继发性。原发性出血为拔牙后一直出血不止；继发性出血为拔牙后当时已经止血，而后因其他原因发生出血。

拔牙后出血的常见原因有：①牙龈出血。如分离牙龈时分离器滑脱而撕裂牙龈；牙龈分离不彻底，牙脱位时将部分牙龈撕裂；牙挺划伤或牙钳夹伤牙龈；黏骨膜瓣从骨组织上分离后复位不密贴。②拔牙窝出血。牙槽窝内有残留的肉芽组织；骨组织内小血管破裂；骨折；血凝块脱落；拔牙窝处也偶见有血管瘤。另外全身的因素可同时引起牙龈和牙槽窝出血，如高血压、血液病、肝病、月经期或拔牙局部有急性炎症等。

预防及处理：拔牙前应仔细询问有无易导致术后出血的疾病，有相关疾病必须拔牙时请有关科室会诊，并给予相应的治疗后再拔牙，术前、术后适当给予止血药，必要时输少量新鲜血。月经期应暂缓拔牙。

拔牙术中，要彻底分离牙龈。牙脱位后应仔细搔刮牙槽窝，将肉芽组织去除干净。撕裂或切开的牙龈伤口应缝合，对于拔牙术中已知骨小血管损伤或下齿槽血管损伤出血明显的，为预防术后出血可用碘仿纱条填塞拔牙创，也可将明胶海绵填塞牙槽窝后用塞治剂压于牙槽窝口预防术后出血。当病人因拔牙后出血来就诊时，应及时进行查看。首先应安慰病人消除紧张情绪，尤其是高血压病人，要注意病人的全身情况，如神志、面色，必要时测血压和脉搏。询问并估计大致的出血量，如牙龈出血多为牙龈撕裂、切口缝合不密等，应立即给予缝合。边缘的撕脱伤，无法缝合的，可热凝止血。发现肉芽组织应用刮匙将其搔刮干净，让血凝块充满牙槽窝再用棉卷压迫止血；牙槽骨广泛渗血，可在牙槽窝内置明胶海绵或凝血酶等，上置棉卷压迫止血；牙槽窝内搏动性出血，则应用填塞的方法止血。必要时，可查血常规、出凝血时间、血小板功能等，同时给予止血药物和局部冷敷。高血压者应给降压药，严重的出血可输血治疗。病人应保持半卧或坐位，处理后的病人应观察半小时后再离开。

（二）拔牙后感染

拔牙后感染有拔牙创局部的感染和拔牙创以外部位的感染两种。前者是拔牙创的感染，较多见。后者是经血扩散至远处，如心内膜炎、菌血症或是直接向周围扩散至软组织间隙感染等，较少见。

1. 拔牙创感染 主要有干槽症和牙槽窝慢性炎症。

（1）干槽症 是以拔牙创疼痛和愈合障碍为主要特征的拔牙后并发症，一般在拔牙后 3~4 天开始出现症状，主要是拔牙创剧烈的、持续性疼痛，重者可向耳颞部放射或伴有发热、张口受限和全身不适等。检查可见拔牙创内空虚，骨创表面有灰白色假膜覆盖或有腐败坏死性物质，骨壁探痛明显，拔牙创周围软组织充血，口臭明显，重者可有张口受限，颌下淋巴结肿大、压痛。常见于下颌第三磨牙或其他创伤大的难拔牙。主要是由于拔牙的创伤较大或创口较大、骨致密血运不良、术后护理不当、机体抵抗力下降或骨受创伤后释放活化质等因素，使牙槽窝内的血凝块溶解、破坏、脱落、牙槽窝骨创面失去保护而感染。

预防及处理：首先阻生牙或难拔的牙应选在病人全身情况良好的时候进行，仔细询问病人有无不适，如全身情况不适合拔牙，或术后病人不能适当休息，有重要的高劳动强度的工作要做的，应适当延缓手术，术中注意无菌操作，尽量减少组织尤其是骨组织的创伤。牙脱位后，要仔细清理牙槽窝，用手按压牙槽窝以缩小创口，也可在创口内放入碘仿海绵。术后注意拔牙创的护理。因口腔为有菌环境，创伤大的手术，可适当给予抗生素预防感染。

干槽症的处理原则是清创，隔离，保护骨创面，促进愈合。最简单有效的方法是在局部麻醉下，用刮匙轻轻将牙槽窝内的炎性肉芽组织、不良的坏死残留血凝块清理干净，用蘸有3%过氧化氢液的小棉球擦拭牙槽窝的四周骨壁，再用蘸有生理盐水的小棉球擦拭。牙槽窝口大、纱条易脱者，可拉拢缝合将其固定，嘱病人一周后复诊。碘仿有止痛、消炎和促进肉芽组织生长的作用。一般情况下，治疗后病人疼痛减轻或消失，7~10天牙槽窝基本愈合。如复诊时拔牙创未愈合者，用蘸有3%过氧化氢液和生理盐水的小棉球轻拭后，再填碘仿纱条，直至愈合，但换药时切勿将新生的正常肉芽组织搔刮掉。

（2）牙槽窝慢性炎症　主要是由于牙槽窝内异物、炎症肉芽组织搔刮不干净而引起。表现为创口不适，局部充血明显或有瘀血、水肿，牙槽窝内是鲜红、疏松的肉芽组织，触之易出血或溢脓，并伴有口臭。X线检查可发现牙槽窝内有异物、牙碎片或游离小骨片。

预防及处理：预防主要是拔牙后认真彻底搔刮干净牙槽窝。一旦发现慢性炎症，及时在麻醉下进行彻底搔刮即可。

2. 拔牙创外的感染　这类感染虽然少见，但往往处理起来较复杂，病情较重。局部的扩散往往见于急性炎症期拔牙，或手术创伤较大、过分搔刮等，使炎症直接扩散至骨或周围的软组织间隙。临床表现主要是感染局部的红、肿、热、痛和功能障碍。经血运向远处扩散的则有相应组织、器官的感染表现，如风湿性心脏病患者拔牙术后并发细菌性心内膜炎，可出现败血症、器质性脏器病变征象和栓塞征象，常见的有发热、乏力、发绀，皮肤常有出血点，心脏闻及杂音，血液培养出细菌等。

预防及处理：此类并发症的预防，关键在于拔牙适应证的掌握及手术的操作。术前仔细询问病史，有系统性疾病又必须拔牙的，应请有关科室会诊并给予相应的治疗处理后再行拔牙，拔牙后还应给予必要的治疗，以预防并发症的发生。炎症期拔牙，术后应给予适当抗菌药物，防止炎症扩散。一旦感染扩散，应大剂量应用有效的抗生素，必要时行切开引流和给予支持治疗。对于可疑有全身并发症的，应请相关科室会诊、治疗。

3. 其他　拔牙术后并发症还有拔牙后严重的组织水肿、疼痛、皮下气肿等，主要是由于手术创伤过大、骨创面暴露、严重的软组织损伤、缝合过紧等引起。预防应尽量避免上述情况的发生。如出现上述并发症，根据所发生的情况，给予相应的治疗，如给予镇痛、消炎药物，修整过高的骨嵴，拆除部分缝线等。

知识链接

牙槽外科手术主要是指在牙槽骨或与牙槽骨相连的部位，用手术的方法将不正常的结构或病变进行修整，或因牙槽骨及相关结构影响义齿的修复所进行的手术。如牙槽骨修整术，骨隆凸修整术，上颌结节肥大修整术，唇（颊，舌）系带矫正术，牙槽嵴增高术，上颌窦瘘修补术等。

第五节　牙槽骨修整术

牙槽骨修整术是指修整妨碍义齿修复的牙槽骨畸形（如骨突，骨尖）的手术。因拔牙创骨愈合稳定一般需要 2～3 个月，故牙槽骨修整术应该在拔牙后 2～3 个月进行。过早修整牙槽骨的畸形，由于拔牙创的正常愈合过程继续进行，可能修整了牙槽骨的骨突，却形成了牙槽骨的倒凹，继续妨碍义齿修复。牙槽骨修整后一般半月左右伤口基本愈合，可进行义齿修复。

一、适应证

1. 由于拔牙术后牙槽骨吸收不全而影响义齿使用的骨尖、骨嵴，指压检查有明显的疼痛。

2. 影响义齿就位的骨性倒凹，或因其造成就位后基托与牙槽骨不密贴。

3. 上下颌间隙过小，无义齿修复所需的足够间隙。

4. 前牙的牙槽突明显前突，不能使义齿与对殆牙形成正常的殆关系或影响面容。

5. 多个牙拔除后进行即刻修复的牙槽间隔应适当修整。

二、术前准备

询问有无全身重大系统性疾病，必要时作相关的检查。局部检查包括牙槽骨的情况，有无感染。消毒备用有关手术器械。

三、方法与步骤

1. 切口 一般浸润麻醉即可，较小或单个的骨尖或骨突，可以用弧形切口，范围大的可用角形或梯形切口，切口的范围应该包含所修整的部位，全颌牙槽嵴修整可沿牙槽嵴顶切至第二磨牙处折向颊侧近前庭沟，游离端朝向牙槽嵴方向。

2. 翻瓣 用骨膜剥离器沿切口从游离缘开始仔细剥离黏骨膜瓣，注意不要撕裂，注意暴露所有需要修整的部位为止。如果暴露不全，应适当延长切口，但不要超过前庭沟，以减少术后软组织水肿。

3. 修整牙槽骨 用单面骨凿或咬骨钳修去骨突或骨尖，用凿时将凿的斜面贴于骨面，去骨要分次逐步去除，以免一次去除过多形成倒凹或骨折裂，去骨时还要保持牙槽嵴的高度与宽度，去骨后用小骨锉修平骨面，用生理盐水冲洗，检查修整的结果，小的单个的骨尖，也可不作切口，麻醉后用纱布直接垫在骨尖处，用锤轻轻敲击压平即可。

4. 缝合 修整黏骨膜瓣，剪去多余的边缘，复位后间断缝合，术后 1 周拆线。

第六节 系带矫正术

正常解剖结构中，口腔中线上有上唇系带、下唇系带、舌系带，两侧有左右成对的颊系带，各自行使功能，但当解剖位置或形态异常时，会引起功能的异常，如两中切牙裂隙过宽、语言不清等。当全口牙列缺失时，由于牙槽嵴的吸收，使唇、颊系带的位置相对移近牙槽嵴顶，这样唇颊运动时便会影响义齿的固位，需要进行修复前的修整。

一、唇系带修整术

主要用于上唇系带。如上唇系带附着在牙槽嵴顶影响中切牙排列而间隙过大，上唇系带过低而影响上颌义齿固位，常采用唇带切除术。局部浸润麻醉后，向上提起上唇，绷紧唇系带，用剪刀或者刀片沿牙槽骨表面将上唇系带切断至前庭沟处，用血管钳夹住系带游离端，沿唇黏膜表面剪除或切除多余系带组织，沿牙槽骨表面创口的两侧潜行分离以减少张力，间断缝合黏膜创口，5~7 天拆线。也可用 V - Y 成形术或 Z 成形术。

二、颊系带修整术

用于影响义齿固位的颊系带的修整。方法是局部浸润麻醉，将唇颊部向外侧牵引，绷紧系带，用剪刀或刀片横行剪断或切断系带至前庭沟，再纵向缝合 5~7 天拆线。也可沿颊系带同向切口，再在其两端作附加切口，形成两个三角组织瓣，交叉换位后间断缝合，5~7 天拆线。

三、舌系带修整术

舌系带过短或舌系带附着过前，可限制舌体运动，尤其是舌体上抬受限致使语言不清或有摩擦而成褥疮性溃疡。当下颌牙列缺失时由于牙槽嵴的萎缩，系带可附着近于牙槽嵴，影响义齿的固位。出现上述情况，均应该及时进行系带修整术，手术可在局部浸润麻醉下进行，将舌向上牵引使舌系带绷紧，用小剪刀或刀片由前向后水平剪开或切开舌系带，舌系带的后段可含有血管，应注意避开，一般此处的系带较宽，应先将系带两端的黏膜剪开，中间的血管和肌组织用血管钳分离即可。剪开的创面呈菱形，如果有张力，向两侧潜行分离以减少张力，后作间断缝合，5~7 天拆线（图 10 -9）。

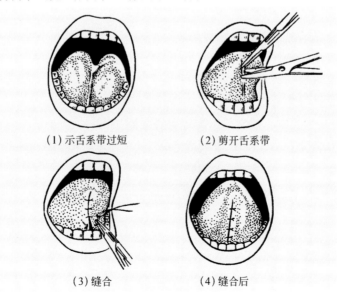

(1) 示舌系带过短　　　(2) 剪开舌系带

(3) 缝合　　　(4) 缝合后

图 10 -9　舌系带过短矫正术

巩固练习

一、名词解释

阻生牙　　　低位阻生　　　干槽症

二、填空题

1. 当血压高于_____ mmHg 时，应暂缓拔牙，先行内科治疗控制血压。
2. 血糖应控制在_____ mmol/L 以下时，再行拔牙手术。
3. 常用的拔牙器械有_____、_____、_____、刮匙等。
4. 拔牙后出血可分为_____出血和_____出血。
5. 牙槽骨修整术应该在拔牙后_____个月后进行。

三、选择题

1. 术者位于患者的右后方时，适于拔除的牙位是（　　　）
   A. 上前牙　　　　　　　B. 下前牙　　　　　　　C. 上后牙
   D. 下后牙　　　　　　　E. 上颌阻生第三磨牙
2. 慢性肝炎患者需要拔牙时，应配合以下药物治疗，但不包括（　　　）
   A. 维生素 K　　　　　　B. 维生素 C　　　　　　C. 保肝药物
   D. 大量抗生素　　　　　E. 止血药物
3. 拔牙术前准备不包括（　　　）
   A. 详细询问病史
   B. 患者全身情况是否有拔牙禁忌证
   C. 必要时化验检查
   D. 必要时进行药物过敏试验检查
   E. 必要时进行牙髓活力检查
4. 下列患者牙拔除时，适宜使用旋转力的牙是（　　　）
   A. 上颌双尖牙　　　　　B. 下颌磨牙　　　　　　C. 上颌中切牙
   D. 下颌中切牙　　　　　E. 上颌磨牙
5. 下列何种情况下，阻生齿可暂不拔除（　　　）
   A. 阻生齿反复发生冠周炎
   B. 阻生齿近中出现食物嵌塞
   C. 完全骨埋伏，无临床症状
   D. 正畸科要求拔除
   E. 阻生齿大面积龋坏

四、简答题

1. 拔牙术的适应证与禁忌证。

2. 拔牙术前检查的项目。

3. 牙拔除术的基本步骤。

4. 拔牙术后的出血原因、预防及处理。

第十一章　口腔颌面部感染

 本章导读

口腔颌面部感染是常见多发病，该病对口腔功能和生活质量影响很大。如果能及时得到正确的诊治，一般不发生严重并发症，也不会遗留功能障碍和畸形；如果延误诊治、处理不当，则病情恶化，甚至威胁生命。通过本章的学习，掌握正确的口腔颌面部感染的诊治和预防方法。

第一节　概　　述

口腔颌面部感染是因致病微生物的入侵引起口腔颌面部软、硬组织局部乃至全身的复杂的病理反应过程。虽然全身各部位的感染均有红、肿、热、痛和功能障碍等共同的症状和体征，但是由于口腔颌面部的解剖生理特点，使得感染的发生、发展及愈后有其特殊性。

口腔颌面部是消化道与呼吸道的起端，不仅是人体暴露部分，而且通过口腔和鼻腔与外界相通。由于口腔、鼻腔、鼻窦的腔隙、牙、牙龈、扁桃体的特殊解剖结构和这些部位的温度、湿度均适宜细菌的寄居生长繁殖，因此，正常时有大量的微生物存在。此外，颜面皮肤的毛囊、汗腺与皮脂腺也是细菌常见的积聚部位，受到创伤、手术或全身抵抗力下降时，可导致正常微生物生态失调的内源性或外源性感染的发生。另外，颌面部上、下颌骨与周围的肌肉之间，或肌肉与肌肉、肌肉与器官之间，存在着一些潜在间隙，正常情况下这些间隙中充填着疏松结缔组织，有的间隙还有神经、血管穿行，从而使相邻的间隙彼此通连。当炎症感染时，可循此途径蔓延，脓液也可溃破筋膜，扩散到邻近的间隙。

口腔颌面部感染的途径有：①牙源性，病原菌通过牙及牙周组织进入体内发生感染者称为牙源性感染。由于龋病、牙周病、冠周炎均为临床常见病，故牙源性途径是口腔颌面部感染最常见的感染来源。②腺源性，细菌经淋巴途径引起面颈部淋巴结炎，感染穿破淋巴结被膜引起周围组织及间隙感染。临床上以上呼吸道感染引起的腺源性感染多见。③损伤性，细菌经过损伤的皮肤、黏膜，或拔牙创进入组织，如口腔颌面部的开放性损伤、颌骨的开放性骨折及深部异物，都可能带进细菌引发感染。④血源性，其他部位的感染病灶经过血液循环引起的口腔颌面部化脓性病变。⑤医源性，在进行口腔颌面部局部麻醉、穿刺检查、手术或者治疗等操作时，医务人员未严格遵循无菌技术，将细菌带入深部而引起感染。

口腔颌面部感染多属于化脓性感染，常见的致病菌主要是金黄色葡萄球菌、溶血性链球菌、大肠杆菌、铜绿假单胞菌等。其次，由于检验技术的进步，厌氧菌的检出率也比较高。另外，还可见到特异性感染，如结核杆菌、梅毒螺旋体及放线菌等感染。口腔颌面部感染的特点是以需氧菌与厌氧菌同时存在的混合性、化脓性感染多见，而特异性感染较少见。

口腔颌面部感染的局部表现为红、肿、热、痛及引流区淋巴结肿痛等典型症状。根据炎症累及的部位不同，可以出现不同程度的张口受限、进食、咀嚼、吞咽及语言等相应的功能障碍。全身症状包括畏寒、发热、头痛、全身不适、乏力等。化验检查白细胞总数增高，中性粒细胞比例上升，核左移。严重感染伴有败血症或脓毒血症，可以发生中毒性休克。

口腔颌面部感染的治疗原则是：明确病因，清除病原微生物，清除病灶，增强机体抵抗力，促进局部受损组织的修复。治疗措施包括全身支持治疗及抗生素的应用，辅以局部治疗，促进炎症吸收消散。当脓肿形成时，应及时切开引流，并应适时拔除病灶牙。

第二节　第三磨牙冠周炎

第三磨牙（智齿）冠周炎是指发生在第三磨牙萌出不全或萌出受阻时，牙冠周围软组织发生的炎症。临床上以下颌第三磨牙多见，上颌第三磨牙也可发生冠周炎，但发生率低，而且症状较轻，并发症较少，治疗简单。本节主要介绍下颌第三磨牙智齿冠周炎。

【病因】

第三磨牙阻生、第三磨牙冠周盲袋形成和细菌感染是第三磨牙冠周炎发生的主要病因，其中阻生是根本原因。

由于人类进化过程中食物种类的变化，带来咀嚼器官的退化，造成颌骨长度与牙列所需长度的不协调。下颌第三磨牙是牙列中最后萌出的牙，因缺少足够的空间而阻生。牙冠部分或全部为龈瓣覆盖，龈瓣与牙冠之间形成较深的盲袋（图11-1），食物残渣进入盲袋后不易清除，细菌则易在此生长繁殖；而冠部牙龈常因咀嚼食物而损伤，形成溃疡。当全身抵抗力降低时，如感冒、疲劳等，则造成局部感染，形成冠周炎急性发作。

【临床表现】

第三磨牙冠周炎好发于18~30岁的年轻人，常以急性炎症形式出现。初期患者一般无明显全身症状，仅自觉患侧磨牙后区肿痛不适，进食、咀嚼、吞咽、张口活动时疼

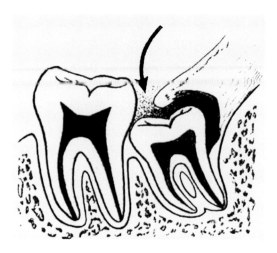

图 11 - 1　下颌第三磨牙的盲袋

痛加重。炎症加重时，局部有自发性跳痛，并可以向耳颞部放射。当感染累及咀嚼肌时，可引起反射性肌痉挛而出现不同程度张口受限。

症状可有不同程度的畏寒、发热、头痛、全身不适、食欲减退、便秘等，白细胞总数增多，中性粒细胞比例升高。

口腔局部检查可见第三磨牙萌出不全，牙冠周围的软组织充血、水肿。用探针在肿胀的龈瓣下方可触及牙冠，常有脓性分泌物溢出，有时形成冠周脓肿。严重者可见咽侧壁红肿，患侧下颌下淋巴结肿大、触痛。

【诊断】

根据病史、临床症状和检查所见，一般不难做出正确诊断。用探针检查可触及未萌出或阻生的智齿牙冠。X 线摄片可以了解第三磨牙的生长方向、位置、牙根形态及牙周情况。注意，当下颌第三磨牙冠周炎扩散至第一磨牙颊沟时，或在该处形成瘘管或面颊瘘时，易被误诊为炎症来自第一磨牙，特别在第一磨牙及牙周有病变时，更易误诊。此外，还应与第二磨牙远中深龋引起的牙髓炎、根尖周炎相鉴别。

【治疗】

第三磨牙冠周炎治疗原则：急性期主要以抗感染、镇痛、建立引流、增强抵抗力为主；慢性期应以去除病因为主，及时消除盲袋，及早拔除阻生牙以防感染复发。主要治疗措施有：

1. 全身治疗　根据局部炎症及全身反应程度和有无并发症，选择有效的抗菌药物，静脉或口服给药。全身给予支持疗法，注意休息，进流食，补充维生素 C 等。

2. 盲袋冲洗、上药　是为了清除龈袋内的食物残渣、坏死组织、脓液等。常用 1% ~3% 过氧化氢溶液、生理盐水、1∶5000 高锰酸钾溶液、0.1% 氯已定（洗必泰）等反复冲洗龈袋，至龈袋内的感染物全部清除为止。擦干局部，用探针蘸碘甘油、樟脑酚、2% 碘酊或少量碘酚送入龈袋内，每天 3 次。

3. 切开引流　如盲袋引流不畅，可切开后再彻底冲洗上药。当冠周脓肿形成后，应在局部麻醉下切开脓肿，并置引流条。

4. 冠周龈瓣切除术　当急性炎症消退，对于牙位正常且有足够位置可以萌出者，可在局麻下切除第三磨牙冠周龈瓣，以消除盲袋，防止复发。

5. 下颌第三磨牙拔除术　对于牙位不正、无足够萌出位置、无对颌牙、冠周炎反复发作者，应尽早拔除。如口腔内或面颊存在瘘管时，在拔牙的同时行瘘管搔刮或切除。

知识链接

第三磨牙能拔吗

人们咀嚼主要靠第一、第二磨牙，因此拔除第三磨牙对于咀嚼功能影响不大，而且还能避免由于第三磨牙阻生造成的食物嵌塞及第二磨牙龋坏等。但是，如果第一或第二磨牙因为病变无法保留，可以通过一定的方法，使得第三磨牙前移代替第一或第二磨牙。

第三节　口腔颌面部间隙感染

正常的颌面解剖结构中，存在着许多筋膜间隙。这些筋膜间隙被脂肪和疏松结缔组织所充满，且各间隙之间互相通连。细菌侵入后，间隙中发生的炎症反应称为口腔颌面部间隙感染。感染可局限于一个间隙，也可以波及相邻多个间隙，从而形成弥漫性蜂窝织炎。

【病因】

口腔颌面部间隙感染均为继发性，最常见的感染来源为牙源性感染，如下颌第三磨牙冠周炎、根尖周炎等；其次为腺源性感染，如扁桃体炎、涎腺炎、颌面部淋巴结炎等扩散引起。感染的致病菌以溶血性链球菌为主，其次为金黄色葡萄球菌，常为混合性感染。

【临床表现】

口腔颌面部间隙感染常表现为急性炎症过程。感染的性质可以是化脓性或腐败坏死性，感染位置可以是表浅的或深在的，可局限在一个间隙，也可以是多间隙感染，因而有不同的临床表现。

一般化脓性感染的局部表现有红、肿、热、痛，可有不同程度张口受限、进食、吞咽、语言障碍。腐败坏死性感染局部软组织有广泛性水肿，甚至产生皮下气肿，可触及捻发音。出现高热、寒战、脱水、白细胞计数升高、食欲减退和全身不适等中毒症状。对疑有脓毒败血症或颅内并发症者应做全身神经系统检查。

感染发生在浅层间隙，炎症化脓局限时可扪及波动感。发生在深层的间隙感染，即使已经形成脓肿，也难扪及波动感，但局部有凹陷性水肿。穿刺检查可以抽出脓液，必要时行超声波检查，协助诊断脓肿的部位与范围。

【诊断】

根据病史、临床症状和体征，结合白细胞总数及分类计数，配合穿刺或者超声检查可作出正确的诊断。

【治疗】

1. 全身治疗

（1）控制感染　选用广谱抗生素或根据抗生素敏感试验选择应用抗生素，病情严重者采用静脉滴注给药，用药的剂量足够大。病情较轻的可口服给药。对可能合并有厌氧菌感染者给予抗厌氧菌药物如甲硝唑、替硝唑等。全身症状严重者可给予大剂、短疗程的皮质激素。

（2）支持疗法　全身症状严重者应补充液体，纠正水、电解质紊乱。

2. 局部治疗　炎症早期可外敷药物、针灸和理疗，有消炎、消肿、解毒、止痛的作用。常用的外敷药有金黄散、六合丹、鱼石子软膏等，可使炎症消散或局限。如炎症局限形成脓肿，应及时进行切开引流；有呼吸困难（如口底多间隙感染，特别是腐败坏死性感染）或全身中毒性症状明显者应早期切开。急性炎症控制后，应及时去除病灶，避免感染复发。切开引流两周后不愈，仍有脓性分泌物或瘘管形成，应摄 X 线片检查，明确有无骨髓炎形成的可能。

【常见的间隙感染】

1. 眶下间隙感染　感染发生于眼眶下方，上颌骨前壁与面部表情肌之间（图 11 - 2）。多来自上颌前牙和第一前磨牙的根尖感染，也可来自上唇底部或鼻侧的化脓性感染。局部表现为眶下区红肿、疼痛，下眼睑水肿致睁眼困难，鼻唇沟变浅或消失。脓肿形成后，上颌前牙区前庭沟明显肿胀，有压痛和波动感，常可查见病原牙。切开引流要点：一般在口内上颌尖牙区的前庭沟底部做横切口，深达骨面，用血管钳分离至尖牙窝，可见脓液流出，冲洗后置橡皮片引流（图 11 -3）。

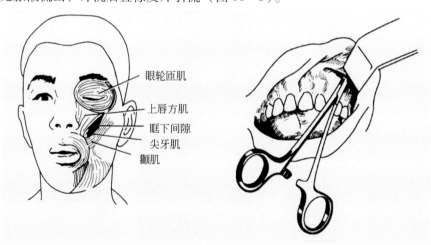

眼轮匝肌
上唇方肌
眶下间隙
尖牙肌
颧肌

图 11 - 2　眶下间隙的解剖位置　　图 11 - 3　眶下间隙脓肿切开引流

2. 咬肌间隙感染　感染发生在下颌骨升支外侧骨壁与咬肌之间（图 11 -4），主要来自下颌第三磨牙冠周炎及下颌磨牙的根尖感染，在颌面部间隙感染中较为常见。主要的临床特征是以下颌角为中心的咬肌腮腺部红肿、疼痛。由于炎症刺激，咬肌处于痉挛状态，致使局部发硬、张口受限甚至牙关紧闭，即使脓肿已经形成，早期时波动也不明显，且不易自行穿破，因此应及时切开引流。如不能确定脓肿是否成熟，穿刺检查有助于诊断。若延误治疗，未能及时切开引流，脓液长时间蓄积，可能引起下颌骨骨髓炎。切开引流要点：在下颌骨下 1.5～2cm 处做与下颌骨平行的弧形切口，长约 3～5cm，分层切开皮肤、皮下组织及颈阔肌；然后向上暴露下颌骨下缘，注意避免损伤面神经下颌缘支及腮腺，切开下颌骨下缘处的咬肌附着，以长弯血管钳紧贴下颌骨外侧向上分离引出脓液，放置引流条（图 11 -5）。

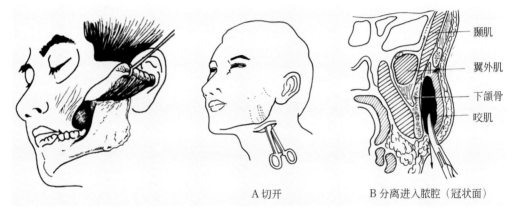

A 切开　　　　　　　　B 分离进入脓腔（冠状面）

颞肌
翼外肌
下颌骨
咬肌

图 11 - 4　咬肌间隙的解剖位置　　　　　图 11 - 5　咬肌间隙脓肿切开引流

3. 颌下间隙感染　临床上较常见，感染发生在颌下三角区。成人多来自下颌磨牙的根尖感染和第三磨牙冠周炎，婴幼儿常继发于化脓性颌下淋巴结炎。局部表现为颌下区红肿、疼痛、皮纹消失、皮肤发亮，下颌下缘可因肿胀而不明显。严重的颌下蜂窝织炎可蔓延至邻近间隙或颈部。切开引流要点：在下颌骨下缘下 1.5～2cm 处做与下颌下缘平行切口，切开皮肤、皮下组织及颈阔肌后，以血管钳分离引流（图 11 -6），注意防止损伤面神经下颌缘支。

4. 口底蜂窝织炎　口底蜂窝织炎是口底弥散性多间隙感染，包括双侧颌下、双侧舌下和颏下间隙在内的 5 个间隙感染。本病虽较少见，却为口腔颌面部严重感染疾病之一。口底蜂窝织炎可由下颌牙齿感染、急性扁桃体炎、急性下颌骨骨髓炎或口底外伤继发感染而引起。临床上分为化脓性和腐败坏死性两种，后者病情更为严重。炎症一般开始发生于一侧舌下或颌下区，以后迅速扩展至颏下及对侧。当炎症波及口底各间隙时，双侧颌下及颏下区甚至上颈部广泛肿胀，口内可见口底肿胀，舌上抬、舌运动受限，病员语言、吞咽困难。如肿胀向舌根部蔓延，可压迫咽部、会厌而引起呼吸困难甚至窒息。口底腐败坏死性蜂窝织炎主要由厌氧性、腐败坏死性细菌引起，病情发展迅速。全身中毒反应严重，脉搏频弱，呼吸短促，重者可出现体温不升、血压下降；局部明显肿、硬、皮色暗红，触诊可有捻发音。本病的主要威胁为全身中毒及局部影响呼吸道通畅，如不及时正确治疗可危及病人生命，因此要积极采取综合治疗措施。全身联合应用大剂量抗生素，保持水、电解质平衡，增强病人抵抗力，局部要及时切开减压、引流，

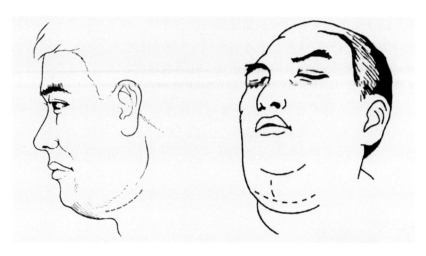

图 11 -6　颌下间隙脓肿切开引流　　　　图 11 -7　口底蜂窝织炎脓肿切开引流

切口一般从一侧颌下到对侧颌下，必要时可做颏部辅助切口，逐层切开，切断部分口底肌肉，打通脓腔，放置引流（图 11 -7）。口底腐败性蜂窝织炎还可以用过氧化氢液或1:5000高锰酸钾液冲洗及湿敷创面。如有严重的呼吸困难，应及时做气管切开以保证呼吸通畅。

第四节　颌骨骨髓炎

颌骨骨髓炎是指各种致病因子入侵颌骨，引起整个骨组织包括骨膜、骨皮质、骨髓及其中的血管、神经的炎症。这些致病因子包括生物性、物理性和化学性因素。

【病因】

根据致病因素不同，颌骨骨髓炎可分为化脓性、特异性、物理性和化学性几类。化脓性颌骨骨髓炎是由于细菌感染所致，主要是葡萄球菌、链球菌引起的牙源性感染。特异性颌骨骨髓炎是由结核分枝杆菌、梅毒螺旋体、放线菌等特异性病原微生物引起。物理性颌骨骨髓炎主要是放射线引起，近年来，由于放射线在口腔颌面部恶性肿瘤治疗中的广泛应用，发生放射性颌骨骨髓炎者有增多趋势。化学性颌骨骨髓炎是由砷、磷等化学物质慢性中毒引起，现在已很少见。

【临床表现】

1. 化脓性颌骨骨髓炎　由化脓致病菌如葡萄球菌、链球菌等混合感染所引起的颌骨炎症，主要发生于下颌骨。根据感染的原因及病变特点，分为中央性和边缘性颌骨骨髓炎两种类型。中央性颌骨骨髓炎多由牙源性根尖周炎及根尖周脓肿所引起。边缘性颌骨骨髓炎多由第三磨牙冠周炎或咬肌间隙、翼下颌间隙及颞下间隙感染引起。按临床的发展过程可分为急性期及慢性期两个阶段。急性化脓性骨髓炎常并发颌周间隙感染，发病早期出现高热、寒颤、食欲不振、便秘等全身症状。白细胞总数及中性粒细胞计数检查均明显升高，颌周软组织肿胀、疼痛、张口受限。牙痛伴有多数牙松动，牙龈红肿，牙周袋溢脓。下唇麻木是由于炎症侵及下颌神经管所致。一般起病 3

周后，X 线摄片才可见骨质广泛破坏。病变转入慢性骨髓炎后，可出现牙龈或颌周皮肤瘘管，长期溢脓，从瘘管可探及死骨形成，小块死骨可自行排出。骨质破坏范围较大时，可发生病理性骨折。X 线摄片检查，可见明显的骨质破坏、死骨分离和新骨生长现象。

2. 放射性颌骨骨髓炎 由于大剂量放射治疗口腔颌面部恶性肿瘤引起颌骨坏死。放射后因拔牙或颌骨骨折、牙根周围炎症等原因均可诱发颌骨骨髓炎。患者有口腔颌面部接受大剂量放射治疗恶性肿瘤病史，有较长时间的持续性剧烈疼痛，死骨形成及分离时间较长，死骨及健康骨的界线不清，照射野内的骨质无再生新骨能力，下颌骨可发生大块弥散性坏死。病变晚期死骨暴露，牙龈肿胀，有瘘管形成。X 线摄片检查，早期可见牙根感染，骨质改变不明显，骨膜增厚；晚期颌骨组织病变中央有溶骨性改变和死骨形成。

【诊断】

根据病史、临床表现和局部检查，配合 X 线片可以确诊。

【治疗】

1. 急性颌骨骨髓炎的治疗以全身应用抗生素，局部切开引流或者拔除松动牙为主。全身中毒严重者给予支持疗法，增强全身抵抗力，预防败血症。

2. 慢性颌骨骨髓炎已有死骨形成，做死骨切除，死骨未分离者可行搔刮术。边缘性颌骨骨髓炎，骨皮质面增生的感染骨质应予刮除。骨质破坏广泛者，行死骨刮除术时，应预防病理性骨折。

3. 放射性颌骨骨髓炎可先采用保守疗法，局部敷药，氦氖激光照射，保持口腔卫生。高压氧治疗可以改善局部血运，促进愈合作用。适当选用抗生素如林可霉素（洁霉素）治疗。注意营养，增进全身抵抗力。有死骨形成时，可进行手术治疗，在健康组织内切除死骨，以保证血供，有助于伤口愈合。

4. 如颌骨及软组织缺损范围广，伤口血运给较差，应进行复合游离皮瓣整复，以恢复功能。

知识链接

准备接受头颈部放射治疗的患者，要进行放疗前口腔检查及处理，对龋齿进行治疗，无法保留的残根、残冠要拔除，尖锐粗糙的牙尖和充填物进行磨平处理，有金属牙、义齿要暂时拆下，以免引起骨髓炎。

第五节 面部疖、痈

面部皮肤是人体毛囊和皮脂腺最丰富的部位之一，又是人体暴露部分，接触尘土、污物、细菌机会多，容易招致损伤而发生毛囊及皮脂腺急性化脓性炎症。单个毛囊及皮脂腺的急性炎症称为疖。相邻多个毛囊及皮脂腺同时发生的急性化脓性炎症称为痈。

【病因】

病原菌以金黄色葡萄球菌为最多见。正常时，人体表面皮肤及毛囊皮脂腺内有这些细菌存在但不致病。当局部皮肤受到损伤或者全身抵抗力下降时，细菌才开始活跃，引起炎症。皮肤不洁或剃须等原因引起皮肤损伤均可成为局部诱因；全身衰竭、患消耗性疾病或者糖尿病的病人，也容易发生疖痈。

【临床表现】

疖初期表现为皮肤上一圆锥形隆起，伴红、肿、热、痛的小硬节。数日后顶部出现一黄色小脓点，周围红肿，疼痛加重。一般情况下脓头自行破溃，脓液排出，自行愈合。

痈好发于上唇，称为唇痈，常为疖发展而来。炎症早期，肿胀的唇部相继出现多个黄白色脓头，破溃后溢出脓血性分泌物。患者感剧烈疼痛，张口受限，影响进食和说话，区域淋巴结肿痛。全身症状可出现食欲不振、乏力、畏寒及发热等。白细胞增高，中性粒细胞比例上升。

【诊断】

根据病史、临床症状和体征，可作出正确的诊断。

【治疗】

面部疖、痈一般采用保守治疗。疖初起时可用2%碘酊涂敷患处，局部保持清洁，严禁热敷和挤压。对大的疖肿或痈，可用高渗盐水或抗生素液纱布湿敷，并限制唇部活动。对急性炎症得到控制，已明显形成皮下脓肿而又久不溃破时，可考虑在脓肿表面中心皮肤变薄的区域切开引出脓液，切忌挤压脓腔。

由于疖、痈多为金黄色葡萄球菌所致，因此需要采用有效的抗生素。病情较重者要做脓血培养及药物敏感试验来选用敏感的抗生素。对于已并发严重并发症者，要加强全身综合治疗，严密观察病情，采取相应措施，加强急救处理。

知识链接

鼻根至两侧口角称为危险三角区。如发生疖、痈等感染，千万不能用手去挤脓，否则，细菌可以逆行向颅内海绵窦扩散，形成海绵窦血栓性静脉炎等严重的脑部并发症，发病急，病情重，可危及生命。

巩固练习

一、名词解释

疖　　第三磨牙冠周炎　　颌骨骨髓炎

二、选择题

1. 化脓性颌骨骨髓炎下唇麻木是由于炎症侵及（　　　）
   A. 颊神经 　　　　　　　　B. 下牙槽神经
   C. 舌神 　　　　　　　　　D. 颏神经
2. 第三磨牙冠周炎好发年龄为（　　　）
   A. 18～30 岁 　　　　　　　B. 15～20 岁
   C. 30～40 岁 　　　　　　　D. 40～50 岁
3. 危险三角区的疖如果挤压，可能出现的脑部严重并发症是（　　　）
   A. 海绵窦血栓性静脉炎 　　B. 败血症
   C. 脑疝 　　　　　　　　　D. 颅内高压
4. 头颈部肿瘤放疗前口腔处理不包括（　　　）
   A. 治疗龋齿 　　　　　　　B. 拔除无法保留的残根
   C. 保留金属假牙 　　　　　D. 调磨粗糙尖锐的牙尖
5. 颌下间隙感染切开引流部位在（　　　）
   A. 下颌骨下缘下 1.5～2cm 　B. 下颌骨下缘下 0.5cm
   C. 肿胀明显处 　　　　　　D. 口内前庭沟处

三、填空题

1. 口腔颌面部感染的途径最常见的是_____。
2. _____、_____和_____是第三磨牙冠周炎发生的主要病因，其中阻生是根本原因。
3. 根据致病因素不同，颌骨骨髓炎可分为_____、_____、_____几类。

四、简答题

1. 口腔颌面部感染的途径有哪些？
2. 简述下颌第三磨牙冠周炎的临床表现。
3. 眶下间隙感染脓肿切开引流的要点有哪些？

第十二章　口腔颌面部损伤

 本章导读

　　口腔颌面部五官聚集、外露，容易受到损伤。损伤的原因很多，损伤重者可危及生命，轻者可引起功能障碍和畸形。通过本章学习让学生掌握口腔颌面部损伤的特点和口腔颌面部损伤的急救，了解口腔颌面部损伤的临床表现和诊治原则。

　　损伤是指人体受外力或其他致伤因素的作用而导致的机体组织结构和生理功能的破坏。颌面部是人体暴露于外界的部分，损伤的发生率较高。多因交通事故、工伤以及生活中的意外等造成，战时则以火器伤为主。随着经济的发展，汽车和交通事业也随之蓬勃发展，目前，因交通事故而导致的颌面部损伤已占了平日颌面部损伤的 50% 左右。口腔颌面部位置重要，结构复杂，功能繁多，一旦发生损伤，若不及时治疗，可危及生命。因此，学习和掌握口腔颌面部损伤的特点和急救的基本技能是非常必要的。

第一节　口腔颌面部损伤的特点

　　口腔颌面部损伤后，除有疼痛、肿胀、出血、功能障碍等与全身其他部位损伤相同的共性症状外，还具有以下特点：

　　1. 易并发颅脑损伤。口腔颌面部上接颅脑，下连颈部，是呼吸道和消化道的始端，上颌骨或面中 1/3 部位损伤易并发颅脑损伤，可出现昏迷史，脑脊液鼻漏、耳漏，脑震荡、脑挫伤、颅内血肿、颅底骨折等。若出现二次昏迷则提示是否并发颅内血肿。

　　2. 口腔颌面部血运丰富，在损伤时有利有弊。由于血供丰富，软组织疏松，伤后一般出血多或易形成血肿，组织水肿反应快而重。另外，若损伤发生在口底、舌根或下颌下部位，可因血肿、水肿影响呼吸道通畅而造成窒息。另一方面，血运丰富，组织的抗感染能力和组织修复能力强，伤口易于愈合，因此，清创术中应尽量保留组织，争取初期缝合，同时初期缝合的期限也相对其他部位长。

　　3. 口腔颌面部损伤，常伴咬合关系的错乱，也是诊断颌骨骨折的主要体征。一方面，治疗牙、牙槽骨或颌骨骨折时，常利用牙作为固定结扎用的基牙，恢复正常的咬合关系是颌骨骨折治疗的目的和判断骨折复位的标准。另一方面，口腔颌面部损伤时，除可能发生牙折断外，折断牙碎片有时可穿入周围组织内，增加组织的损伤，并把细菌带入创伤，引起感染，影响愈合。骨折线上的龋坏或炎症牙有时可造成骨创感染，影响骨折愈合。

4. 易发生窒息。口腔是呼吸道的起始，损伤时可因组织移位、舌后缀、血凝块和分泌物堵塞而发生阻塞性窒息或因昏迷患者将异物吸入气管、支气管、肺泡而导致吸入性窒息。

5. 易导致颜面部畸形。口腔颌面部损伤后，如组织缺损较多或在缝合时处理不当，除可能造成面部畸形和功能障碍外，还给伤员带来心理创伤。因此，处理损伤时，应尽量保存组织，最大限度地减少伤后畸形。

6. 常伴有颈部损伤。口腔颌面部下连颈部，为大血管和颈椎所在部位，下颌骨损伤易并发颈部损伤，要注意有无颈部血肿、颈椎损伤或高位截瘫。

7. 易发生感染。口腔颌面部腔窦多易发生感染，口腔颌面部腔窦多，有口腔、鼻腔、鼻窦及眼眶等，在这些腔窦中存在着大量的细菌，如果伤口与这些腔窦相通，则易发生感染。在清创处理时应尽量关闭与腔窦相通的伤口，降低感染发生率。进食后亦要清洁口腔，注意口腔卫生，预防创口感染。

8. 影响进食。口腔是消化道入口，颌面部损伤后会影响张口、咀嚼和吞咽功能，妨碍正常进食。需选择适当的饮食和喂食方法，要维持伤员营养。

9. 当颌面部损伤及涎腺、面神经及三叉神经时，可出现涎瘘、面瘫及三叉神经分布区感觉麻木等相应症状，应及时酌情处理。

知识链接

> 火器是指以火药为动力的武器，如枪、炮、手榴弹、地雷、炸药等，火器伤是历次战争中最多见的战伤。损伤一般可分为三个区域：原发伤道、挫伤区、震荡区。

第二节 口腔颌面部损伤的急救

口腔颌面部损伤后，由于其独特的解剖生理特点，伤员在首诊时可能出现一些危及生命的并发症，如窒息、颅脑损伤、休克等。治疗时，应首先抢救危及生命的急症，并请相关科室协助抢救，当伤员脱离危险后，再行口腔颌面部损伤的处理。

一、窒息

窒息是当口腔颌面部损伤后，在较短时间内可能危及伤员生命的急症，可分为阻塞性和吸入性窒息两大类。

【病因】

1. 阻塞性窒息

（1）异物阻塞咽喉部 损伤后，口内的血凝块、碎骨片及其碎屑、游离组织块、泥土、弹片等异物均可造成呼吸道阻塞而引起窒息，尤其昏迷伤员更易发生。

（2）组织移位 受颌周附着肌的牵引，使组织移位阻塞呼吸道。上颌骨横断骨折时，骨块向下后方移位，堵塞咽腔，压迫舌根或使舌后坠，而引起窒息。下颌骨双侧颏孔区骨折，中部骨折段被牵向后下方，使舌后坠而产生窒息；同时，由于两侧翼内肌、翼外肌的牵引，使两侧颌骨的后骨折段向中线移位，使咽腔缩小而加重窒息（图12-1）。

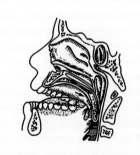
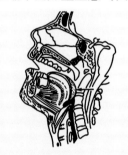

A. 上颌骨骨折后软腭堵塞咽腔   B. 下颌骨骨折后舌后缀堵塞咽腔

图 12-1 组织移位致阻塞性窒息

（3）肿胀与血肿 口底、舌根、咽侧或颈部损伤后，可因组织水肿或血肿，压迫呼吸道，造成窒息。

2. 吸入性窒息 主要见于昏迷的伤员，直接将血液、唾液、呕吐物和其他异物误吸入气管、支气管或肺内而引起窒息。

临床引起伤员窒息的原因可以是多种因素共同存在的。

【临床表现】

窒息的前驱症状多表现为伤员烦躁不安、出汗、口唇发绀、鼻翼扇动、吸气困难；持续加重则可出现吸气时锁骨上窝、胸骨下窝、肋间隙出现明显凹陷，称之为三凹征。晚期出现呼吸浅快、脉搏快而弱、血压下降、瞳孔散大等危象，若抢救不及时可致死亡。

【急救措施】

急救的关键是及早发现、及时处理，把急救工作做在窒息发生之前。如已出现呼吸困难，更应分秒必争进行抢救。及时解除呼吸阻塞，保持呼吸道的通畅。

1. 阻塞性窒息的急救 应根据阻塞的原因采取相应的急救措施（图12-2）。

（1）及时清除口、鼻、咽部异物 对神志清楚的伤员常采用头低侧卧位，额部垫高以防止血凝块等聚集阻塞和舌后坠，便于涎液及分泌物自然流出；当患者昏迷或异物无法自然流出时，应迅速用手指或器械取出，或用吸引器及时吸除。

（2）牵舌外出 对舌后坠或可能发生舌后坠的伤员，应迅速用舌钳将舌牵引向外，用粗缝线从正中线舌尖后方2~2.5cm处穿过全层舌组织，将舌牵引拉出口腔并固定。

（3）上抬上颌骨块　对上颌骨骨折下垂移位的伤员，可就地采用筷子、小木棍、压舌板等器材，置于两侧前磨牙区，并将外露的两端悬吊固定在头部绷带上。既可临时将下垂的上颌骨上提复位，解除窒息，又可达到止血和暂时固定颌骨的作用。

（4）鼻腔内置通气管　对有血肿、组织肿胀压迫呼吸道的伤员，可从口腔或鼻腔插入通气管，如无适当导管，也可用 15 号以上的粗针头，由环甲膜插入气管内，或做环甲膜切开术以解除窒息，随后再做常规的气管切开。

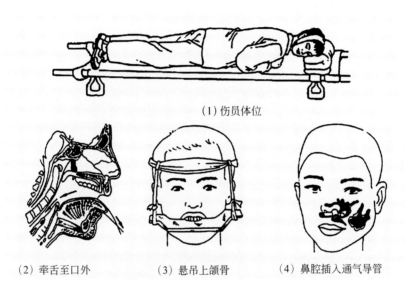

（1）伤员体位

（2）牵舌至口外　　　　（3）悬吊上颌骨　　　　（4）鼻腔插入通气导管

图 12 - 2　阻塞性窒息的急救处理

2. 吸入性窒息的急救　须立即进行气管切开术，并通过气管套管，迅速吸出血液、血凝块、分泌物及其他异物，恢复和保持呼吸道的通畅。解除窒息后，要特别注意预防肺部并发症。

知识链接

环甲膜切开术

环甲膜切开术适用于濒于窒息而时间或条件不允许做气管插管或气管切开的伤员，是窒息急救的临时措施。

具体方法：伤员头后仰，颈部向后伸展，使气管前突位置变浅。一般可不用麻醉。先摸清甲状软骨的凹陷，一手夹持将气管固定，沿环状软骨上缘用尖刀横行切开皮肤、皮下组织和环甲膜，立即用刀柄撑开切口，以解除呼吸困难，然后插入气管套管或硬质乳胶管，用大号别针穿过乳胶管的外端并予固定，以免滑入气管内。

注意，其插管时间不能超过 48 小时，留置时间过长，可导致环状软骨损伤，继而发生喉狭窄，故应在 48 小时内行气管切开术，并将环甲膜处创口予以缝合。

二、止血

颌面部有丰富的血液循环，损伤时出血较多，若伤及大血管，会危及生命。颌面部止血的急救，应根据损伤的部位、出血的程度及来源、现场的急救条件选择相应的止血方法。

（一）压迫止血

临时的不确切的止血法，对于较大血管的出血，需做进一步的处理。

1. 指压止血　用手指压迫出血部位供应动脉的近心端。适用于出血较多的紧急情况，常做暂时性止血。如在口腔、咽部及颈部严重出血时，可直接压迫患侧颈总动脉，以拇指在胸锁乳突肌前缘、环状软骨平面将搏动的颈总动脉压闭至第六颈椎横突上（图12-3）。

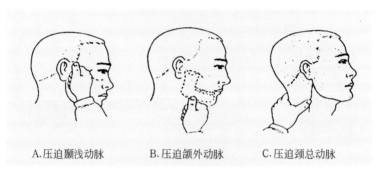

A.压迫颞浅动脉　　　B.压迫颌外动脉　　　C.压迫颈总动脉

图12-3　指压止血法

2. 包扎止血　先将软组织复位，然后在损伤部位覆盖多层纱布敷料，最后用绷带加压包扎。可用于颌面部小静脉、小动脉及毛细血管出血。注意：包扎的压力不宜过大，以避免加重骨块的移位和影响呼吸通查；压力也不宜过小，以免无法有效止血和敷料容易松脱（图12-4）。

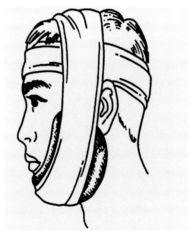

图12-4　包扎止血法

3. 填塞止血　用纱布块填塞于伤口内，再用绷带加压包扎，适用于开放性或洞穿性创口。颈部或口底伤口填塞止血时，注意保持呼吸道通畅，不能压迫气管。

（二）结扎止血

是可靠的常用止血法。如条件允许，对于伤口内活跃出血的血管断端都应以血管钳夹住做结扎或缝扎止血。紧急情况下，对于创口内出血的血管断端以止血钳夹住做结扎止血。口腔颌面部较严重的出血，如不能局部妥善止血，可考虑结扎患侧颈外动脉。

（三）药物止血

使用止血药物直接置于出血创面，然后用纱布加压包扎，一般 5～10 分钟内可止血。主要适用于组织渗血，小动脉、小静脉出血。

三、抗休克

口腔颌面部损伤发生休克者比例不高，常伴随身体其他部位严重的损伤而引起，是造成伤员死亡的重要原因之一。主要为创伤性休克和失血性休克两种。治疗的目的在于恢复组织灌容量。创伤性休克的处理原则为：安静、镇痛、止血、补液，使用药物协助恢复和维持血压。失血性休克的处理则侧重止血和补充血容量。

四、伴发颅脑损伤的急救

由于口腔颌面部与颅脑解剖位置邻近，关系密切，因此常伴发颅脑损伤。常见的颅脑损伤包括脑震荡、脑挫伤、硬脑膜外出血、颅骨骨折和脑脊液漏等。对于伴发颅脑损伤的伤员，处理的关键在于对伤情的全面判断，而非急于进行专科手术。对于危重伤员，应密切观察其神志、脉搏、呼吸、血压、瞳孔的变化，尽量减少搬动，必要时请神经外科医生会诊。注意在抢救颅脑损伤的同时，颌面部伤口可作简单包扎处理，昏迷伤员严禁作颌间结扎固定。

五、防治感染

防治感染是急救中的重要问题。口腔颌面部损伤的伤口常直接暴露于空气中，易被细菌和尘土等污染，容易导致感染而增加损伤的复杂性和严重性。处理措施为：尽早进行清创缝合；使用广谱抗生素，预防感染；注射破伤风疫苗。

第三节　口腔颌面部软组织损伤

一、损伤类型

口腔颌面部软组织损伤可单独发生，也可并发骨组织损伤。根据损伤的原因和对伤情的处理不同将其进行了以下分类：

（一）擦伤

头面部皮肤或口腔黏膜与粗糙物摩擦导致。特点是皮肤表层破损，少量出血，创口一般较浅，边缘不齐，表面常附着泥沙和其他异物，痛觉明显。治疗主要是清洗创口，去除异物，防止感染。

（二）挫伤

挫伤是皮下组织及深部组织遭受钝器撞击伤或挤压伤而无皮肤开放性伤口，挫伤时其深层的软组织有血管或淋巴管断裂，表面水肿或血肿，疼痛及功能障碍，以皮肤变色、肿胀、疼痛为主要特点。治疗主要是止血、止痛、预防感染、促进血肿吸收和恢复功能。伤后 24 小时内冷敷和加压包扎止血，若血肿较大，可在无菌条件下用粗针头抽取淤血，加压包扎，1～2 天后用热敷、理疗等促进血肿吸收。注意要防止感染发生。

挫裂伤多为较大、较深的钝器伤，在深部组织发生挫伤的同时，常伴有皮肤裂伤，裂口常不整齐。可为锯齿状，外形不规则，深浅不一，伴有出血，深层也可伴有颌骨骨折。挫裂伤的清创应充分清洗伤口，彻底止血，修整创缘，严密缝合伤口，同时放置引流条，若并发骨折者，应先将骨折段复位、固定后，再缝合软组织伤口。

（三）刺、割伤

刺、割伤时皮肤和软组织有创口，刺伤的创口小而深，可为盲管伤或贯通伤。刺入物可在组织中遗留，将感染物带入伤口深处。切割伤的创缘整齐，伤及大血管时可大量出血。刺、割伤的治疗应早期清创缝合。颌面部清创时应注意面神经及腮腺导管有无断裂，以免遗漏，造成面神经支配区表情肌瘫痪或腮腺瘘（涎漏）。

（四）撕裂或撕脱伤

为较大的机械力量将组织撕裂或撕脱，如长发辫被卷入机器中，可将大块头皮撕脱，严重者甚至可将整个头皮连同耳郭、眉毛及上睑同时撕脱。动物致伤也可有撕裂或撕脱伤。其主要特点是创缘不整齐，皮下及肌组织均有损伤；常有骨面裸露，偶有组织缺损；伤情严重，出血多，易出现休克。

治疗撕脱伤时，应视伤情分别处理。①如有休克发生，首先抗休克治疗；②撕脱的组织如与正常组织相连，应及时清创，将组织复位；③如与正常组织少量相连或基本脱落的组织，若为鼻翼、眼睑耳垂等重要部位，仍不能放弃游离移植的可能；④如完全撕脱的组织内有血管可行吻合者，应行血管吻合组织再植术；⑤无法进行血管吻合，且在 6 小时内，可将撕脱的组织清创，切剪成全厚或中厚皮片作再植术；⑥如撕脱的组织不能利用，且伤后已超过 6 小时可在清创后切取皮片行游离移植或使用皮瓣移植修复缺损，消灭创面。

（五）咬伤

常见被狗等动物咬伤，偶见被人咬伤。咬伤后可造成面颊或唇组织的撕裂或缺损，甚至骨组织暴露，外形和功能毁损严重，污染较重。处理咬伤时要根据伤情：①清创后将移位的组织复位缝合；②如有组织缺损可用邻近皮瓣及时修复；③缺损范围较大时可行游离植皮修复消灭创面，择期进行整复；④有骨面裸露且无软组织可供覆盖者，可行局部湿敷，控制感染，待肉芽组织覆盖创面后，再行游离植皮。对动物咬伤的病例，应预防狂犬病。

二、清创术

口腔颌面部损伤如全身情况允许，或经过急救后好转，应尽早进行清创术。清创术是预防创口感染和促进愈合的基本方法。基本步骤如下：

（一）冲洗创口

创伤的早期细菌停留在损伤组织的表浅部位，未进行大量繁殖，容易通过机械的冲洗予以清除。首先用消毒纱布敷盖在创口表面，用肥皂水、生理盐水清洗创口周围的皮肤，然后在麻醉下用1%～3%过氧化氢液和生理盐水交替冲洗创口，同时用纱布团或软毛刷反复擦洗，尽可能的清除伤口内的细菌、组织碎片及其他异物。在进行伤口清洗的同时，可进一步检查组织损伤的范围和程度。

（二）清理创口

伤口清洗后，行皮肤消毒、铺巾，进行清创。清创的原则是尽可能保留颌面部软组织，也应尽可能清除异物。可用刮匙、刀尖或止血钳去除组织内异物，深部异物有时需通过X线定位后取出。除确定已经坏死的组织外，一般仅将创缘略作修整；对于唇、舌、鼻、耳及眼睑等处的撕裂伤，即使大部分游离或完全离体，只要没有感染和坏死，也应尽量保留，争取对位缝合。

颌面部结构复杂，重要结构较多，清创时应注意探查有无骨折、面神经损伤或腮腺导管损伤。如若发现以上结构损伤，应争取清创后一期进行修复，防止严重并发症的发生。

（三）缝合

由于口腔颌面部血管丰富，即使在伤后24或48小时之内，只要伤口无明显化脓性感染，均可在清创后进行严密缝合。对于可能发生感染者，可在创口放置引流条；对于已有明显感染的创口，可采用局部湿敷，待感染控制后，再进行处理。

要尽早关闭与口、鼻腔和上颌窦相通的创口，以防止感染；对于裸露的骨面要争取用软组织覆盖；伤口较深时要分层缝合，消灭死腔；缝合面部皮肤要用小针细线，创缘平整对位，缝合后创口略外翻；如有组织缺损、移位或水肿等原因清创后不能做严密缝合时，可先做定向拉拢缝合。

三、口腔颌面部各类软组织损伤的处理特点

（一）舌损伤

舌损伤的处理原则如下：

1. 伤口缝合的方向要与舌长轴一致，尽量保持舌的长度，防止舌体缩短而影响舌的功能（图12-5）。

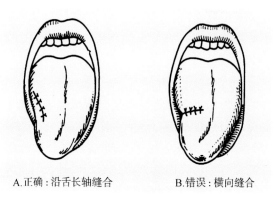

A.正确：沿舌长轴缝合　　　　B.错误：横向缝合

图12-5　舌的缝合法

2. 若舌的侧面与邻近组织均有创面时，应分别缝合各自创口。若不能封闭所有创面，应优先缝合舌部创口，防止创面发生粘连影响舌的活动。

3. 舌体因组织较脆，且活动度大，损伤后肿胀明显，因此缝合时采用大针粗线，进针深且距离创缘远，打三叠结并加褥式缝合。

（二）颊部贯通伤

颊部贯通伤的处理原则是尽量关闭创口和消除创面。按损伤程度可采取以下措施：

1. 无组织缺损或缺损较少，将黏膜、肌肉和皮肤分层缝合。

2. 口腔黏膜无缺损或缺损少而皮肤缺损大时，先缝合口内伤口，隔绝与口腔相通。颊部缺损应立即皮瓣转移或做定向拉拢缝合。

3. 缺损较大的面颊部全层洞穿，直接将创缘的皮肤与黏膜相对缝合，消除创面，遗留洞形缺损择期进行修复（图12-6）。

（三）腭损伤

腭损伤的处理原则是尽量关闭创口和消除创面。按损伤程度可采取以下措施：

1. 硬腭软组织撕裂直接做黏骨膜缝合。

2. 软腭贯通伤，分层缝合软腭黏膜、肌层、鼻侧黏膜。

3. 硬腭有组织缺损或与鼻腔、上颌窦相通者，可从邻近转移黏骨膜瓣，封闭创口；或在硬腭做松弛切口，从骨面分离黏骨膜瓣，向缺损处拉拢缝合。

4. 若腭部缺损过大，不能即刻修复者，可做腭护板，隔离口、鼻腔，择期手术修

复。

（四）唇、舌、耳、鼻及眼睑断裂伤

若组织离体时间在 6 小时内，组织比较完整，应设法缝回原处。缝合前，离体组织应充分冲洗，并浸泡于抗生素溶液中备用。伤口区创面应彻底清创，修剪成新鲜创面，细针细线仔细对位缝合；缝合后妥善固定、注意保温、全身应用抗生素。

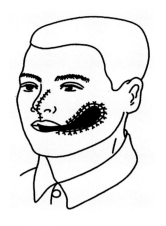

图 12 - 6　颊部洞穿型缺损缝合

（五）神经损伤

面神经损伤原则上应尽早处理，后期处理治疗效果多不理想。多采用即刻端端吻合术；神经游离移植术。主要是自体神经移植，如耳大神经、腓肠神经、颈丛皮神经等。

（六）腮腺及腮腺导管损伤

腮腺区损伤后常导致腺体暴露、导管断裂和面神经损伤。首诊时要多注意检查腮腺区，尤其注意面神经和腮腺导管的损伤。

对于单纯腮腺腺体损伤，彻底清创后，对腺体做结扎，然后分层缝合，为避免涎瘘发生，术后伤区加压包扎 10 天左右，辅以抗唾液分泌药物。对于腮腺导管的损伤，应立即做端端吻合。若未及时发现，可导致涎瘘发生。

第四节　口腔颌面部硬组织损伤

一、牙和牙槽骨骨折

（一）牙损伤

牙损伤可分为牙挫伤、牙脱位及牙折三类。单纯牙损伤常见于碰撞、跌打等原因，表现及处理见第三章第二节。

（二）牙槽突骨折

是由外力直接打击发生的，多见于上颌前部。临床上诊断牙槽突骨折可从以下几个方面进行：①伴有局部软组织挫裂伤；②伴有牙折、牙松动或牙脱位；③摇动损伤区牙时可见邻近牙及骨折片随之移动；④牙及骨折片的移位导致咬合错乱。

治疗为局麻下复位牙槽突及牙齿，利用骨折邻近的牙列，采用牙弓夹板、牙间结扎固定、正畸托槽等方法固定骨折（图 12 -7～图 12 -9）。注意：牙弓夹板和正畸托槽放置均应跨过骨折线 3 个正常牙位。牙槽突骨折累及牙齿经常发生牙髓坏死，则应进行牙

髓治疗。

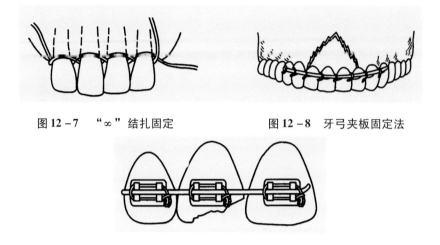

图 12 – 7　"∞"结扎固定　　　　　图 12 – 8　牙弓夹板固定法

图 12 – 9　正畸托槽固定法

二、颌骨骨折

颌骨骨折约占颌面部损伤的 35% 以上，常见原因有交通事故、工伤、跌打及运动损伤，偶见医源性损伤，战时多为弹片损伤。目前，交通事故引起的颌骨骨折比例逐年增高，成为颌骨骨折的最主要的原因。

颌骨骨折同一般骨折共性：疼痛、出血、肿胀、麻木、骨折移位和功能障碍等。但由于颌骨独特的解剖结构和生理特点，其临床和诊断方法与身体其他部位骨折又有所不同；最大的区别在于，上、下颌颌骨形成咬合关系，若处理不当，会影响咀嚼功能。

【解剖特点】

上颌骨是面中部最大的骨骼，占据面中 1/3，左右各一，两侧上颌骨在中线连接构成鼻腔基部的梨状孔，内有上颌窦。上颌骨解剖形态不规则，骨缝连接多，四周与眼眶、鼻腔、口腔和眶下裂相邻。上颌骨与其周围骨骼通过骨缝在局部形成三条支柱结构，当正常咬合力及较小外力作用时，外力常沿这些支柱分散，不会引起骨折；而若当外力较大时，各颅面骨相连处的许多骨缝、腔窦和裂隙，这些较薄弱的部位，易在外力作用下发生骨折，常形成高、中、低位的横断型骨折。

下颌骨占据面下 1/3 部及两侧的面中 1/3 部分，面积大，位置突出，损伤的发生率较高。下颌骨发生骨折的部位常与解剖结构有关，如正中联合、颏孔区、下颌角区及髁状突颈部，这些都是下颌骨的薄弱环节，是骨折易发生的部位。下颌骨有功能强大的升颌肌群和降颌肌群附着，骨折时，由于附着在骨块上的肌群牵引力方向不同，常使骨折发生移位，导致咬合错乱。

上、下颌通过咬合关系行使功能，当咬合关系紧密稳定时，颌骨可承受相对较大的打击力，如拳击运动员戴牙套就是利用这个原理，但是若上下颌失去稳定的锁结关系时，受到打击时则容易发生骨折。

【临床表现】

1. 上颌骨骨折

（1）骨折线　上颌骨骨折线易发生在骨缝和薄弱的骨壁处，临床常见的是横断行骨折。Le Fort 按骨折线的高低，将其分为三型。

Le Fort Ⅰ 型骨折：又称为上颌骨低位骨折或水平骨折。如图 12 - 10 所示骨折线从梨状孔水平、牙槽突上方向两侧水平延伸至上颌翼突缝。上颌骨下部包括牙槽骨及牙齿整块活动，移位。

Le Fort Ⅱ 型骨折：又称上颌骨中位骨折或锥形骨折。如图 12 - 11 所示骨折线自鼻额缝向两侧横过鼻梁、眶内侧壁、眶底和颧上颌缝，再沿上颌骨侧壁到达蝶骨翼状突。有时可波及筛窦到达颅前窝，出现脑脊液鼻漏。

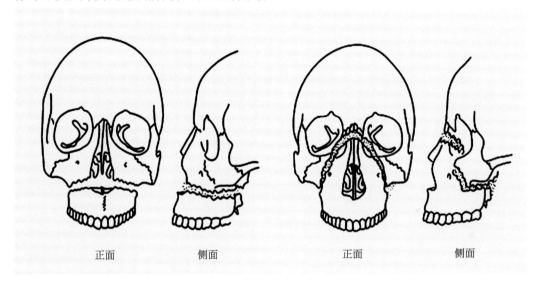

|　　正面　　|　　侧面　　|　　正面　　|　　侧面　　|

图 12 - 10　Le Fort Ⅰ 型骨折　　　图 12 - 11　Le Fort Ⅱ 型骨折

Le Fort Ⅲ 型骨折：又称上颌骨高位骨折或颅面分离。如图 12 - 12 所示骨折线自鼻额缝向两侧横过鼻梁、眶部，经颧额缝向后到达蝶骨翼状突，形成"颅面分离"。此类骨折常伴颅底骨折和颅脑损伤，表现为常导致面中部拉长和凹陷，眼球下移，结膜下出血，耳鼻出血，脑脊液鼻漏、耳漏等。

（2）骨折段移位　骨折块多随外力的方向发生位移，或因重力作用，一般出现后下方向移位。

（3）咬合关系错乱　骨折片移位必然导致咬合关系错乱。骨折块向下移位者，前牙开𬌗，后牙早接触；一侧上颌骨骨折时，患侧牙早接触，健侧牙呈开𬌗状。

（4）眶及眶周变化　因眼睑及眶周组织疏松，加之骨折后组织内出血、水肿，使眼球周围的软组织成特有的"眼镜症"。具体表现为眶周瘀斑，眼睑及球结膜下出血，或有眼球移位而出现复视。若伤及眼神经或展神经，出现眼球运动障碍；而若累及视神经或眼球则引起视觉障碍或失明。

（5）颅脑损伤　上颌骨骨折时常伴发颅脑损伤或颅底骨折，出现脑脊液漏。

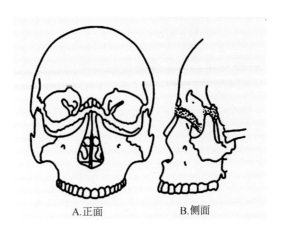

A.正面　　　　　　B.侧面

图 12－12　Le Fort Ⅲ型骨折

（6）口、鼻腔出血　上颌骨骨折常合并口、鼻腔黏膜撕裂或鼻窦黏膜裂伤。有时口内并无破裂，血仅从鼻孔流出，或由后鼻孔经口咽部流至口腔。

（7）眶下神经支配区麻木　上颌骨骨质常累及眶下神经支配区，导致该神经支配区感觉异常。

2. 下颌骨骨折

（1）骨折段位移　影响下颌骨骨折段移位的主要因素有：①骨折部位；②外力大小和方向；③骨折线方向和倾斜度；④骨折段是否有牙及附着肌肉的牵拉，咀嚼肌的牵拉作用是主要的。常因不同部位骨折，不同方向的肌群牵拉而出现相应的骨折段移位。

正中联合部骨折：①单发的正中骨折，由于骨折线两侧肌牵引力相等，一般无明显移位，有时仅见骨折线两侧的牙体高低不一致。②单发斜行骨折，由于骨折线两侧肌牵引力不等，骨折向牵引力大侧移位。③双发骨折，正中骨折段可因降颌肌群的作用向后下方退缩。④粉碎性骨折或有骨质缺损，两侧骨折段受下颌舌骨肌牵拉向中线移位，使下颌牙弓前端变窄。后两种骨折可引起舌后坠，出现呼吸困难甚至窒息，应予以重视。

颏孔区骨折：又称下颌体部骨折。①单侧颏孔区骨折时，前骨折段因所附着降颌肌群的牵引向下后、外移位；后骨折段则因升颌肌群的牵引则骨折段向上前、内移位。②双侧颏孔区骨折时，前骨折段则因降颌肌群的牵引向后下移位，可导致颏部后缩和舌后坠，两侧后骨折段由于升颌肌群的牵引向上前方移位（图 12－13）。

下颌角骨折：骨折线位于下颌角。①骨折线两侧都有咬肌和翼内肌附着时，骨折段不移位，偶有移位为创伤力所致。②骨折线位于下颌角前部在肌群附着之前时，前骨折段可因降颌肌群的牵引向下内移位，后骨折段受升颌肌群牵引向上前方移位，可出现后牙早接触，前牙开𬌗（图 12－14）。

髁状突骨折：多发生在翼外肌附着下方的髁状突颈部。①单侧髁状突颈部骨折，患侧下颌向外侧及后方移位，不能做侧方运动。由于下颌支变短、升颌肌群的牵引使患侧下颌向后上移位，患侧后牙早接触，前牙及对侧牙开𬌗状。②双侧髁状突颈部骨折时，双下颌被升颌肌群牵引向后上移位，双侧后牙早接触，前牙开𬌗，不能作前伸及侧方运

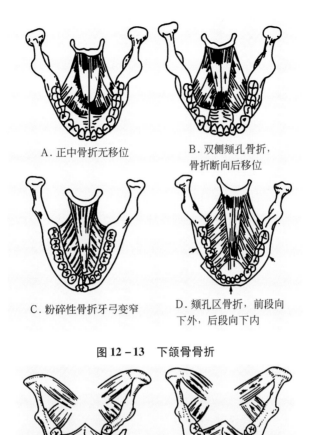

A.正中骨折无移位　　　　　B.双侧颏孔骨折，
　　　　　　　　　　　　　　　骨折断向后移位

C.粉碎性骨折牙弓变窄　　　D.颏孔区骨折，前段向
　　　　　　　　　　　　　　　下外，后段向下内

图 12 – 13　下颌骨骨折

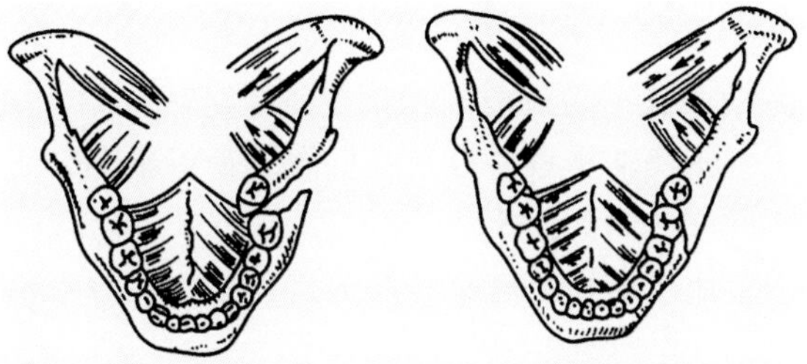

A.骨折段移位　　　　　　　B.骨折段不移位

图 12 – 14　下颌角部骨折

动，局部症状较单侧髁突颈部骨折重，还有可能合并不同程度的脑震荡（图11 –3）。

（2）咬合错乱　是颌骨骨折最常见体征，也是诊断颌骨骨折最主要的依据，对骨折的治疗也具有重要意义。即使骨折段只有轻度的移位，也可以出现咬合错乱而影响功能。常见的咬合错乱有早接触、开𬌗、反𬌗等。

（3）骨折段异常动度　下颌骨是颌面部骨中唯一能活动的骨，正常情况下，下颌运动是连成一个整体的，在发生骨折时可出现分段活动。

（4）下唇麻木　下颌骨骨折累及下牙槽神经时，会出现下唇麻木。

（5）张口受限　下颌骨骨折时由于疼痛和肌痉挛，常会导致患者张口受限。

【颌骨骨折诊断要点】

1. 了解病史　受伤的原因、部位；了解受力的方向和大小。

2. 症状　除有一般骨折的表现外，还伴有张口困难、不能咬合、流涎、相应神经支配区麻木、复视等。

3. 体征　视诊及触诊所查，尤其对骨折边缘部位探查，辨别有无台阶样断裂现象及异常活动。注意鉴别软组织水肿。

4. 辅助诊断工具 最常用 X 线平片，对于复杂的全面部骨折可采用三维 CT 重建。

【治疗】

1. 颌骨骨折的治疗原则

（1）治疗时机。及早进行治疗，对病危患者，首先抢救生命；昏迷患者，禁做颌间固定；幼儿或老年人不宜手术者，可保守治疗。

（2）正确的骨折复位和稳定可靠的固定。以恢复患者原有的咬合关系为标准，主要采用手术开放复位坚强内固定法。

（3）骨折线上牙的处理。应尽量保留，但若已有松动、龋坏、牙周病、根尖周病等则要拔除，防止骨折感染或并发颌骨骨髓炎。

（4）合并软组织伤处理。先行软组织清创，关闭创口，然后骨折固定，最后缝合外部伤口。

（5）功能与外形兼顾。在恢复咀嚼功能的基础上，也要兼顾美观。应注意上、下颌骨的高度、突度和弧度。

（6）局部治疗与全身治疗相结合。

（7）早期进行功能锻炼。

2. 颌骨骨折的治疗方法

（1）复位方法 复位是使移位的骨折块恢复到原有位置的方法。可有以下方法：

①手法复位：用于刚受伤的患者，在单纯性颌骨骨折早期，用手可将移动的骨折片恢复到正常位置。复位后应作颌间固定。

②牵引复位：用于手法不能恢复原来咬合或骨折线已纤维愈合的情况。分为颌间牵引及口外牵引两种。

③切开复位：主要适用于有软组织伤口的开放性骨折、复杂性骨折和已有错位愈合的陈旧性骨折。在软组织清创的同时，进行骨折断的复位和内固定。

（2）固定方法 固定是为了保证将复位的骨折块在正常位置上愈合，防止发生再移位。常可以采用：

①单颌固定：对发生在骨折的颌骨或其牙上作固定，而不是将上下颌骨同时固定在一起，多用于线性且移位不大的骨质。优点是固定后不影响口腔功能，利于保持口腔卫生。常用的方法有邻牙结扎固定、牙弓夹板固定。

②颌间固定：是颌骨骨折常用的固定方法，尤其对下颌骨骨折，可利用上颌骨来固定下颌骨，并使上下颌的牙固定在正常的咬合关系的位置上，待骨折愈合后，恢复咀嚼功能。缺点是在固定期间不能张口，影响咀嚼和进食，不利于保持口腔卫生，一般只能摄入流质饮食，并要加强口腔护理。下颌骨一般固定 4~6 周，上颌骨 3~4 周。常用的方法有：带钩牙弓夹板颌间固定、小环颌间结扎固定、正畸托槽颌间固定等（图 12 - 15）。

③坚强内固定：是通过手术切开，显露骨折断端后，用生物相容性好的材料制作成的螺板和螺钉进行固定，能坚强地抵消影响愈合的各种不良应力，并能维持骨折在正常

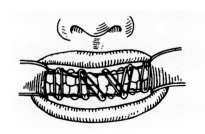

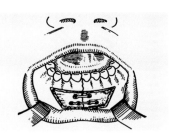

图 12 - 15 颌间牵引固位法　　　图 12 - 16 坚强内固定

位置上愈合。实践也证明了，坚强内固定较以往固定方法固定效果好，使用方便，术后大大减少了颌间固定的时间，甚至可不用颌间固定，因此也避免了颌间固定的弊端。目前以手术开放复位坚强内固定为治疗的主流，适应于有明显移位的骨、多发性或粉碎性颌骨骨折、有骨缺损的骨折、无牙颌的骨折及其他复位固定困难的骨折。在下颌骨行骨折固定时应注意下颌骨附着肌力的影响；对面中部骨折的固定力争多点固定，至少保证三点固定（图 12 - 16）。

（3）髁突骨折的治疗　髁突骨折的治疗方法应综合考虑髁突骨折的位置、移位的程度和患者的年龄情况等因素。治疗措施包括：①大多数髁突骨折均采用保守治疗，手法复位后行颌间固定。②无移位时，采取制动保持正常的咬合关系，两周后开口运动。③轻度移位时，可采用手法复位后行颌间固定或颌间弹性牵引复位固定。④明显移位时，手术复位并坚强内固定。⑤粉碎性或陈旧性难移复位者行髁突摘除术。

（4）无牙颌骨折及儿童骨折的治疗　无牙颌骨折多发生于老年人的下颌骨，因为长期牙列缺失后牙槽骨吸收多，下颌骨骨质骨量均严重下降；再加之老年人骨质硬化并且经常伴有骨质疏松，易发生骨折。移位不大的骨折，手法复位后，利用修复的义齿复位，外加颅颌绷带固定。对移位较大的骨折，也可以考虑手术复位后行坚强内固定。无牙颌骨折要求恢复颌位即可，骨折愈合后义齿修复。

儿童骨折较少见，由于其骨质柔韧有弹性，一般移位不大。儿童时期恒牙尚未完全萌出，咬合关系可在恒牙完全萌出过程中自行调整，因此对复位，特别是对咬合关系的恢复要求不如成年人高。乳牙列的儿童，由于牙冠较短、牙根吸收、牙不稳固，不适合作牙间或颌间结扎固定；加之颌骨内有恒牙胚，骨质薄，不适合做骨内固定，因此多采用保守治疗。对于严重开放性创伤、移位大或不合作儿童，可采用手术复位固定。另外，复位越早越好，多不超过 5 天，固定时间也较成人短。最后，儿童髁突为生发中心，易骨折，故颌面部损伤时应注意检查。

三、颧骨、颧弓骨折

颧骨、颧弓属于面侧部较为突出的骨性支架，易受撞击而发生骨折。颧骨与上颌骨连接面较大，易遭受暴力打击而折断，常伴有上颌骨骨折。

【临床表现】

1. 颧面部塌陷畸形　骨折块移位取决于外力的大小和方向，多发生内陷移位。伤后早期，由于软组织肿胀，凹陷不明显，易误诊为单纯软组织损伤。

2. 张口受限　骨折块内陷压迫咀嚼肌，妨碍喙突运动，导致张口受限和张口疼痛。

3. 复视　颧骨构成眶外侧壁和眶下缘的大部分，发生骨折移位后，眼球可因失去支持，眼肌撕裂及外侧韧带下移，而发生复视。

4. 神经症状　损伤可导致眶下神经及面神经颧支损伤，引起相应支配区域皮肤麻木或患者眼睑闭合不全。

5. 瘀斑　颧骨眶壁有骨折时，眶周皮下、眼睑和结膜下可出现出血性瘀斑。

【诊断要点】

颧骨、颧弓骨折可根据病史、临床表现、X 线片（鼻颏位、颧弓位）作出诊断。

【治疗】

颧骨、颧弓骨折后，如仅有轻度移位，畸形不明显，无张口受限及复视等功能障碍者，可做保守治疗。凡有张口受限，显著畸形、复视者，可考虑手术复位。虽无功能障碍但有明显畸形者也可考虑手术复位内固定。主要方法可包括：巾钳牵拉复位、颧弓单齿钩切开复位、口内切开复位、颞部切开复位、上颌窦填塞法及头皮冠状切开复位等。

巩 固 练 习

一、名词解释

挫伤　　清创术

二、选择题

1. 口腔颌面部血循环丰富，受伤后通常不会导致（　　　）
   A. 出血较多，常见发生休克　　　　　B. 易形成血肿
   C. 组织水肿反应快而重　　　　　　　D. 组织再生修复能力强
   E. 组织抗感染力强

2. 下列哪项不是颌面部损伤的特点（　　　）
   A. 血循环丰富，易发生组织血肿和水肿
   B. 由于污染多，容易感染及组织坏死
   C. 易并发颅脑损伤
   D. 易发生窒息
   E. 常发生面部畸形

3. 口腔颌面部初期缝合的最宽时间是（　　　）
   A. 6 小时　　　　　　　　　　　B. 12 小时
   C. 24 小时　　　　　　　　　　 D. 48 小时
   E. 只要没有明显的化脓伤口，甚至在伤后 48 小时以上，只要在清创后，也可做初期缝合

4. 下列哪个部位的骨折最易引起呼吸道阻塞（　　　）

    A. 颏部正中骨折   B. 一侧颏孔区骨

    C. 双侧颏孔区骨   D. 下颌角部骨折

    E. 髁突颈部骨折

5. 若确诊上颌骨骨折，急救时应首先（   ）

    A. 止血   B. 复位

    C. 止疼   D. 防止感染

    E. 保持呼吸道通畅和止血

三、填空题

1. 口腔颌面部清创术的步骤包括：_____、_____、_____。

2. 口腔颌面部软组织损伤的类型有_____、_____、_____、_____、咬伤。

3. 颧骨骨折的临床表现包括：_____、_____、复视、_____、瘀斑。

四、简答题

1. 颌面部损伤的特点。

2. 上下颌骨骨折的临床表现、治疗原则及治疗方法。

第十三章 口腔颌面部肿瘤与囊肿

 本章导读

　　肿瘤是一类严重威胁人类健康的疾病，近年来发病率有增高的趋势。囊肿虽不是真性肿瘤，但具有肿瘤的某些生物学特性和临床表现。通过本章的学习，你会熟悉口腔颌面部肿瘤的一般表现、诊断及治疗方法，并熟悉常见的口腔颌面部囊肿的诊治方法。

第一节　口腔颌面部肿瘤概述

　　肿瘤是人体组织细胞由于内在和外界致病因素长时间的作用，使细胞的遗传物质——脱氧核糖核酸（DNA）产生突变，对细胞的生长和分裂失去控制而发生异常增生和功能失调所造成的一种疾病，它是一类严重威胁人类健康的常见病、多发病，近年来发病率有增高的趋势，是医学领域越来越受到重视的课题。

　　【临床表现】
　　口腔颌面部肿瘤按其生物学特性和对人体危害轻重不同可分为良性与恶性两大类。

　　1. 良性肿瘤　良性肿瘤一般生长速度缓慢，有的还可呈间断性的生长，偶尔会停止生长。良性肿瘤的生长方式大多为膨胀性生长，因外有包膜故与正常组织分界清楚，检查时可被推动。良性肿瘤病人一般无自觉症状，不发生转移，通常愈合良好，但如生长在要害部位或发生并发症时也可危及生命。良性肿瘤的组织学结构细胞分化良好，细胞形态和结构与正常组织相似。

　　2. 恶性肿瘤　恶性肿瘤中的癌多见于老年，肉瘤多见于青壮年，大都生长较快。恶性肿瘤一般无包膜，因而边界不清，呈浸润性生长。质地较硬，与周围组织粘连，肿块固定不能被推动。恶性肿瘤患者常有局部疼痛、麻木、头痛、张口受限、面瘫、出血等症状，常因肿瘤迅速生长、转移和侵及重要脏器及发生恶病质而死亡。恶性肿瘤细胞分化差，细胞形态和结构呈异型性，有异常核分裂。

　　【诊断】
　　早期发现，正确诊断是根治恶性肿瘤的关键。在临床上，口腔颌面部恶性肿瘤易误诊为牙龈炎、损伤性溃疡、上颌窦炎、颌骨骨髓炎等，从而使患者延误或失去治愈的机会。因此，在肿瘤的诊断过程中，首先要区别肿瘤与非肿瘤疾病（如炎症、寄生虫、畸形或组织增生性肿块）；其次，要鉴别良性或者恶性。

1. 病史采集　重点应询问患者最初出现症状的时间、确切的部位、生长速度以及最近是否突然加速生长，这在临床上对于区分良性肿瘤与恶性肿瘤，以及确定晚期恶性肿瘤的原发部位大有帮助。

2. 临床检查　一般通过望诊和触诊来进行检查。望诊可以了解肿瘤的形态、生长部位、体积大小以及有无功能障碍。触诊可以了解肿瘤的边界、质地、活动度以及与邻近组织的关系。在颊部、口底、舌部等的深部肿瘤应进行双手触诊。听诊对血管源性的肿瘤有一定的帮助。当怀疑是恶性肿瘤时应常规对颈部淋巴结做触诊检查，以判断淋巴结有无转移，同时应对病人全身重要脏器进行检查，以排除肿瘤的远处转移。

3. 影像学检查　X 线片主要用以了解骨组织肿瘤的性质以及软组织肿瘤对骨组织的侵犯程度。对恶性肿瘤还应常规行胸部摄片检查肺部有无转移。X 线造影检查，如唾液腺造影、颈动脉造影、瘤（窦）腔造影等均可协助明确肿瘤的性质、范围及为治疗提供参考。计算机体层扫描（CT）、磁共振成像（MRI）和数字减影血管造影片（DSA）对口腔颌面部深部肿瘤的诊断有较大的帮助，特别是 MRI 对深部肿瘤的分辨率十分高，同时也为手术治疗提供了较精确范围。

4. 穿刺及细胞学检查　适用于肿块扪诊有波动感或深部软而界限欠清的肿块的检查。近年来对唾液腺或某些深部肿瘤也可以用 6 号针头行穿刺细胞学检查，或称细针吸取活检，此法区别良恶性肿瘤的准确率可达 95%，但有时对肿瘤的组织学类型难以完全肯定。

5. 活组织检查　系从病变部位取一小块组织制成切片，在显微镜下观察细胞的形态和结构，以确定病变性质、肿瘤的类型及分化程度等。这是目前比较准确可靠，也是结论性的诊断方法，但也应结合临床和其他检查方法综合分析，才能更准确地做出诊断。另一方面，必须正确掌握活组织检查的方法，因为不恰当的活组织检查不但增加患者痛苦，而且可促使肿瘤转移，影响治疗效果。

【治疗】

对肿瘤的治疗，首先要建立综合治疗的观点。应根据肿瘤的性质及临床表现，结合患者的身体情况，具体分析，采取相应的治疗原则与方法，制定一个比较合理的治疗计划。

1. 治疗原则　良性肿瘤通常以外科治疗为主，如为交界性肿瘤，应切除肿瘤周围部分正常组织，将切除组织做冷冻切片病理检查。如为恶变，则应扩大切除范围。恶性肿瘤应根据肿瘤的组织来源、生长部位、分化程度、临床分期、患者机体情况等全面研究后再选择适当的治疗方法。

2. 治疗方法　常用的是手术治疗、放射治疗及化学药物治疗。目前，手术仍是治疗口腔颌面部肿瘤的主要和有效方法，适用于良性肿瘤或用放射线治疗及化学药物治疗不能治愈的恶性肿瘤。为了提高肿瘤的治疗效果，对晚期肿瘤目前多倾向于综合治疗。

【预防】

对口腔颌面部肿瘤必须贯彻预防为主的方针，健全多层次肿瘤防治网，开展肿瘤防治工作，全面实施三级预防。Ⅰ级预防为病因预防，消除或减少致癌因素，是降低发病率的最根本措施；Ⅱ级预防为诊治预防，主要是贯彻三早，即"早发现，早诊断，早治疗"，以提高治愈率；Ⅲ级预防为康复预防，是指以处理和治疗病员为主，其目标是根治肿瘤，延长寿命，减轻病痛。

第二节　常见口腔颌面部囊肿

囊肿是一种内含流体或半流体的病理性囊腔，它不是真性肿瘤，也不属于脓肿性病理性扩张。除个别外，发生在口腔颌面部的囊肿几乎都有上皮衬里和纤维结缔组织囊壁。临床上根据其发生的部位，分为软组织囊肿和颌骨囊肿两大类。口腔颌面部软组织囊肿，按其来源可分为潴留性囊肿（如黏液腺囊肿、舌下腺囊肿、皮脂腺囊肿等）和发育性囊肿（如皮样囊肿或表皮样瘤、甲状舌管囊肿、鳃裂囊肿等）两类。颌骨囊肿根据其组织来源亦可分为牙源性颌骨囊肿和非牙源性颌骨囊肿两类。

一、黏液腺囊肿

1. 病因　位于口腔黏膜下的黏液腺，因外伤使腺泡或导管破裂，腺泡分泌液漏入组织间隙内，在黏膜下形成无上皮衬里的外渗性囊肿，目前临床上的黏液腺囊肿大部分为此类型。另外有少部分因导管阻塞使腺泡分泌液潴留，导管逐渐扩张而形成有上皮衬里的潴留性囊肿。

2. 临床表现　以青少年多见，可发生在有黏液腺的任何部位，好发于下唇及舌尖腹侧，这是因为舌体运动常受下前牙摩擦以及不自觉咬下唇动作使黏膜下腺体受伤。囊肿位于黏膜下突出表面，为圆球或半球状柔软的肿物，呈浅蓝色半透明状。容易被咬伤而破裂，流出淡黄色蛋清样黏液而消失，待破裂处愈合后又可复发，反复破损后表现为较厚的白色瘢痕状突起，囊肿透明度降低。

3. 诊断　黏液腺囊肿位置表浅，根据病史及临床检查，较容易得出正确的诊断。

4. 治疗　黏液腺囊肿多采用手术方法，行囊肿摘除术（图13－1）。手术方法为：局部浸润麻醉下，纵向切开黏膜，在黏膜下，囊壁外面做钝、锐性分离囊壁，取出囊肿。周围腺组织应尽量减少损伤，和囊肿相连的腺体应一并切除，以防复发。反复损伤的黏液囊肿可形成瘢痕并与囊壁粘连，不易分离，此类病例可在囊肿两侧作梭形切口，将瘢痕、囊肿及其邻近组织一并切除，间断

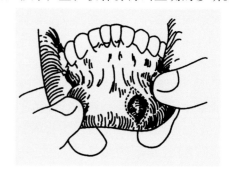

图13－1　下唇黏液腺囊肿摘除术切口

缝合创口，术后一周拆线。非手术的方法是在抽尽囊液后注入适量的2%碘酊或20%氯

化钠溶液，停留 2～3 分钟，再将药液抽出。目的是破坏腺上皮细胞，使其失去分泌功能而不再形成囊肿。

二、舌下腺囊肿

1. 病因　大多数是因为腺体、导管损伤破裂，分泌物溢漏入组织内形成外渗性囊肿；少数是由于舌下腺导管阻塞，分泌物潴留扩张而形成囊肿。是三对大涎腺中最常见的囊肿。

2. 临床表现　囊肿好发于青少年，生长缓慢，一般无自觉症状。常发生于一侧的舌下区黏膜与口底肌之间，有时可越过中线至对侧，部分可突入下颌下区、颏下区。囊肿表面呈浅紫蓝色，扪之柔软有波动感。较大的囊肿可将舌抬起，状似"重舌"。囊肿损伤破裂后有淡黄色蛋清样黏稠液体流出而缩小或消失，但伤口愈合后又可复发。囊肿发展很大时，可引起吞咽、语言及呼吸困难。

3. 诊断　根据临床表现及穿刺可抽出蛋清样黏稠液体，诊断常无困难。但需与口底皮样囊肿和口底、下颌下区血管瘤相鉴别，前者位于口底正中，边界清，扪之有面团样柔韧感；后者表面的黏膜或皮肤呈蓝紫色，穿刺可吸出血液。

4. 治疗　根治舌下腺囊肿的方法是切除舌下腺，残留部分囊壁不致造成复发。对全身情况不能耐受舌下腺切除术的患者及患儿，可做袋形缝合术，即切除覆盖囊肿的部分黏膜和囊壁，放尽囊液，填入碘仿纱条。待全身情况好转或婴儿长至 4 岁后再行舌下腺摘除。

舌下腺摘除术多采用口内口底切口，在舌神经阻滞麻醉及局部浸润麻醉下进行。为避免下颌下腺导管损伤，可从下颌下腺导管口插入细塑料管作为标志。用开口器维持开口状态，在导管口后方的舌下皱襞与下颌体内侧黏膜的中间，做平行于下颌牙弓的切口，切开囊肿表面的口底黏膜至第二磨近中。先自囊肿及腺体的前缘和外侧做钝分离，在明视下，轻轻提起腺体钝分离显露下颌下腺导管，并妥善加以保护；当分离内侧至第一磨牙部位处时，须注意位于导管之下舌神经的保护和勿损伤舌深动、静脉，直至腺体全部游离后完整摘除。冲洗创口、彻底止血后，间断缝合口底黏膜切口，不宜过紧、过密，切勿将下颌下腺导管缝扎。为预防血肿，创口内置入橡皮引流条，缝合固定。术后 24～72 小时抽除引流，术后一周拆线。

三、皮脂腺囊肿

1. 病因　主要因皮脂腺排泄管阻塞，皮脂腺囊状上皮被逐渐增多的内容物膨胀而形成潴留性囊肿。中医称之为"粉瘤"。

2. 临床表现　常见于面部，小的如豆，大则可至小柑橘样。呈圆形位于皮内，向皮肤表面突出，质地柔软有弹性。囊壁薄与皮肤紧密粘连，中央可有一小色素点，临床上可根据这个主要特征与表皮样囊肿相鉴别。囊肿内含白色凝乳状皮脂腺分泌物。一般无自觉症状，如有继发感染，可有疼痛或形成脓肿，少数可恶变而形成皮脂腺癌。

3. 诊断　根据临床特点，诊断多无困难。

4. **治疗** 手术切除皮脂腺囊肿（图13-2）。在局麻下沿颜面部皮纹方向行包括粘连皮肤在内的梭形切口，切开皮肤后，沿囊壁作锐分离，将囊肿与粘连的皮肤全部切除。冲洗创口后缝合皮肤，术后一周拆线。如囊肿继发感染已形成脓肿者，应先行切开引流并抗感染治疗，待炎症完全控制后再行手术摘除囊肿。

四、皮样囊肿或表皮样瘤

1. **病因** 为胚胎发育时期遗留于组织中的上皮细胞发展而形成囊肿；表皮样瘤也可因手术或损伤使上皮细胞植入而形成。

2. **临床表现** 多见于儿童及青少年。皮样囊肿好发于口底与颏下，表皮样瘤好发于眼睑、额、鼻、眶外侧、耳下等部位。囊肿生长缓慢，表面光滑，呈圆形或卵圆形，与周围组织无粘连，质地柔韧似面团样感觉。一般无自觉症状，位于下颌舌骨肌之上者向口腔内突出，较大时

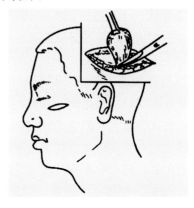

图13-2 皮脂腺囊肿摘除术

可抬高舌体影响语言、吞咽和呼吸；位于下颌舌骨肌之下者向颏下突出（图13-3）。穿刺可抽出乳白色豆渣样物质，皮样囊肿还含有毛发、脱落的上皮细胞、毛囊及皮脂腺等。

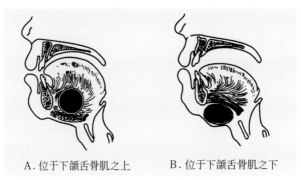

A. 位于下颌舌骨肌之上　　　　B. 位于下颌舌骨肌之下

图13-3 口底皮样囊肿

3. **诊断** 根据病史、临床表现及穿刺检查可抽出乳白色豆渣样物质等不难做出诊断。

4. **治疗** 手术治疗摘除囊肿。

（1）口底皮样囊肿摘除术。切口选择，囊肿突向口底的在口内黏膜做与牙弓弧度相应的切口；突向颏下的在下颌下缘下2cm处横向弧形切口；对于巨大的口底皮样囊肿或囊肿贯穿下颌舌骨肌者，应采用口内、口外联合切口。切开黏膜或皮肤与皮下层后，显露囊肿并沿囊壁做钝分离，用手指自颏下或口底推压，使囊肿更突向口腔或颏下便于分离。完整摘除囊肿后，冲洗伤口，彻底止血，分层缝合，放置橡皮条引流，颏下适当加压包扎。术后严密观察水肿与出血，注意保持呼吸道通畅，术后24~48小时去除引流，术后1周拆线。

（2）颜面部皮样囊肿或表皮样瘤应沿皮纹方向在囊肿表面皮肤上作切口，切开皮肤及皮下组织，显露囊壁，然后将囊肿与周围组织分离，完整摘除囊肿，分层缝合。

五、甲状舌管囊肿

1. 病因　胚胎期的甲状腺始基，借甲状舌管和咽相连，甲状舌管在胚胎 5～6 周时自行退化消失，在起始部位仅留一浅凹，即舌盲孔。如甲状舌管退化不完全时，由残存上皮的分泌物聚积而成囊肿。

2. 临床表现　多见于儿童，亦可见于成人。可发生于颈中线自舌盲孔至胸骨切迹间的任何部位，但以舌骨上下部最常见，有时可偏向一侧（图 13－4）。囊肿多呈圆形，生长缓慢，表面光滑，边界清楚，与皮肤和周围组织无粘连，质软。位于舌骨以下的囊肿，囊肿与舌骨体间可扪及坚韧的索状物与舌骨体相连，囊肿可随吞咽及伸舌动作而上下移动。患者多无自觉症状，位于舌盲孔附近的囊肿，可使舌根部肿胀，发生吞咽、言语及呼吸功能障碍。如有继发感染，可出现疼痛，吞咽时尤甚，一旦自行溃破或误诊将脓肿做切开引流，则形成甲状舌管瘘，瘘管如长期不治，还可发生癌变。

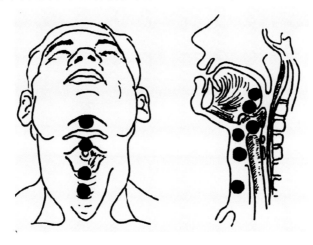

图 13－4　甲状舌管囊肿好发部位

3. 诊断　根据病史、临床表现及囊肿随舌骨活动而移动等可做出诊断。有时穿刺检查可抽出黄色透明液体，还可用 B 超检查或瘘道造影检查，可查清瘘道行径。

4. 治疗　应彻底切除囊肿或者瘘管，同时切除相连的舌骨中份，否则容易复发。

六、牙源性颌骨囊肿

牙源性颌骨囊肿是颌骨内与牙或成牙组织有关的囊肿。包括两大类，一类是由于根尖周病变发展而来的根端囊肿；另一类是在牙齿发育过程中，由于颌骨内形成牙齿的上皮结构退化、变性而发生的囊肿，为发育性囊肿，包括始基囊肿、牙源性角化囊肿、含牙囊肿。

1. 病因

（1）**根端囊肿**　是由于根尖肉芽肿、慢性炎症刺激，引起牙周膜内的上皮残余增生，增生的上皮团中央发生变性与液化，周围组织液不断渗出，逐渐形成囊肿，又称根尖周囊肿（图13-5）。如果根尖肉芽肿在拔牙后未作适当处理仍残留在颌骨内而发生的囊肿，则称为残余囊肿。

（2）始基囊肿 是发生于成釉器发育早期阶段，牙釉质、牙本质形成之前，由于炎症和损伤，成釉器的星形网状层变性液化，并有渗出液蓄积而形成的囊肿。囊内不含牙，内含清亮的囊液（图13-6）。

（3）含牙囊肿 又称滤泡囊肿（图13-7），是牙冠形成之后，在缩余釉上皮与牙冠之间出现液体渗出与聚积，形成囊内含有牙冠的囊肿。囊肿可来自一个牙胚或多个牙胚，其好发部位依次为：下颌第三磨牙、上颌尖牙、上颌第三磨牙、下颌前磨牙区。

（4）牙源性角化囊肿 系来源于原始的牙胚或牙板残余，也有人认为来自于口腔黏膜上皮基底层。世界卫生组织将其归为始基囊肿，但不能解释角化囊肿的含牙率较高，囊内的黄白色油脂样角化物又与始基囊肿所含清亮囊液不同，故两者还是有区别的。

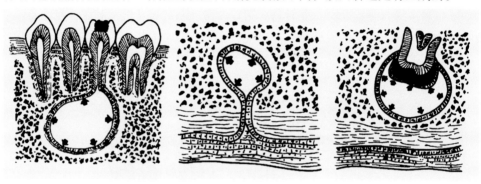

图13-5 根端囊肿　　　图13-6 始基囊肿　　　图13-7 含牙囊肿

2. 临床表现 牙源性颌骨囊肿多发生于青壮年，可发生在颌骨任何部位。根端囊肿多发生于前牙区；始基囊肿、牙源性角化囊肿则好发于下颌第三磨牙区及下颌升支部；含牙囊肿多见于下颌第三磨牙及上颌尖牙区。

牙源性颌骨囊肿一般生长缓慢，早期无自觉症状。囊肿逐渐生长增大，可导致面部畸形，扪诊有乒乓球样感觉。囊肿多数向唇颊侧膨隆，而牙源性角化囊肿有1/3的病例向舌侧膨隆。上颌的囊肿可突入鼻腔、上颌窦、推压眶下缘、累及眼球而影响视力并可产生复视；下颌的囊肿骨质破坏过大时，可能引起病理性骨折。囊肿穿刺可抽出草黄色囊液，镜下可见胆固醇结晶，角化囊肿内容物则多见黄、白色皮脂样物。X线检查囊肿为圆形或椭圆形透光阴影，边缘整齐，周围常呈现一白色骨质反应线。

3. 诊断 根据病史、临床表现、穿刺及X线检查等可做出诊断。

4. 治疗 较小的根端囊肿，病牙可做根管治疗，使其逐渐机化、骨化而消失。绝大多数囊肿需手术治疗，如有继发感染应先控制炎症后再手术治疗。术前应拍X线片，以明确囊肿的范围与邻近组织的关系。

巩固练习

一、名词解释

肿瘤　　　囊肿　　　牙源性颌骨囊肿　　　活组织检查

二、选择题

1. 药物烧灼法治疗黏液腺囊肿使用药物为（　　　）
   A. 生理盐水　　　　　　　B. 2%碘酊
   C. 1%～3%过氧化氢　　　D. 75%乙醇溶液

2. 黏液腺囊肿好发于（　　　）
   A. 上唇　　　　　　　　　B. 下唇
   C. 软腭　　　　　　　　　D. 颊黏膜

3. 正常情况下，甲状舌管在胚胎的什么时间自行退化消失（　　　）
   A. 3～4周　　　　　　　　B. 5～6周
   C. 7～8周　　　　　　　　D. 11～12周

4. 8岁男孩，颈部中线舌骨下有一核桃大囊肿。无自觉症状。可随吞咽上下活动。界清无粘连。至舌骨起有条索感，抽出黄色稀薄黏液。诊断为（　　　）
   A. 舌异味甲状腺　　　　　B. 皮样囊肿
   C. 鳃裂囊肿　　　　　　　D. 甲状舌管囊肿

三、填空题

1. 颌骨囊肿根据其来源可分为包括_____、_____两类。
2. 大涎腺中最常见的囊肿是_____。
3. 牙源性颌骨囊肿包括_____、_____、_____、_____。
4. 口腔颌面部软组织囊肿按其来源可分_____、_____两类。
5. 口腔颌面部肿瘤按其生物学特性和对人体危害轻重不同可分为_____与_____两大类。

四、简答题

1. 试述常甲状舌管囊肿囊肿的临床表现。
2. 试述良性肿瘤与恶性肿瘤的临床表现。

第十四章　颞下颌关节疾病

 本章导读

　　颞下颌关节紊乱在颞下颌关节疾病中较为常见，主要临床表现是下颌运动异常、疼痛、弹响和杂音，治疗以保守治疗为主。颞下颌关节急性前脱位的临床表现是病人呈开口状、下颌运动异常、下颌前伸、两颊变平，耳屏前方触诊有凹陷，治疗以手法复位为主。

第一节　颞下颌关节紊乱病

　　1. 病因　颞下颌关节紊乱病（temporomandibular disorders，TMD）是口腔常见疾病之一，目前病因不明，资料表明与精神因素、船因素、免疫因素、关节解剖因素等有关。

　　2. 临床表现　有自限性，病期一般较长，几年或十几年，并经常反复发作，预后良好。其临床表现主要有三个症状。

　　（1）下颌运动异常　包括开口度异常（过大或过小）；开口型异常（偏斜或歪曲）；开闭口运动出现关节绞锁等。

　　（2）疼痛　主要表现在开口和咀嚼运动时关节区或关节周围肌群的发沉、酸胀、疼痛等。

　　（3）弹响和杂音　正常关节的运动是一个连续、润滑、无声的过程。颞下颌关节紊乱时，常出现异常声音，常见的有：开口运动中"咔、咔"的弹响音；开口运动中"咔吧、咔吧"的破碎音；开口运动中连续的似揉玻璃纸样的摩擦音。

　　3. 诊断　根据临床表现可做出诊断。

　　4. 治疗　治疗原则以对症治疗和消除致病因素为主。

　　（1）减少和消除各种可能造成关节内微小创伤的因素。

　　（2）对于咀嚼肌群功能亢进和痉挛引起的关节紊乱，可以局部应用2%普鲁卡因5mL左右局部封闭。

　　（3）对于滑膜或关节炎症引起的关节紊乱，可用泼尼松龙混悬液0.5mL加入2%利多卡因 0.5~1mL，注射于髁突后区及关节上腔。每 5~7 天一次，注射 1~2 次即可。

（4）局部肌肉或关节区的物理治疗。

第二节 颞下颌关节脱位

1. 病因 颞下颌关节脱位（dislocation of condyle）是指髁突滑出关节窝以外，超越了关节运动的正常限度，以至不能自行复回原位。临床以急性前脱位为最常见。

2. 临床表现 可为单侧，亦可为双侧。双侧脱位表现为双侧颊部变平，鼻唇沟消失；病人呈开口状，不能闭口，唾液外流，语言不清；触诊耳屏前方有凹陷，颧弓下有突起。

3. 诊断 根据临床表现可做出诊断，必要时可借助 X 线摄片帮助诊断。

4. 治疗 一般采取口内法复位。请患者端坐在口腔手术椅上（或普通椅子上，但头部应有支靠），下颌牙𬌗面的位置应低于手术者两臂下垂时肘关节水平。术者立于患者前方，两拇指缠以纱布伸入患者口中，放在下颌磨牙𬌗面上，并应尽可能向后，其余手指握住下颌体部下缘。复位时拇指压下颌骨向下，力量逐渐增大，而其余手指则将颏部缓慢上提，当髁突移到关节结节水平以下时，后推下颌髁突即可滑入关节窝而复位。当下颌复位时，由于咀嚼肌反射性收缩，上下牙猛然闭合，可能咬伤术者的拇指，所以在即将复位闭合时，术者拇指应迅速滑向颊侧口腔前庭，以避免咬伤。

复位治疗

颞下颌关节脱位后，应及时复位，否则在脱位周围逐渐有纤维组织增生后，难以复位。在下颌复位后，为了使牵拉过度而受损的韧带、关节盘、关节囊得到修复，应在复位后采取颅颌绷带固定下颌，一般 20 天左右。若复位后下颌未固定，或固定时间过短，被撕裂的组织未得到完全修复，可以继发复发性脱位及下颌关节紊乱病。

巩固练习

一、填空题

1. 颞下颌关节紊乱的临床症状主要有：_____、_____、_____。

2. 颞下颌关节脱位按部位可以分为_____脱位和_____脱位。

二、选择题

1. 哪一种说法不符合颞下颌关节紊乱病的主要症状（   ）

A. 开闭口运动出现关节绞锁

B. 关节区及周围肌群随关节运动疼痛

C. 开口型及开口度异常

D. 症状严重的将出现关节区和周围肌群的自发痛

E. 下颌运动中常出现弹响音、摩擦音和破碎音

2. 颞下颌关节脱位中，最常见的类型是（　　　）

A. 单侧侧方脱位　　　　B. 双侧侧方脱位　　　　C. 急性前脱位

D. 复发性肠位　　　　　E. 陈旧性脱位

三、简答题

1. 试述颞下颌关节紊乱病的治疗原则。

2. 试述双侧颞下颌关节脱位的临床表现。

第十五章 常用口腔 X 线技术

 本章导读

    X 线之所以能在胶片上形成影像，是利用了 X 线的穿透性。被检查组织密度和厚度不同，吸收 X 线多少就不同，形成了有黑白对比或明亮与黑暗差异的图像，据此协助诊断。因此，掌握口腔 X 线应用及投照技术，对口腔颌面疾病诊断尤为重要。

    口腔颌面部 X 线投照技术种类较多，有平片投照技术、曲面体层摄影技术、唾液腺造影技术等，X 线平片为目前口腔医学临床应用最为普遍的检查方法，包括口内片和口外片两大类。

第一节 口内片投照技术

    将胶片放置于口腔内，X 线自口腔外照射向胶片。临床常用的口内片有根尖片（牙片）、𬌗翼片、𬌗片三种。本节主要介绍根尖片。

一、根尖片

    应用广泛，适用于检查牙体、牙周及根尖周病变。成人用胶片规格在 3cm ×4cm，儿童用胶片规格 2.5cm ×3.5cm。投照方法如下。

    1. 患者位置　患者应正坐在椅上，枕部稳靠在头托上，矢状面与地平面垂直。投照上颌后牙时，听鼻线（外耳道至鼻尖连线）与地面平行；投照下颌后牙时，听口线（外耳道至口角连线）要与地面平行。投照上颌或下颌前牙时，上颌或下颌前牙唇面与地面垂直。

    2. 胶片分配　成人一张胶片可拍摄 3 个相邻牙，下颌前牙可拍摄 4 个牙。在行全口牙 X 线检查时，成人需要 14 张胶片，儿童需要用 10 张胶片。

    3. 胶片放置及固定　胶片置于口腔内，其感光面对准受检的牙舌（腭）面。投照前牙时，胶片竖放，边缘要超出切缘 7mm 左右；投照后牙时，胶片横放，边缘超出𬌗面 10mm 左右。焦点与胶片距离为 20mm，用非金属材料的胶片固定夹或嘱患者用手指固定好胶片，拍摄下颌牙时要注意胶片防湿。此外，还应注意用手指固定胶片时，应尽量避免使胶片弯曲，特别是按牙长轴方向弯曲会使影像变长或模糊。

4. X 线中心线角度　由于牙根部有牙槽骨和牙龈所覆盖，胶片放入口内时，就不可能与牙长轴平行，如 X 线垂直于牙或垂直于胶片进行投照时，都不能得到牙的正确长度影像。因此，X 线的中心线需要倾斜一定的角度，使 X 线的中心线与牙长轴和胶片之间的假想分角线相垂直，称垂直角度，这样牙和所成的影像大小才能一致。若 X 线中心线与牙长轴和胶片之间假想分角线小于 90°，则影像变长；若 X 线中心线与牙长轴和胶片之间假想分角线大于 90°则影像变短。

另外，牙弓为一弧形，X 线中心线必须随着患者牙弓形态进行调整，以避免牙影像重叠。X 线中心线与被检查牙的邻面应平行，称水平角度。

5. X 线中心线在体表的位置　投照根尖片时，X 线中心线需要通过被检查牙根的中部，其在体表的位置关系如下：

（1）投照上颌牙时，以外耳道口上缘至鼻尖连线为假想连线。

（2）投照上颌中切牙通过鼻尖。

（3）投照上颌一侧中切牙及侧切牙时，通过鼻尖与投照侧鼻翼之连线的中点。

（4）投照上颌第二、三磨牙时，通过投照侧外眦向下的垂线与外耳道口上缘和鼻尖连线的交点，即颧骨下缘。

（5）投照下颌牙时，X 线中心线均在沿下颌骨下缘上 1cm 的假想线上，然后对准被检查牙的部位射入。

6. X 线投照角度和曝光时间　患者投射上颌牙时，X 线向足侧倾斜，称为"正角度"，以（＋）表示。投照下颌牙时，X 线向头侧倾斜，称为"负角度"，以（－）表示。

上下颌牙各部位的 X 线投照角度见表 15 - 1。

表 15 -1　上下颌各部位的 X 线投照角度

投照区	倾斜方向	角度	曝光时间（秒）	
			成人	儿童
上颌牙、侧切牙	向足侧	+42°	1.0	0.8
上颌尖牙	向足侧	+45°	1.2	0.6
上颌前磨牙	向足侧	+30°	1.5	1.2
上颌磨牙	向足侧	+28°	2.0	1.5
下颌中、侧切牙	向头侧	−20°	1.0	0.5
下颌尖牙	向头侧	−20°	1.2	0.6
下颌前磨牙	向头侧	−10°	1.2	1.0
下颌磨牙	向头侧	−5°	1.5	1.0

二、𬌗翼片

𬌗翼片可同时检查上、下颌牙的冠部、颈部、邻面龋、髓腔及牙槽嵴情况。

三、骀片

骀片适用于检查上、下颌骨区域较大的病变，不仅可以检查牙体及牙周，还可以显示部分颌骨。

第二节　口内片的 X 线影像

一、读片的基本知识

口腔颌面部各组织结构不同，因此 X 线穿透程度也不相同，而显示 X 线影像的密度各异。阅读 X 线片时，应根据胶片上显示出的不同组织的密度来区分组织种类和判断病变。X 线不同组织密度影像，可分以下三种：

1. 白色影像　表示组织密度高，含矿物质多，通过并投射于胶片上的 X 线较少，如牙、骨组织、涎石、金属、造影剂等。

2. 黑色影像　表示组织密度低，通过并投射于胶片上的 X 线较多，如腔洞、鼻旁窦、下颌管、牙周膜等。

3. 灰白色影像　为界于以上两者之间的影像，如软骨、窦腔内的液体等。

应当指出，当某一部分组织显示的 X 线影像密度低于或高于该组织的正常范围时，则表示有病理改变。因此，必须首先熟悉各个部位组织的正常 X 线影像，才能对有病理变化的部分做出正确的诊断。

二、牙体与牙周组织正常 X 线影像

（一）牙体组织

1. 牙釉质　是机体钙化最坚硬的组织，含矿物质多而致密，X 线透过度弱，影像为白色。形状在前牙切缘及后牙的骀面部最厚，牙颈部最薄（图 15 -1）。

2. 牙本质　矿物质含量较釉质少，X 线透过度较釉质稍强，呈灰白色影像。

3. 牙骨质　含矿物质量与牙本质相差不大，其 X 线透过与牙本质相似，故 X 线影像亦呈灰白色，二者不易区别。

4. 牙髓　牙髓为软组织，X 线透过度强，为不透明的黑色影像；髓室与根管形状随年龄的增长，因逐渐形成继发性牙本质，而使髓腔变窄，根管变细。

（二）牙周组织

1. 牙周膜　X 线片上显示为包绕牙根周围连续不断均匀的黑色线条状影像。

2. 牙槽骨　为松质骨，其骨小梁呈交织状，X 线片上显示成网状结构。

3. 牙槽硬板　即固有牙槽骨，为牙槽内壁致密的骨组织。X 线片上显示为白色连续线条状影像，骨硬板及牙周膜的连续性及均匀宽度，在诊断牙周疾病上有重要意义。

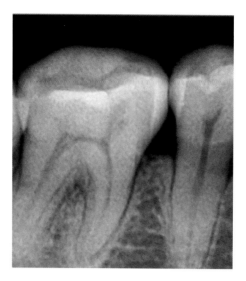

图 15 - 1　牙体组织正常 X 线影像

三、牙的发育与萌出影像

儿童时期颌骨中的牙胚，其 X 线片上的影像随其发育各个时期的不同而有所异同。早期牙囊内牙釉质及牙本质未钙化前，X 线影像显示边缘清晰锐利的圆形密度减低区，其外周有一致密白色线条影像，为牙囊周围的骨密质边缘。以后随着牙胚的发育，可见牙囊内很小的白色三角形的影像，此为开始钙化的牙尖。钙质沉积逐渐增多，形成牙冠外形，最后可见部分牙根形成。未发育完全的牙，根管粗大，根尖孔呈喇叭口形的黑色影像，此时切勿误认为根尖周病变。混合牙列时期，X 线片上显示恒牙胚居于乳牙根部以下，随着恒牙的萌出，可见乳牙根有残缺不全的吸收。即将脱落时，则乳牙根完全吸收。

四、颌面骨区影像

（一）上颌骨区影

1. 切牙孔　两中切牙之间稍上方或在两个中切牙根尖中间，X 线片显示呈圆形或椭圆形黑色影像。有时因投照角度的改变，可在一侧中切牙根尖部显示黑色影像，切勿误认为根尖周病变。

2. 鼻中隔　位于鼻腔中央，X 线片显示为一白色线条状影像，将鼻腔分为左右两部。

3. 鼻腔　X 线影像呈一较大的黑色区域，在上颌切牙根部上方，有密度高的鼻中隔分成两部分。

4. 上颌窦　X 线影像为一较大的黑色区域位于上颌前磨牙和磨牙上方。周围绕以密度增高的白色线条，为上颌窦的致密骨壁，正常情况下，牙根不突入上颌窦中，X 线片显示连续不断的牙周膜和骨硬板影像，这一点是区别于牙根是否突入上颌窦的鉴别要点。

5. 腭大孔　X 线片显示为圆形黑色影像，在上颌第二、三磨牙腭侧根尖上方。

6. 腭中缝　X 线片显示在两中切牙之间呈线状的黑灰色影像，由牙槽突自前向后延伸，两侧为高密度的灰白色影像，系两侧上颌骨的致密骨层。儿童时期因上颌骨发育未完成，呈现为较宽的黑色条状影像。

7. 上颌结节　X 线片呈灰白色影像，位于上颌第三磨牙远中。

（二）下颌骨区

1. 营养管　为容纳进入牙槽骨的小血管，常见于下颌中切牙和侧切牙之间的牙槽骨上。X 线片显示为与牙长轴平行的黑色线条影像。

2. 颏棘　位于下颌骨两中切牙下方的舌侧，下颌正中联合处。X 线片显示为小圆形密度高的白色影像，其周围骨小梁稀少，为正常骨松质区。

3. 颏嵴　位于下颌中切牙下方，向后延至前磨牙区之白色影像。

4. 外斜线　位于下颌升支前缘下部斜向下前方。X 线片显示为密度增高的白色带状影像，常重叠在第二、三磨牙冠部、颈部或根部，此重叠与投照时的垂直角度大小有关。

5. 下颌管　位于下颌磨牙根尖下方。X 线片显示为横行带状密度降低的黑色影像，宽约 0.3cm，其两侧有密度高的灰白色线条状影像，为下颌管的致密骨层。由于投照垂直角度的影响，下颌管可与磨牙牙根相重叠，为此可观察牙周膜及其骨硬板的连续不中断来判断根尖并非突入下颌管中。

6. 颏孔　位于下颌前磨牙根尖区域下方。X 线片显示为一清晰圆形的黑色影像。如位于下颌前磨牙根尖部，应注意与根尖肉芽肿相区别。

7. 下颌骨下缘　骨质致密。X 线片显示为密度均匀增高的白色带状影像。

第三节　口腔常见典型病变的 X 线影像

一、牙体病变

1. 龋齿　X 线影像显示为龋坏区密度减低，为大小、深浅不同的牙体硬组织缺损，形成凹陷性洞状破坏，中心密度低，边缘密度逐渐增高，洞缘不清晰（图 15－2）。

2. 牙折　X 线片显示为不整齐的锯齿状或线状透射影像，牙体的连续性中断，陈旧性牙折，两断面吸收变平滑，X 线片显示明显整齐较宽的线状透射影像。

3. 髓石　X 线片显示髓室内有大小不等的圆形或卵圆形致密影像。髓石可游离于髓腔中，也可附于髓腔壁。

4. 牙发育异常

（1）畸形中央尖　常见于前磨牙。X 线片显示髓室高，根管粗大，根尖常有吸收，常合并根尖周病变。

（2）额外牙　临床上多见于上颌切牙及下颌前磨牙区，X线片显示额外牙比正常牙体积小。如为埋伏的额外牙，还需通过定位摄片法，确定额外牙是位于唇侧或腭侧，以决定手术的进路。

（3）牙根异常　常见于下颌第一、二前磨牙和第三磨牙，尤以下颌第三磨牙根的形态和数目多变。X线片上显示为牙根的数目及形态异常。

（4）阻生牙　下颌第三磨牙阻生最常见。通过X线检查，可以确定阻生牙的位置、方向、形态、牙根数目与弯曲分叉情况以及与邻牙和周围组织的关系，有利于对阻生牙拔除。

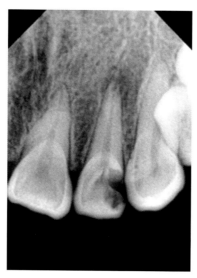

图 15 - 2　龋病

二、根尖周组织病变

1. 慢性根尖周脓肿　慢性根尖周脓肿在X线片上显示根尖的骨组织破坏，根尖周区有边缘不整齐、近似圆形、密度减低的影像。病变急性期，X线片常不显示根尖周骨质有明显改变（图 15 -3A）。

2. 根尖周肉芽肿　患牙根尖周为肉芽肿病变，X线片显示为圆形或卵圆形的密度减低区，病变形状不规则，周界清晰，无致密线条围绕，但边缘密度较中心稍高，一般范围较小，直径多不超过1cm（图 15 -3B）。

3. 根尖周囊肿　X线片显示囊腔呈均匀黑色影像，在囊肿周围有密度较高的白色线条包绕，称骨化环。若囊肿合并感染，则囊肿密度增高，呈灰色影像，骨化环可能消失（图 15 -3C）。

三、牙周组织病变

1. 水平型牙槽骨吸收　常见于成人牙周炎和青少年牙周炎。X线片显示牙槽嵴顶吸收，牙间隙增宽，硬板消失（图15 -4），骨纹排列紊乱，牙松动移位，特别是上前牙，多向前呈扇形突出。

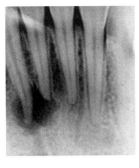 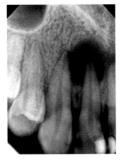 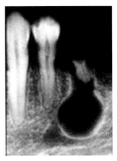

A. 慢性根尖周脓肿　　　　B. 根尖周肉芽肿　　　　C. 根尖周囊肿

图 15 – 3　慢性根尖周炎

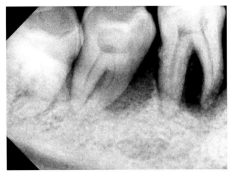

图 15 – 4　牙周炎时牙槽骨吸收

2. 垂直型牙槽骨吸收　多见于成人复合性牙周炎。X 线片显示患牙一侧之牙槽骨，顺牙纵轴方向，垂直向根尖吸收形成楔形骨质缺损，牙周膜间隙增宽，骨硬板消失或中断，根尖也可见吸收。严重的创伤，牙槽骨吸收成杯状，称杯状吸收。

3. 混合型牙槽骨吸收　X 线片显示为牙槽嵴广泛水平吸收，同时伴有个别或多数牙槽嵴的垂直吸收，这是牙周病的晚期表现。

四、颌骨囊肿

各类颌骨囊肿 X 线片显示它们有相同之处，但又有各自特点，如单囊型者，在颌骨内有圆形或卵圆形，大小不等的黑色影像，周围绕以致密的骨化环；多囊型者，形状很不规则，囊腔内可见分隔，边缘清晰，轮廓鲜明，周围有致密完整的骨化环包绕。含牙囊肿，囊内可见牙冠，囊壁多连于冠根交接处，上颌者易侵及上颌窦及鼻腔，下颌则常使下牙槽神经因受压而移位。

巩固练习

一、名词解释

水平角度　　　　　垂直角度　　　　　白色影像

二、填空题

1. X 线片上不同组织密度影像，可分＿＿＿＿＿、＿＿＿＿＿、＿＿＿＿＿二种。

2. 牙周膜在 X 线片上显示为＿＿＿＿＿。

3. 上颌前磨牙的 X 线投照角度为＿＿＿＿＿。

4. 投照根尖片时，X 线中心线需要通过被检查牙根的＿＿＿＿＿。

三、选择题

1. 下列哪项不是下颌骨区影像（　　）

    A. 营养管　　　　　　　　B. 颏棘　　　　　　　　C. 外斜线

    D. 下颌管　　　　　　　　E. 切牙孔

2. 下列组织密度最高的是（　　）

    A. 牙釉质　　　　　　　　B. 牙骨质　　　　　　　C. 牙本质

    D. 牙槽骨　　　　　　　　E. 下颌管

3. X 线片显示：直径为 0.5cm，卵圆形的密度减低区，周界清晰，无致密线条围绕，边缘密度较中心稍高。最可能的诊断是（　　）

    A. 根尖周脓肿　　　　B. 根尖周肉芽肿　　　　C. 根尖周囊肿

    D. 水平型牙槽骨吸收　　E. 颏棘

4. X 线片显示牙槽嵴顶吸收，牙间隙增宽，硬板消失，骨纹排列紊乱。最可能是（　　）

    A. 水平型牙槽骨吸收　　B. 垂直型牙槽骨吸收　　C. 杯状吸收

    D. 根尖周囊肿　　　　　E. 根尖周脓肿

第十六章 实训指导

实验一 口腔检查和病历书写

【目的要求】

1. 熟练掌握常用口腔检查器械的使用方法。

2. 熟练应用一般口腔门诊检查方法。

3. 学会规范的口腔门诊病历书写方法。

4. 培养学生的爱患观念、整体观念和无菌观念。

5. 体会医患交流的技巧。

【实验内容】

1. 用物准备。

2. 教师示教口腔检查方法、病历采集和门诊病历书写。

3. 学生两人一组相互作口腔检查，并书写病历。

【实验器材】

口腔综合治疗台、一次性口腔检查盘（口镜、探针、镊子）、消毒棉球、医用乳胶手套、牙胶棒、小冰棒、酒精灯、病历记录本等。

【方法步骤】

1. 检查学生仪容仪表；工作服、工作帽和口罩穿戴整齐；剪短指甲，肥皂洗手，清水冲洗或洗后戴一次性医用手套。

2. 调整椅位和光源。

3. 指导学生准备常用口腔检查器械并合理放置。

4. 介绍常用口腔检查器械的使用方法。器械握持一般采用握笔式。

5. 教师示教口腔及颌面部检查方法。

（1）一般检查方法：按问、视、探、叩、扪等顺序依次检查，重点检查牙体、牙周、口腔黏膜的色、形、质三方面。检查中灵活应用检查器械，检查手法轻柔，支点稳固，检查顺序合理。

（2）牙髓温度测试：冷测法选用小冰棒为冷刺激源，热测法选用热牙胶棒为热刺激源，应用于牙面颈1/3部，观察患者反应。

（3）简单介绍牙髓电活力测试法，了解电测试仪器使用及结果解读。

（4）简单介绍 X 线牙片的读片方法，了解牙体、牙周组织结构的不同影像。

6. 指导学生书写病历。

（1）注意主诉、现病史、既往史、检查记录、初步诊断和治疗处理的记录，应逐项书写，力求病历系统、完整。

（2）注意培养学生临床思维能力。了解检查项目的意义，能对检查结果进行综合判断，善于抓住具有决定意义的临床现象。

7. 学生 2 人一组，相互作口腔检查，书写一份完整的口腔门诊病历。要求项目齐全，重点突出，文字工整，字迹清晰，表述准确，语句通顺，标点正确。

【注意事项】

1. 接诊过程中，首先必须不断培养和提高爱患观念，态度端正，热情认真，善于与患者沟通。

2. 要严格遵循无菌操作的原则。

3. 器械使用一定要注意支点的放置，防止损伤患者口腔组织。

4. 温度测试时要注意：先测对照牙（首选侧正常的同名牙），再测可疑患牙。测试时应保持牙面湿润，测验部位为牙面颈 1/3 部，测试中注意保护患者口腔组织。

5. 病例书写简明扼要、重点突出、项目齐全、表述正确。

【思考题】

1. 问诊中如何避免诱导性问诊？

2. 分析案例时，怎样去伪存真，利用检查结果作出正确的诊断？

实验二　龋病的认识及洞型分类

【目的要求】

1. 了解龋病病损特征、好发部位。

2. 掌握窝洞的结构、命名、分类、外形及洞形制备的基本原则。

3. 在石膏牙上完成各类窝洞的洞形设计。

4. 初步掌握龋病的临床分类法，了解不同部位龋损的洞形设计特点。

【实验内容】

1. 在标本上观察各类龋病损害的特征（色、形、质的改变）。

2. 在模型上辨认 Black Ⅰ～Ⅴ类洞形。

3. 在石膏牙上完成各类窝洞的洞形设计。

【实验器材】

龋损各类离体牙标本、挂图、X 线片、各类标准窝洞石膏牙模型、录像片、全套模拟龋坏的石膏牙、铅笔。

【方法步骤】

1. 观看录像片《龋病认识及窝洞结构》。

2. 在离体牙标本上，观察龋病的色、形、质的特诊，龋病好发部位和不同类型龋病的表现。重点了解不同深度龋损的判断，掌握浅龋、中龋、深龋的划分。

浅龋龋坏仅限于牙釉质和牙骨质，初期表现为白垩色斑块，无明显龋洞，仅探诊时有粗糙感，无自觉症状。

中龋龋坏已达到牙本质浅层，有明显龋洞，可有探痛，对外界刺激可出现反应性疼痛，无自发痛。

深龋龋坏已达到牙本质深层，接近髓腔，有大而深的龋洞，温度、食物、化学刺激均引起疼痛，无自发痛。

3. 讲解窝洞的分类、结构、命名及各类窝洞的含义。

Black Ⅰ 各牙面上点隙、窝、裂龋损的洞形。

Black Ⅱ 磨牙和前磨牙邻面龋损的洞形。

Black Ⅲ 切牙和尖牙邻面缺损为损及切角的洞形。

Black Ⅳ 切牙和尖牙邻面缺损已损坏切角的洞形。

Black Ⅴ 所有牙齿的颊（唇）、舌（腭）面龈 1/3 洞形。

4. 自模型上辨认 Black Ⅰ～Ⅴ类洞形，认识窝洞的结构。

5. 在模拟龋齿的石膏牙上设计洞形，依据洞形设计原则，在模拟龋坏的石膏牙上自行设计外形。

模型设计时应注意：在去净龋坏组织的基础上，且无基釉，尽量的保留牙齿的固有解剖形态，保留坚强牙体组织，窝洞外形形成圆缓曲线。

6. 认真观察离体牙标本各类洞形，结合自行设计的洞形进行对比、讨论。

【注意事项】

1. 注意保护各类标准洞形的石膏牙模型。

2. Black Ⅰ类洞不仅累及后牙的𬌗面，邻面的窝、沟、点隙、裂，还包含上前牙舌面窝。

3. 窝洞外形设计一定要遵循窝洞设计的原则进行。

【思考题】

1. 什么是龋洞和窝洞？

2. 简述 Black 分类的依据和各类窝洞的特点。

实验三　石膏牙Ⅰ类洞洞形的制备

【目的要求】

1. 了解Ⅰ类洞洞形设计，制洞的方法和要点。

2. 识别后牙𬌗面Ⅰ类洞的结构和各部位的名称。

3. 初步掌握支点的应用。

4. 掌握𬌗面洞形倒凹的雕刻方法。

【实验内容】

1. 完成后牙𬌗面Ⅰ类洞洞形设计。

2. 完成后牙殆面Ⅰ类洞洞形雕刻。

【实验器材】

石膏下颌第一磨牙、各种雕刻刀、小尺、铅笔、气枪。

【方法步骤】

1. 教师讲解雕刻刀及其握持方式。

2. 设计洞外形。先用铅笔按Ⅰ类洞外形设计要求在石膏牙殆面上画出外形线，注意避让牙尖嵴，然后用雕刻刀尖沿线刻出外形。

3. 雕刻侧壁。以改良握笔式握持雕刻刀，将无名指及小指支于石膏牙的殆缘及近中邻面，然后自近中缘中份外形线内约 0.5mm 处进刀，保持雕刻刀与牙体长轴平行，依次雕刻颊侧壁、远中壁、舌侧壁及近中壁。要求壁直，洞深 6～7mm。雕刻过程中，注意支点要稳，避免雕刻刀滑脱。

4. 雕刻洞底。用气枪吹净粉末，继续使用雕刻刀雕刻洞底，要求洞底要平。

5. 形成倒凹。用雕刻刀在牙尖下的侧髓线角处做出深约 2mm 的倒凹。

6. 修整洞形。修整洞形，使成为底平壁直，点、线角清晰，外形线圆缓的洞形。注意不可形成洞斜面。

【注意事项】

1. 器械使用一定要注意支点的放置，防止滑脱。

2. 雕刻时注意雕刀的方向和力度。

3. 注意倒凹制作的部位和深度。

【思考题】

下颌第一磨牙殆面与上颌第一磨牙殆面Ⅰ类洞外形有何区别？

实验四　石膏牙Ⅱ类洞洞形的制备

【目的要求】

1. 了解Ⅱ类洞洞形设计，制洞的方法和要点。

2. 识别后牙殆面Ⅱ类洞的结构和各部位的名称。

3. 掌握Ⅱ类洞抗力形和固位形的制备。

【实验内容】

1. 完成后牙殆面Ⅱ类洞洞形设计。

2. 完成后牙殆面Ⅱ类洞洞形雕刻。

【实验器材】

石膏上颌第一磨牙、各种雕刻刀、小尺、铅笔、气枪。

【方法步骤】

1. 教师讲解Ⅱ类洞构成。

2. 设计洞外形。先用铅笔按Ⅱ类洞外形设计要求在石膏牙殆面和近中邻面设计出外形线。

邻面的颊舌侧缘位于自洁区，并略向殆方聚合。龈壁距颈缘线上约5mm，长约1.5mm，拐角圆缓，越过边缘嵴，画出殆面鸠尾形。鸠尾膨大部位位于近中窝内，画线需避开斜嵴、近中颊、舌尖。鸠尾峡部位于近中颊舌尖之间，约为邻面洞殆方宽度的1/3。然后用雕刻刀刀尖沿线刻出外形。

3. 雕刻邻面洞。以改良握笔式握持雕刻刀，将无名指及小指支于石膏牙的殆面近中部分，自近中邻面殆方外形线内约0.5mm处进刀，进刀方向与邻面外形一致，形成轴壁，深4～5m，然后依次雕刻近中壁、龈壁、远中壁。侧壁向洞口微张，龈壁与轴壁呈直角。预备完成的邻面洞应为龈方大于殆方的梯形盒状。

4. 雕刻殆面洞。以改良握笔式握持雕刻刀，在殆面近中邻面部分外形线内约0.5mm处雕刻与轴壁垂直的髓壁，髓壁与外形一致，深6～7mm，再与髓壁垂直雕刻侧壁，雕刻时注意鸠尾峡的位置和宽度。

5. 洞底。用气枪吹净粉末，继续使用雕刻刀雕刻洞底，要求洞底要平。

6. 形成倒凹。用雕刻刀在牙尖下的侧髓线角处做出深约2mm的倒凹。

7. 修整洞形。修整洞形，使成为底平壁直，点、线角清晰，轴髓线角圆钝，外形线圆缓的洞形。

【注意事项】
1. 器械使用一定要注意支点的放置，防止滑脱。
2. 雕刻时注意鸠尾峡的位置和大小。
3. 注意倒凹制作的部位和深度。

【思考题】
1. Ⅱ类洞颌面部分的雕刻特点？
2. 殆面鸠尾雕刻要点？

实验五 仿头模Ⅰ类洞洞形的制备

【目的要求】
1. 熟悉Ⅰ类洞洞形设计，制洞的方法和要点。
2. 了解制洞的各种器械及使用方法。
3. 学会使用口镜。

【实验内容】
1. 在仿头模离体牙上制备Ⅰ类洞型。
2. 学会使用手机和各类车针。

【实验器材】
仿头模、装有右侧下颌第一磨牙的石膏模型、涡轮机、高速手机、各型钻针、检查器械、挖器、气冲、75%酒精、涤棉布等。

【方法步骤】
1. 教师介绍涡轮机、高速手机、防头模及各类钻针的应用及更换。

2. 操作前准备。

（1）固定模型　将石膏模型固定于仿头模上，装好手机。

（2）调整椅位　调整仿头模为下颌治疗位，操作者位于仿头模的右前方。

3. 教师示教制备磨牙Ⅰ类洞。

（1）设计洞型　用铅笔沿离体磨牙𬌗面画出洞型轮廓线，要有适当扩展。

（2）器械的使用　术者左手持口镜，牵拉仿头模右侧橡皮面颊向外，右手持手机，用无名指以下前牙作为支点。

（3）开扩洞口　选用锐利的裂钻或柱形金刚砂车针从𬌗面中央窝钻入，垂直与𬌗面穿过牙釉质达牙本质内约 0.5mm，此时窝沟深度 1～1.5mm。由于牙釉质和牙本质硬度的差别，钻针进入牙本质时术者手指可感觉阻力减小，且磨下的牙本质粉末也明显增多。

（4）扩展洞型　钻针与𬌗面垂直，保持其深度，向近远中颊舌侧扩展至所设计的外形。术中应及时清洁窝洞，保持术野清楚。要求完成后基本形成底平壁直、外形圆缓的盒型洞。

（5）修整洞型，检查抗力型和固位型　窝沟形成后，检查洞底是否平直，洞壁是否直而光滑且与洞底垂直，点线角是否清晰圆钝，洞缘有无空悬釉柱，抗力型和固位型是否适当，如有缺陷，应作修整以符合Ⅰ类洞型的要求。洞壁用平头裂钻修整，洞底用倒锥钻修整，线角用小圆钻修整。

【注意事项】

1. 制备洞形扩展时注意只向侧方加压，不向深部加压，以免加深窝洞。

2. 制备洞形时支点要稳定。

【思考题】

1. 从保护牙髓的观点出发使用车针切割牙本质时，应注意哪些问题？

2. 石膏牙与离体牙Ⅰ类洞制备有何区别与联系？

实验六　𬌗面Ⅰ类洞垫底及银汞合金充填

【目的要求】

1. 了解龋病洞型制备的一般方法和步骤。

2. 学会银汞合金的调制和充填方法。

【实验内容】

1. 在仿头模离体牙上制备Ⅰ类洞型。

2. 调制银汞合金。

3. 用银汞合金充填Ⅰ类洞。

【实验器材】

仿头模、装有右侧下颌第一磨牙的石膏模型、涡轮机、高速手机、各型钻针、检查器械、挖器、气冲、75%酒精、涤棉布等；银汞合金调拌器、银汞合金输送器、银汞合金充填器、银汞合金雕刻器、银汞合金胶囊。

【方法步骤】

1. 操作前准备

（1）固定模型 将石膏模型固定于仿头模上，装好手机。

（2）调整椅位 调整仿头模为下颌治疗位，操作者位于仿头模的右前方。

2. 制备磨牙 I 类洞

（1）设计洞型 用铅笔沿离体磨牙拾面画出洞型轮廓线，要有适当扩展。

（2）器械的使用 术者左手持口镜，牵拉仿头模右侧橡皮面颊向外，右手持手机，用无名指以下前牙作为支点。

（3）开扩洞口 选用锐利的裂钻或柱形金刚砂车针从拾面中央窝钻入，垂直与拾面穿过牙釉质达牙本质内约 0.5mm，此时窝沟深度 1~1.5mm。由于牙釉质和牙本质硬度的差别，钻针进入牙本质时术者手指可感觉阻力减小，且磨下的牙本质粉末也明显增多。

（4）扩展洞型 钻针与拾面垂直，保持其深度，向近远中颊舌侧扩展至所设计的外形。术中应及时清洁窝洞，保持术野清楚。要求完成后基本形成底平壁直、外形圆缓的盒型洞。

（5）修整洞型，检查抗力型和固位型 窝沟形成后，检查洞底是否平直，洞壁是否直而光滑且与洞底垂直，点线角是否清晰圆钝，洞缘有无空悬釉柱，抗力型和固位型是否适当，如有缺陷，应作修整以符合 I 类洞型的要求。洞壁用平头裂钻修整，洞底用倒锥钻修整，线角用小圆钻修整。

3. 调拌银汞合金 取一商品银汞合金粉胶囊，挤破其中的粉液中隔，然后放入银汞合金调拌器的固位卡中，开动机器震荡 10~20 秒，取下并拧开胶囊，将其中调制好的银汞合金倒至涤棉布上即可使用。

4. 窝洞的隔湿、消毒和干燥 用两条棉卷分别置于预备牙冠的颊舌侧隔湿，然后用一小棉球吸干窝洞内的水分，用 75% 酒精消毒窝沟，再用气枪吹干。

5. 充填 用银汞合金输送器分次将银汞合金送入洞内，先用小号银汞合金充填器将合金向洞壁点、线角处加压，使之充满点、线角，然后换用较大的充填器，将合金逐层填压，直至充满窝洞，并略超出洞缘。充填时应有支点，压力应较大，以使银汞合金与洞壁密合，挤压出多余的汞，要用挖器取出放入饱和盐水瓶中。充填应在 2~3 分钟内完成。

6. 刻形 充填完成后，即可用银汞合金雕刻器除去表面多余的合金并雕刻出应有的解剖外形。雕刻器应由牙体组织向充填体方向进行雕刻，或将雕刻器的工作端同时置于牙体组织和充填体上，以免露出洞缘或出现扉边。初步修整后将仿头模轻轻咬合，出现的亮点即高点，应除去，重复检查，直至咬合完全正常为止。

7. 抛光 充填 24 小时后，检查充填体表面有无亮点。如有亮点，应选用形状、大小与充填体相适应的车针磨除，再用磨光钻以中等速度研磨充填体表面，最后用抛光杯蘸少许抛光剂抛光。

【注意事项】

1. 制备洞形扩展时注意只向侧方加压，不向深部加压，以免加深窝洞。

2. 银汞合金调制到充填完成不应超过 5 分钟，充填前挤去银汞合金中多余的汞。

3. 银汞合金充填时，刻形应在 15 分钟内完成，刻形完成后用银汞合金磨光器磨光充填体表面。

4. 充填 24 小时后方能用此牙咀嚼食物。

【思考题】

为什么银汞合金充填时中、深龋要垫底后才能充填？

实验七 牙齿髓腔解剖形态的认识

【目的要求】

1. 复习各类牙髓腔的解剖特点。

2. 绘制各类牙髓腔解剖外形并描述其特点。

【实验内容】

复习并绘制各类牙髓腔解剖外形图。

【实验器材】

多媒体图片、乳牙和恒牙离体牙标本、截面标本、口腔疾病模型、各类牙髓腔解剖图谱。

【方法步骤】

1. 结合多媒体图片和标本复习牙体髓腔各部分名称。注意前牙和后牙之异同。

2. 结合多媒体图片和标本复习各类牙髓腔解剖特点。

3. 学生绘制各类牙髓腔解剖图。

4. 分组讨论。

【注意事项】

1. 注意从多个角度了解各类牙齿髓腔解剖图。

2. 绘图时应注意牙体外形与牙齿髓腔结构的相互关系。

【思考题】

1. 乳牙髓腔解剖特点有哪些？

2. 恒牙髓腔解剖特点有哪些？

实验八 离体前牙开髓法

【目的要求】

1. 熟悉前牙髓腔各部分的名称与髓腔解剖特点。

2. 熟悉前牙开髓部位、形状及开髓要点。

3. 学会开髓器械的选择与使用。

【实验内容】

在防头模上完成离体上中切牙开髓术。

【实验器材】

口腔常用检查器械、防头模、高速手机、各类钻针、拔髓针、离体上颌中切牙髓腔标本、上颌中切牙开髓标本。

【方法步骤】

1. 观看录像 观看离体前牙开髓术的多媒体课件。

2. 教师示教 教师在防头模上进行上颌中切牙离体牙开髓法。

3. 学生操作 在教师的指导下，学生在防头模上完成离体上中切牙开髓术。

（1）调节椅位与光源。

（2）设计开髓部位和形态。在上颌中切牙舌面窝近舌隆突处为开髓点，洞形与其舌面外形相似，为小三角形。

（3）钻针的选择与开髓。用列钻在开髓洞形中，先垂直与舌面开始钻磨，穿通牙釉质、牙本质进入髓腔时有明显的落空感，此时立刻改变钻针方向，使之与牙本质平行，同时，更换球钻，采用提拉式去除部分髓室舌侧壁，使器械能够直线进入根管，切勿在根管内形成台阶。

（4）修整洞形。揭尽髓顶，充分暴露根管。

（5）检查。用三用气枪喷头冲洗窝洞，气冲吹干。观察髓腔及根管口，然后使用拔髓针插入根管内，探查是否有台阶，是否可以直线进入。

【注意事项】

1. 离体上颌中切牙的开髓点位于舌面窝近舌隆突处，形态呈圆三角形。

2. 髓顶要揭全，不能形成台阶、侧穿，不能破坏舌隆突。

3. 高速手机磨切，要有稳定的支点，采取"间断点磨"。

【思考题】

如何避免开髓形成台阶？

实验九 离体前磨牙开髓法

【目的要求】

1. 熟悉前磨牙髓腔各部分的名称与髓腔解剖特点。

2. 熟悉前磨牙开髓部位、形状及开髓要点。

3. 学会开髓器械的选择与使用。

【实验内容】

在防头模上完成离体牙下颌前磨牙开髓术。

【实验器材】

口腔常用检查器械、防头模、高速手机、各类钻针、拔髓针、离体下颌第一前磨牙髓腔标本、下颌第一前磨牙开髓标本。

【方法步骤】

1. 观看录像 观看离体前磨牙开髓术的多媒体课件。

2. 教师示教 教师在防头模上进行下颌第一前磨牙离体牙开髓术。

3. 学生操作 在教师的指导下，学生在防头模上完成下颌第一前磨牙离体牙开髓术。

（1）调节椅位与光源。

（2）设计开髓部位和形态。开髓孔应设在𬌗面偏颊尖处，颊舌径大于近远中径的椭圆形。

（3）钻针的选择与开髓。保持钻针与牙体长轴平行，用较高转速，自𬌗面横嵴的中份偏颊侧处钻入。到达牙本质后降低转速，保持方向，继续深入达牙髓腔，如髓腔较大，有明显落空感。然后，更换球钻，以髓室顶到𬌗面距离为深度，采用提拉式去除髓室顶，使器械能够直线进入根管，切勿在根管内形成台阶。

（4）修整洞形。使壁光滑外敞，并与髓腔呈直线相连。

（5）检查。用三用气枪喷头冲洗窝洞，气冲吹干。观察髓腔及根管口，然后使用拔髓针插入根管内，探查是否有台阶，是否可以直线进入，检查根管是否通畅。

【注意事项】

1. 下颌第一前磨牙开髓孔为何要选在𬌗面横嵴中份偏颊侧处。

2. 以髓室顶到𬌗面距离为深度，采用提拉式去除部分髓室顶，使器械能够直线进入根管。

3. 高速手机磨切，要有稳定的支点，采取"间断点磨"。

【思考题】

下颌第一前磨牙开髓有何特点？

实验十 离体上颌第一磨牙开髓法

【目的要求】

1. 熟悉上颌第一磨牙髓腔各部分的名称与髓腔解剖特点。

2. 熟悉上颌第一磨牙开髓部位、形状及开髓要点。

3. 学会开髓器械的选择与使用。

【实验内容】

在防头模上完成离体牙上颌第一磨牙开髓术。

【实验器材】

口腔常用检查器械、防头模、高速手机、各类钻针、拔髓针、离体上颌第一磨牙髓腔标本、上颌第一磨牙开髓标本。

【方法步骤】

1. 观看录像 观看离体磨牙开髓术的多媒体课件。

2. 教师示教 教师在防头模上进行上颌第一磨牙离体牙开髓术。

3. 学生操作　在教师的指导下，学生在防头模上完成上颌第一磨牙离体牙开髓术。

（1）调节椅位与光源。

（2）设计开髓部位和形态。开髓孔应设在𬌗面中央，形成以颊侧为底，腭侧为尖的圆三角形。

（3）钻针的选择与开髓。自𬌗面中央窝处钻入，保持钻针略向腭侧倾斜，用较高转速，与腭侧根管一起进入，直达髓腔，如髓腔较大，有明显落空感。然后，更换球钻，以髓室顶到𬌗面距离为深度，采用提拉式去除髓室顶，使器械能够直线进入根管，切勿在根管内形成台阶。开髓不宜过浅，以免将髓角误认为是根管口。最后形成的开髓口外形为位于𬌗面中央窝的圆三角形，底在颊侧，顶在腭侧，且不损伤颊尖、近中边缘嵴和斜嵴。

（4）修整洞形。使壁光滑外敞，和髓腔呈直线相接。

（5）检查。用三用气枪喷头冲洗窝洞，气冲吹干。观察髓腔及各根管口，然后使用拔髓针插入根管内，探查是否有台阶，是否可以直线进入，检查根管是否通畅。若开髓孔正确，多数情况下能顺利找到 3 个根管口。有时候近中颊根会出现两个根管口，称MB2。

【注意事项】

1. 上颌第一磨牙开髓孔应设在𬌗面中央，形成以颊侧为底，腭侧为尖的圆三角形。

2. 以髓室顶到𬌗面距离为深度，采用提拉式去除部分髓室顶，充分暴露各根管口使器械能够直线进入根管。

3. 颊侧两根管口位置较接近。腭侧根管粗大。

4. 高速手机磨切，要有稳定的支点，采取"间断点磨"。

【思考题】

1. 上颌第一磨牙开髓有何特点？

2. 上颌乳磨牙开髓孔的部位、形态、大小与上颌恒磨牙有何不同？其开髓操作中应注意什么？

实验十一　牙髓失活术和干髓术

【目的要求】

1. 掌握干髓治疗的操作步骤和操作方法。

2. 了解干髓术的适应证。

【实验内容】

1. 学生在防头模上完成离体牙牙髓失活术。

2. 学生在防头模上完成离体牙干髓治疗。

【实验器材】

离体后牙、高速手机、低速手机、各型钻针、口腔常用检查器械、黏固粉充填器、银汞充填器、银汞合金雕刻器、磨光器、黏固粉调拌刀、玻璃板、氧化锌丁香油黏固粉、磷酸锌黏固粉、银汞合金胶囊、银汞合金调拌器、小杯、三氧化二砷、甲醛甲酚、干髓剂、生理盐水、离体上颌第一磨牙髓腔标本、上颌第一磨牙开髓标本。

【方法步骤】

1. 观看录像 牙髓失活术和干髓术。

2. 教师示教 教师在仿头模上示教上颌第一磨牙牙髓失活及干髓治疗。

3. 学生操作 在教师指导下，学生在仿头模上进行上颌第一磨牙牙髓失活及干髓治疗。

（1）操作前准备 同上颌第一磨牙 I 类洞制备。

（2）开髓、失活 选用裂钻或球钻，将上颌第一磨牙常规开髓，形成三角形洞形。整个髓腔偏近中颊侧。揭髓顶，用挖匙去除冠髓，暴露根管口。用探针取小米粒大小三氧化二砷。将失活剂放置在根管口部位，切勿向下使劲压。再将小米粒大小的棉球轻放在失活剂上，氧化锌丁香油暂封，修整洞形。注意勿使失活剂移位，邻面洞更应注意。

（3）干髓治疗 ①取出失活剂。复诊时，以慢速球钻或挖匙去除暂封物，以镊子或探针去除棉球及失活剂。②揭髓顶。同上颌第一磨牙开髓术。③去除冠髓。用锐利的挖匙，伸入根管内少许，一次性去除冠髓，并使断面整齐；然后以生理盐水冲洗窝洞，清除残余冠髓。④甲醛浴及放干髓剂。隔湿吹干窝洞，将浸有甲醛甲酚的小棉球轻轻放于根髓断面 2~3 分钟（甲醛浴），然后取出棉球，放置适量干髓剂于根管口，使其紧贴根髓断面，但不可加压。

（4）垫底充填 采用磷酸锌糊剂垫底，银汞合金充填，修整外形，调𬌗。

【方法步骤】

1. 开髓洞形要小，以暴露根管口为佳。

2. 放置失活剂时，切勿使失活剂移位，也不可加压。

3. 应注意将干髓剂置于根管口，使其紧贴根髓断面，但不可加压。

【思考题】

1. 如何选择干髓术的适应证？

2. 失活剂溢出，该如何处理？

实验十二 离体前牙根管治疗

【目的要求】

1. 掌握前牙根管治疗术的操作方法。

2. 熟悉根管治疗的器械及使用方法。

【实验内容】

1. 回顾根管治疗术的原理、目的、适应证及操作流程。

2. 学习离体前牙根管治疗的程序和各个技术要点。

【实验器材】

仿头模、离体上中切牙、高速手机、低速手机、各型钻针、口腔常用检查器械、上中切牙髓腔标本、上中切牙开髓标本、光滑髓针或扩大针、根管锉、黏固粉充填器、根管充填器、注射器、小尺、黏固粉调拌刀、玻璃板、小棉球、3%过氧化氢、生理盐水、根管糊剂、牙胶尖、樟脑酚、甲醛甲酚、氧化锌丁香油黏固粉、磷酸锌黏固粉、复合树脂、酒精灯、火柴。

【方法步骤】

1. 观看录像 根管治疗术，复习了解各类根管器械

2. 教师示教 教师在仿头模上示教上中切牙的根管治疗术。

3. 学生操作 在教师指导下，学生在仿头模上进行离体上中切牙根管治疗术。

（1）操作前准备。调整好仿头模及操作者的体位，将操作光源调节舒适。

（2）开髓。选用裂钻或球钻，先将钻针保持与舌面垂直，在舌面中央处钻入，当穿过牙釉质层进入牙本质层时，会感到阻力明显减少，应逐渐改变钻针的方向，使钻针尽可能与牙体长轴一致，直达髓腔。如髓腔较大，钻针进入髓腔时可有明显的落空感。然后修整洞形，应根据髓腔外形揭尽髓室顶，至根尖为一近似直线的通路。

（3）拔髓。用3%过氧化氢溶液和生理盐水交替冲洗根管，用拔髓针插入根尖1/3，轻转动，顺时针方向，拔除残髓。

（4）工作长度测量。采用临床常用的X线片法测量工作长度。

$$牙齿长度 = \frac{X线片上牙齿长度 \times 根管扩大针插入牙齿中的长度}{X线片上根管扩大针插入牙齿的长度}$$

工作长度 = 牙齿长度 -1mm

（5）扩、锉、冲洗根管。用3%过氧化氢溶液和生理盐水交替冲洗根管后，按照工作长度，插入根管扩大针进行根管扩大。根管扩大针要逐号递增，每次转动幅度不得超过180°，遇阻力时切勿强扩。扩锉交替，根管扩锉与冲洗同步进行，最后采用生理盐水冲洗。注意防止侧穿和根管台阶。

（6）根管消毒。根管预备后，采用棉捻法干燥根管后，用棉捻蘸取少量根管消毒药物，将棉捻置于根管内，氧化锌丁香油糊剂暂封1周后复诊。

（7）根管充填。去除暂封物及根管封药，调制根管糊剂，用根管扩大针蘸糊剂充填入根管，直至充满，再依次插入牙胶尖，每插入一根牙胶尖后，均用根管扩大针侧压紧实，反复充填，直至充填严密。

（8）用加热探针，齐根管口将牙胶烫断，压紧后，用磷酸锌黏固粉垫底，复合树脂充填窝洞。

【注意事项】

1. 开髓洞形要与根管连成一近似直线通道，利于器械进入。

2. 根管扩锉需逐号递增，防止形成台阶。

3. 扩、锉交替；根管扩锉与冲洗同步进行。

4. 严格测量工作长度。

5. 冲洗时严禁加压。

【思考题】

1. 临床上如何正确选用根管治疗术的常用器械?

2. 根管治疗中, 如何防止器械分离和根管侧壁穿孔?

3. 根管充填中, 如何保证根管充填能够恰填?

实验十三　离体牙牙髓塑化治疗

【目的要求】

1. 熟悉牙髓塑化液的组成、配制和性能。

2. 了解牙髓塑化治疗的原理。

3. 了解牙髓塑化治疗的适应证和操作方法。

【实验内容】

1. 牙髓塑化治疗的原理和适应证。

2. 学生在仿头模上完成离体下颌磨牙牙髓塑化治疗。

【实验器材】

离体后牙、高速手机、低速手机、各型钻针、口腔常用检查器械、上中切牙髓腔标本、上中切牙开髓标本、光滑髓针或扩大针、根管锉、黏固粉充填器、银汞充填器、银汞合金雕刻器、磨光器、注射器、黏固粉调拌刀、玻璃板、小棉球、3%过氧化氢、生理盐水、氧化锌丁香油黏固粉、磷酸锌黏固粉、银汞合金胶囊、银汞合金调拌器、小杯、牙髓塑化液。

【方法步骤】

1. 观看录像　牙髓塑化术。

2. 教师示教　教师在仿头模上示教下颌第一磨牙牙髓塑化治疗。

3. 学生操作　在教师指导下, 学生在仿头模上进行下颌第一磨牙塑化治疗。

（1）操作前准备　调整好仿头模及操作者的体位, 将操作光源调节舒适。

（2）开髓、失活　选用裂钻或球钻, 将下颌第一磨牙常规开髓, 形成三角形洞形, 整个髓腔偏近中颊侧。揭髓顶, 用挖匙去除冠髓, 暴露根管口, 检查根管口的部位和数目。将失活剂放置在根管口部位, 切勿向下使劲压。氧化锌丁香油暂封。

（3）拔髓　去除氧化锌丁香油暂封物, 暴露根管口, 用3%过氧化氢溶液和生理盐水交替冲洗根管, 用拔髓针插入根中1/3, 拔除大部分根髓, 保留根尖部少许牙髓。.

（4）根管准备　如果根管堵塞, 可用15号根管锉适当扩大根管冠2/3部分, 锉齐根管壁, 以利于塑化液的导入, 用3%过氧化氢溶液和生理盐水交替冲洗根管, 干燥。

（5）配制塑化液　可各取第一液和第二液0.5mL, 第三液0.12mL于小杯中, 搅匀发热至棕色。

（6）根管塑化　将配制好的塑化液抽取入注射器, 滴入根管中, 但不能超出根管口。也可用牙镊夹取塑化液注入根管, 将光滑髓针插入根管中, 反复震荡提拉, 重复操作, 利于塑化液充满根管。调制氧化锌丁香油糊剂于根管口, 使用小棉球轻压糊剂,使之与塑化剂紧密接触，将糊剂充填紧实。

（7）垫底充填　采用磷酸锌糊剂垫底，银汞合金充填，修整外形，调𬌗。

【方法步骤】

1. 开髓洞形要小，以暴露根管口为佳。
2. 严格遵守塑化液的调配比例。
3. 操作时塑化液切勿溢出洞外，避免腐蚀软组织。
4. 塑化液上方不可直接覆盖磷酸锌糊剂，以免封闭不严密。

【思考题】

1. 牙髓塑化治疗可否用于乳牙牙髓病治疗？
2. 牙髓塑化治疗能否用于前牙？
3. 塑化治疗过程中若塑化液溢出，该如何处理？

实验十四　手用器械龈上洁治术

【目的要求】

1. 掌握手用器械龈上洁治术的方法和手术要点。
2. 了解龈上洁治术的常用器械。
3. 正确使用手用器械进行龈上洁治术。

【实验内容】

1. 教师讲解手用龈上洁治器的结构、类型、使用方法。
2. 教师示教，学生分组完成龈上洁治术。

【器材】

镰形器、锄形器、磨光器、口腔检查盘、口镜、牙龈、探针、口杯、棉球、含漱剂、1%碘酊、碘甘油、3%双氧水。

【方法步骤】

1. 教师示教　教师介绍龈上洁治器械和使用方法；示教手用器械龈上洁治术。

2. 学生分组操作　在教师指导下，学生互相成组搭配练习。一名做医生，一名做患者，完成后轮换。

（1）操作前准备。调整好患者及操作者的体位，将操作光源调节舒适。术者位于患者右前方或左后方；采用直视，口镜反射光线，患者上颌与地面呈45°，下颌与地面平行。

（2）含漱剂漱口，消毒术区。

（3）分区洁治。先洁治前牙区，后洁治后牙区，也可以分区洁治。即：上颌3－3，下颌3－3，左右上颌4－7，左右下颌4－7。

（4）洁治要点。采用改良握笔式握持器械，支点稳固。

器械刃面与牙面呈80°，刃置于牙石底部，多用拉力少用推力。主要为指、腕、前臂共同用力。

全口应分区洁治，一般先下颌后上颌；先镰刮，再锄刮；遇到松动牙齿，应用左手手指固定，协助洁治。

注意患者全身状况，应询问有无出血性疾病或肝、肾、传染病病史，如遇全身疾病后机体抵抗力低下，女患者月经期、妊娠期等状况，应缓做或不做洁治。

（5）抛光牙面。洁治完成后，应打磨、抛光牙面。

（6）冲洗、上药。3% 双氧水冲洗术区，龈沟局部涂布碘甘油。

【注意事项】

1. 操作需有稳固支点，避免伤及软组织。

2. 避免频繁调节椅位和更换器械。

3. 注意洁治过程分区洁治，避免遗漏。

4. 洁治术前注意适应证的选择。

【思考题】

1. 洁治术的操作要点？

2. 如何选择龈上洁治器械？

实验十五　超声波龈上洁治术

【目的要求】

1. 掌握超声波龈上洁治术的方法和手术要点。

2. 正确进行龈上洁治术的常用器械。

【实验内容】

1. 教师讲解手用龈上洁治器的结构、类型、使用方法。

2. 教师示教，学生分组完成龈上洁治术。

【实验器材】

镰形器、锄形器、磨光器、口腔检查盘、口镜、牙龈、探针、口杯、棉球、1/5000 高锰酸钾溶液、碘甘油、3% 过氧化氢溶液、超声波洁治器。

【方法步骤】

1. 观看录像　龈上洁治术。

2. 教师示教　教师介绍龈上洁治器械和使用方法；示教超声洁治术。

3. 学生分组操作　在教师指导下，学生互相成组搭配练习。

（1）操作前准备　调整好患者及操作者的体位，将操作光源调节舒适。术者位于患者右前方或左后方；采用直视，口镜反射光线，患者上颌与地面呈 45°，下颌与地面平行。

（2）分区洁治　先洁治前牙区，后洁治后牙区，也可以分区洁治。即：上颌 3−3，下颌 3−3，左右上颌 4−7，左右下颌 4−7。

（3）洁治要点　采用改良握笔式握持器械，支点稳固。

操作时，使工作头长轴与牙体长轴平行，工作角度不大于 15°，并尽量使工作头与牙面贴合。工作头在牙面上不应停顿，应始终保持移动，以免造成牙面损伤及在牙面上局部产热过多，工作头接触牙石时，压力要轻，并使用垂直向或斜向运动使牙石脱位，一般一个部位移动5、6次即可。如未能使牙石脱落，也不应加大压力，因压力加大，只会在牙面上产热，损伤牙体组织，降低洁治效果。工作头在邻面运动时，注意不要伤及软组织，如果工作头卡在邻间隙，应立即停止工作，然后沿着外展隙的方向轻轻退出。

（4）抛光牙面 洁治完成后，应打磨、抛光牙面。

（5）冲洗、上药 3%双氧水冲洗术区，边缘龈局部涂布碘甘油。

【注意事项】

1. 操作需有稳固支点，避免伤及软组织。

2. 掌握正确的器械握持方法、顺序。

3. 注意洁治过程分区洁治，避免遗漏。

4. 洁治术前注意适应证的选择。

【思考题】

1. 哪些牙齿附近容易沉积牙石？

2. 为什么要分区进行洁治？

实验十六 口腔局部麻醉

【目的要求】

1. 巩固有关局部麻醉的理论知识，识别标志点。

2. 掌握常用麻醉剂普鲁卡因、利多卡因、地卡因的药性、浓度、剂量、极量以及毒性反应。

3. 初步掌握常用的口腔麻醉方法、步骤及麻醉效果判断。

4. 通过实践体会麻醉中、后感觉，培养爱伤观念。

【实验内容】

1. 复习上、下颌神经的走行及支配区域。

2. 两人一组完成上牙槽后神经及下牙槽神经、舌神经阻滞麻醉术。

【药品器材】

头颅标本、注射器、麻药、酒精棉球、碘伏棉球、一次性口腔治疗盘、口镜、探针、镊子等局麻必备的药品及器械。

【方法步骤】

1. 结合头颅标本讲授上牙槽后神经、下牙槽神经、舌神经阻滞麻醉的方法及并发症的防治。

2. 示教局部麻醉方法和步骤。

3. 同学间互相注射阻滞麻醉并检查麻醉效果。

（1）局部麻醉前准备 ①接待病员，核对姓名、年龄和麻醉牙位，核对有无全身禁忌证，有无过敏史。②调节头位、椅位、灯光，麻醉上颌牙时，一般上颌平面与地平面呈45°，麻醉下颌牙时，病人大张口，下颌平面与地平面平行。请病人漱口、铺治疗巾。③准备好麻醉药物及器械，将器械放在无菌托盘内。

（2）局部麻醉的操作 ①再次核对需麻醉的牙位、麻醉药物，确定麻醉方法，检查注射针头。②用干棉球擦干注射部位，用1%的碘伏消毒进针部位。③排除针筒内的气泡后按正确的麻醉方法注射麻醉药物。进针时注意方向、角度、深度，进针后在回抽无血的情况下边注射边观察病人面色，注射速度应缓慢，不宜太快。④注射完毕后，关掉灯关，并立即询问病人是否有不适。等待麻醉显效，并应随时注意观察病人有无晕厥等麻醉并发症，如出现晕厥反应立即放平椅位，松解衣领，并做其他的抢救措施。⑤检查麻醉效果。根据不同神经麻醉显效标志，刺激相应部位的牙龈无疼痛感或下唇、舌体有麻木感。

4. 老师结合学生麻醉操作及效果进行评价，分析失败原因。

【注意事项】

1. 操作前核对药品及使用期限。

2. 严格遵循无菌操作。

3. 进针点、进针角度及深度都可影响麻醉效果，甚至导致失败，因此要严格按要求操作，进针点一定要准确，并注意患者下颌形态，注射时适当调整注射方向。

4. 回抽无血后方可进行注射，注射速度不宜过快。

5. 注射过程密切关注患者，如有意外立即停止注射，并采取进一步抢救措施。

【思考题】

1. 注射麻药时为何要回抽无血后方可进行注射？

2. 如何评价麻醉效果？

实验十七　拔牙器械的识别与辨认

【目的要求】

1. 说出各种拔牙器械的名称和用途。

2. 描述各种拔牙器械的结构特点。

3. 学会各种器械的握持手法。

【实验内容】

常用拔牙器械的识别与辨认，学会拔牙器械的握持手法。

【实验器材】

各种牙钳、牙挺、牙龈分离器、骨膜分离器、刮匙、骨凿、骨锤、骨锉等。

【方法步骤】

1. 观看教学视频。

2. 教师结合实物讲解各种器械的名称、结构特征、用途。

3. 教师演示各种器械的握持手法和使用方法。

4. 学生分组识别、辨认器械，练习握持、使用方法。

5. 教师提问或同学组间提问，根据器械名称找器械，根据器械说出名称，并描述结构，演示握持、使用方法。

【注意事项】

1. 注意安全，避免划伤。

2. 牙钳的名称取决于其用于拔牙的种类，主要区别在钳喙，便于记忆。

3. 牙挺的工作原理主要是力矩原理，包括轮轴原理、杠杆原理、楔形原理等。

【思考题】

如何鉴别上下颌牙钳？

实验十八　牙拔除术模型外科

【目的要求】

1. 初步掌握牙钳和牙挺的使用方法。

2. 正确使用牙钳、牙挺在可脱卸牙列模型上拔除牙齿。

【实验内容】

完成在装有硅胶的可脱卸牙列模型防头模上拔牙。

【实验器材】

口腔检查器械、硅胶可脱卸牙列模型；各类牙钳、牙挺、刮匙、头模。

【方法步骤】

1. 教师简单讲解硅胶可脱卸牙列模型。

2. 学生分组。

3. 教师示教使用牙钳和牙挺拔除右侧上颌第一磨牙。

4. 学生轮流在模型上拔除右侧上颌第一磨牙。

（1）挺松右侧上颌第一磨牙。注意牙挺插入的位置，要有稳定的支点。

（2）正确安放牙钳，颊舌向摇动。

（3）拔除患牙。注意左手配合保护口腔组织。

（4）拔牙创的检查与处理。

（5）拔牙术后注意事项。

5. 分组讨论，教师总结。

【注意事项】

1. 爱护实验用具，不可粗暴的拉扯、摇动硅胶模型。

2. 注意牙挺使用时，要有稳定的支点，避免意外损伤。

3. 牙钳摇动应循序渐进、逐渐加大幅度，向弹性较大阻力较小的一侧多用力。

【思考题】

1. 牙拔除术的基本方法和操作步骤是什么？

2. 为什么牙钳摇动应循序渐进、逐渐加大幅度，向弹性较大阻力较小的一侧多用力？

实验十九 口腔 X 线投照技术

【目的要求】

1. 了解口腔颌面部放射技术特点，口内片 X 线机的结构、工作原理。

2. 初步掌握根尖片分角投照技术。

3. 掌握洗片、定片方法。

4. 培养爱患意识和防护意识。

【实验内容】

学会常用牙位根尖片的拍摄。

【药品器材】

口内片 X 线机、胶片、持片夹、显影液、定影液等。

【方法步骤】

1. 教师结合实物讲解口腔颌面部放射技术特点，口内片 X 线机的结构、工作原理。

2. 教师演示根尖片分角投照技术的拍片方法。

（1）胶片安放及固定。

（2）摆患者体位。

（3）X 线球管角度调整。

（4）按下拍摄按钮。

3. 教师演示暗室洗片方法。

（1）暗室撕开片袋，持片夹夹持胶片，置显影液中显影。

（2）清水冲洗根尖片后置定影液中定影。

4. 学生按照示教，进行根尖片拍片洗片练习。

【注意事项】

1. 患者端坐，头部稳定。上颌片：头稍低，听鼻线与地面平行；下颌片：头稍仰，听口线与地面平行。

2. 放置胶片感光面于被检牙舌腭侧。前牙胶片边缘高于切缘 7mm；后牙胶片边缘高于切缘 10mm。

3. 胶片在口内与被检牙冠紧贴，球管与牙长轴和胶片交角的分角线垂直。

【思考题】

1. 拍右上颌后牙根尖片时患者是否可以用左大拇指固定胶片？

2. 拍上下颌后牙时，头的摆放位置为什么分别要求听鼻线、听口线与地面平行？

实验二十 临床前期教学

【目的要求】

经过理论学习和实验室基本技能的训练后，将所学的知识运用到实际工作中。

【实验内容】

1. 学会接诊患者，结合患者认真搜集病史，细心进行全身及口腔检查，正确书写门诊病历。

2. 能对口腔常见病作出正确的诊断，并提出治疗方案。

3. 能进行常见治疗方法的操作。

附录　口腔疾病概要教学大纲

一、课程简介

口腔疾病概要是口腔专业的一门主要临床学科。该课程结合口腔工艺技术专业特点，在教学内容取舍方面，将口腔内科学和口腔颌面外科学范畴的内容，整合出口腔临床常见病、多发病作为本书的内容，如龋病、牙髓病、根尖周病、牙周病、牙拔除术、第三磨牙冠周炎等，该课程旨在培养学生具有系统的专业理论知识、较好的临床实践技能和科学研究的素质和能力。

二、教学基本要求

1. 本课程的目的、任务　通过本课程的学习，要求学生掌握口腔临床常见病、多发病的诊断、治疗原则，熟练掌握口腔门诊病历书写、口腔检查方法、充填术、活髓保存疗法、根管治疗术、洁治术、局部麻醉及拔牙术等的基本技能和操作方法。加强基础理论的教学和基本操作的训练，避免理论脱离实际或重实践轻理论的倾向，最后通过毕业实习将所学的理论知识和基本技能运用于实践，独立地从事专业临床工作。

2. 本课程的教学要求　本课程的教学包括理论和实训。在教学方法上提倡启发式教学和参与式教学，在教学中，要充分调动学生在学习上的积极性、主动性和创造性，着重培养学生的独立思考问题、综合分析问题和解决问题的能力。为此，在教学过程中既要形式多样化、趣味化，更要重点突出。重点内容要讲透，熟悉内容要一般讲授，了解内容仅作介绍，对自学内容给予指导和辅导。对学有余力的学生，可在规定的教学内容之外，附加自学资料；对于学习尚感吃力的学生，应该积极帮助、辅导答疑，以保证教学质量。

3. 教学时间安排

教学时间安排和分配表

教学内容		教学要求		
		理论	实践	合计
一、	口腔检查	2	2	4
二、	龋病	4	8	12
三、	牙体硬组织非龋性疾病	2		2
四、	牙髓病	4	8	12
五、	根尖周病	4	4	8
六、	儿童牙病	2		2
七、	牙周组织病	4	4	8
八、	口腔黏膜病	2		2
九、	口腔颌面外科局部麻醉	4	2	6
十、	牙及牙槽外科	4	2	6
十一、	口腔颌面部感染	4		4
十二、	口腔颌面部损伤	2		2
十三、	口腔颌面部肿瘤与囊肿	2		2
十四、	颞下颌关节疾病	2		2
十五、	常用口腔 X 线技术	2	2	4
	机动	4		4
	合计	48	32	80

三、教学内容

第一章　口腔检查

教学目的：通过学习口腔检查的顺序和方法，掌握门诊病历书写的方法。

教学要求：1. 掌握门诊病历的书写。

　　　　　2. 掌握口腔常规检查的方法。

　　　　　3. 熟悉常用口腔检查器械的使用。

教学内容：1. 口腔检查前的准备。

　　　　　2. 口腔检查方法。

　　　　　3. 病历书写。

课　　时：4 节。

第二章 龋病

教学目的：在学习龋病概述及病因的基础上，掌握龋病的临床表现和诊断，以及龋病治疗的基本原则、步骤、洞型制备要点等。

教学要求：1. 掌握龋病的概念。

2. 熟悉龋病病因的四联因素理论。

3. 掌握龋病的临床表现、诊断和鉴别诊断及充填治疗方法。

4. 了解深龋的治疗原则和治疗方法。

教学内容：1. 概述。

2. 病因。

3. 龋病的分类和临床表现。

4. 诊断和鉴别诊断。

5. 龋病的治疗。

课　　时：12 节。

第三章 牙体硬组织非龋性疾病

教学目的：在学习各种牙体硬组织非龋性疾病的临床表现基础上，掌握该类疾病的诊断要点及防治原则。

教学要求：1. 掌握畸形中央尖临床表现、诊断、治疗原则。

2. 掌握牙体急性损伤的临床表现及其治疗方法。

3. 掌握牙隐裂、楔状缺损临床表现、诊断、治疗原则。

4. 熟悉各种牙齿发育异常的临床表现及主要诊断要点。

5. 了解氟牙症、四环素牙的治疗方法。

教学内容：1. 牙发育异常。

2. 牙体损伤。

3. 牙本质过敏症。

课　　时：2 节。

第四章 牙髓病

教学目的：在学习牙髓病的病因、临床表现、诊断、鉴别诊断等基础上，掌握牙髓病各种治疗方法的适应证及操作方法。

教学要求：1. 掌握牙髓病的分类、临床表现及诊断、鉴别诊断。

2. 掌握牙髓病的各种治疗方法的适应证及操作步骤。

3. 熟悉牙髓的组织结构与髓腔解剖的临床应用。

4. 熟悉牙髓病的病因。

教学内容：1. 牙髓的组织结构与髓腔解剖的临床应用。

　　　　　2. 牙髓病的病因。

　　　　　3. 牙髓病的分类、临床表现及诊断。

　　　　　4. 牙髓病的治疗。

课　　时：12 节。

第五章　根尖周病

教学目的：在学习根尖周病的病因、临床表现、诊断、鉴别诊断等基础上，掌握根尖周病的各种治疗方法的适应证及操作方法。

教学要求：1. 掌握根尖周病的分类、临床表现及诊断、鉴别诊断。

　　　　　2. 掌握根尖周病的各种治疗方法的适应证及操作步骤。

　　　　　3. 熟悉根尖周组织解剖生理学特点。

　　　　　4. 熟悉根尖周病的病因。

教学内容：1. 根尖周组织的解剖生理。

　　　　　2. 根尖周病的病因。

　　　　　3. 根尖周病的分类、临床表现及诊断。

　　　　　4. 根尖周病的治疗。

课　　时：8 节。

第六章　儿童牙病

教学目的：在学习儿童牙颌系统解剖生理特点的基础上，熟悉儿童牙病治疗方法的适应证及操作方法。

教学要求：1. 掌握儿童龋病。

　　　　　2. 熟悉儿童牙髓病和根尖周病。

　　　　　3. 熟悉乳牙和年轻恒牙的拔除。

　　　　　4. 熟悉儿童牙颌系统的解剖生理特点。

教学内容：1. 儿童牙体的解剖生理特点。

　　　　　2. 儿童龋病。

　　　　　3. 儿童牙髓病和根尖周病。

　　　　　4. 乳牙和年轻恒牙的拔除。

课　　时：2 节。

第七章　牙周组织病

教学目的：在学习牙周病的病因的基础上，掌握牙周病的临床表现和诊断要点以及牙周病的治疗方法。

　　教学要求：1. 掌握常见牙龈病、牙周炎的主要症状和诊断要点。

　　　　　　　2. 熟悉牙周炎的伴发病变。

　　　　　　　3. 熟悉牙周病发病因素。

　　　　　　　4. 熟悉牙周病的治疗程序及常用的治疗方法要点。

　　　　　　　5. 了解牙周病的药物治疗和手术治疗。

　　教学内容：1. 病因。

　　　　　　　2. 常见牙周组织病的临床表现和诊断。

　　　　　　　3. 牙周病的治疗。

　　课　　时：8 节。

第八章　口腔黏膜病

　　教学目的：通过学习常见口腔黏膜病临床特点，掌握其诊断要点和治疗原则。

　　教学要求：1. 掌握常见口腔黏膜病的特点和治疗原则。

　　　　　　　2. 了解发病因素。

　　教学内容：1. 复发性阿弗他溃疡。

　　　　　　　2. 单纯疱疹。

　　　　　　　3. 口腔念珠菌病。

　　　　　　　4. 艾滋病的口腔表现。

　　课　　时：2 节。

第九章　口腔颌面外科局部麻醉

　　教学目的：在学习常用局麻药的种类、性能的基础上，掌握常用局部麻醉的方法。

　　教学要求：1. 掌握常用局麻药的种类和性能。

　　　　　　　2. 掌握常用口腔局部麻醉的方法。

　　　　　　　3. 熟悉局部麻醉的并发症及防治。

　　教学内容：1. 常用局麻药。

　　　　　　　2. 常用局部麻醉方法。

　　　　　　　3. 局部麻醉的并发症及防治。

　　课　　时：6 节。

第十章　牙及牙槽外科

　　教学目的：在学习牙拔除术的基本知识的基础上，掌握牙拔除术的基本步骤和方法。

教学要求：1. 掌握牙拔除术的基本知识。

2. 掌握牙拔除的基本步骤及方法。

3. 熟悉阻生牙拔除术。

4. 了解拔牙创的愈合。

5. 熟悉牙拔除术的并发症及其防治。

6. 了解牙槽外科手术。

教学内容：1. 牙拔除术的基本知识。

2. 牙拔除术的基本步骤和方法。

3. 阻生牙拔除术。

4. 牙拔除术的并发症及其防治。

5. 牙槽骨修整术。

6. 系带矫正术。

课　　时：6 节。

第十一章　口腔颌面部感染

教学目的：在学习口腔颌面部感染病因、临床表现、诊断、治疗的基础上，学会常见口腔和面部感染的诊断和治疗。

教学要求：1. 掌握概论：口腔颌面部感染病因、临床表现、诊断、治疗。

2. 掌握智齿冠周炎的诊断和治疗。

3. 熟悉口腔颌面部间隙感染、颌骨骨髓炎及面部痈疖。

教学内容：1. 概论：口腔颌面部感染病因、临床表现、诊断、治疗。

2. 第三磨牙冠周炎。

3. 口腔颌面部间隙感染。

4. 颌骨骨髓炎。

5. 面部疖、痈。

课　　时：4 节。

第十二章　口腔颌面部损伤

教学目的：在学习口腔颌面部损伤的临床特点的基础上，了解口腔颌面部常见损伤及急救。

教学要求：1. 掌握口腔颌面部损伤的临床特点。

2. 熟悉口腔颌面部损伤的急救。

3. 熟悉口腔颌面部软组织损伤。

4. 熟悉口腔颌面部硬组织损伤。

教学内容：1. 口腔颌面部损伤的临床特点。

2. 口腔颌面部损伤的急救。

3. 口腔颌面部软组织损伤。

4. 口腔颌面部硬组织损伤。

课　　时：2节。

第十三章　口腔颌面部肿瘤与囊肿

教学目的：熟悉口腔颌面部肿瘤（良、恶性肿瘤）一般表现、诊断和治疗方法，常见口腔颌面部囊肿的种类、表现、诊断和治疗方法。

教学要求：1. 了解口腔颌面部肿瘤临床表现、诊断、治疗、预防。

　　　　　2. 熟悉常见口腔颌面部囊肿。

教学内容：1. 口腔颌面部肿瘤概述：临床表现、诊断、治疗、预防。

　　　　　2. 常见口腔颌面部囊肿。

课　　时：2节。

第十四章　颞下颌关节疾病

教学目的：熟悉颞下颌关节紊乱病和颞下颌关节脱位。

教学要求：1. 熟悉颞下颌关节紊乱病。

　　　　　2. 了解颞下颌关节脱位。

教学内容：1. 颞下颌关节紊乱病。

　　　　　2. 颞下颌关节脱位。

课　　时：2节。

第十五章　常用口腔 X 线技术

教学目的：通过学习，熟悉口腔颌面 X 线投照技术，并能熟悉牙体与牙周组织的正常 X 线影像和典型病变的 X 线影像。

教学要求：1. 了解口腔颌面 X 线投照技术。

　　　　　2. 熟悉正常 X 线影像。

　　　　　3. 熟悉口腔常见典型病变的 X 线影像。

教学内容：1. 口内片投照技术。

　　　　　2. 口内片的 X 线影像。

　　　　　3. 口腔常见典型病变的 X 线影像。

课　　时：4节。

四、实训模块

实训内容与要求

实训内容	教学要求			
	学时数	熟悉	掌握	熟练掌握
一、口腔检查和病历书写	2	√		
二、龋病的认识及洞型分类	1			√
三、石膏牙Ⅰ类洞洞形的制备	1			√
四、石膏牙Ⅱ类洞洞形的制备	2		√	
五、仿头模Ⅰ类洞洞形的制备	2			√
六、𬌗面Ⅰ类洞垫底及银汞合金充填	2		√	
七、牙齿髓腔解剖形态的认识	2			√
八、离体前牙开髓法	2	√		
九、离体前磨牙开髓法	1	√		
十、离体上颌第一磨牙开髓法	1	√		
十一、牙髓失活术和干髓术	2		√	
十二、离体前牙根管治疗	2		√	
十三、离体牙牙髓塑化治疗	2		√	
十四、手用器械龈上洁治术	2		√	
十五、超声波龈上洁治术	2		√	
十六、口腔局部麻醉	2	√		
十七、拔牙器械的识别与辨认	1			√
十八、牙拔除术模型外科	1			√
十九、口腔X线投照技术	2		√	
二十、临床前期教学	4	√		

主要参考书目

1. 郑艳. 口腔内科学. 第2版. 北京：人民卫生出版社，2011
2. 万前程. 口腔颌面外科学. 第2版. 北京：人民卫生出版社，2011
3. 牛东平. 口腔内科学. 第3版. 北京：人民卫生出版社，2006
4. 史久成. 口腔内科学. 北京：人民卫生出版社，2006
5. 谢洪. 口腔颌面外科学. 北京：人民卫生出版社，2003
6. 张志愿. 口腔颌面外科学. 第7版. 北京：人民卫生出版社，2012
7. 樊明文. 牙体牙髓病学. 第4版. 北京：人民卫生出版社，2012
8. 杜秋红. 牙体牙髓病学. 北京：科学出版社，2008
9. 杨山. 口腔牙周病与黏膜病学. 北京：科学出版社，2008
10. 王世清. 张国辉. 口腔临床医学. 北京：科学出版社，2005